AF834323

Online-Material auf psychotherapie.tools

Mit dem untenstehenden Freischalt-Code erhalten Sie die digitalen Arbeitsmaterialien aus diesem Buch. Hierfür ist eine Registrierung auf psychotherapie.tools notwendig:

1. psychotherapie.tools/online-material öffnen.
2. Freischalt-Code eingeben.
3. Auf »Freischalt-Code einlösen« klicken. Der Code ist einmal gültig.
4. Im Warenkorb auf »Credits einlösen« klicken und Vorgang nach Login abschließen.
5. Arbeitsmaterialien nutzen.

Die Arbeitsmaterialien stehen Ihnen in Ihrem Kundenkonto unter »Mein Material« dauerhaft zur Verfügung. Sie sind für Ihren persönlichen Gebrauch bestimmt.
Als Institution mit mehreren Nutzer:innen wenden Sie sich bitte an vertrieb-psychotherapie.tools@beltz.de

WHJB6VCWEV

Jürgens • Lübben

Gruppentraining sozialer Kompetenzen für Kinder und Jugendliche (GSK-KJ)

Barbara Jürgens • Karin Lübben

Gruppentraining sozialer Kompetenzen für Kinder und Jugendliche (GSK-KJ)

Theoretische Grundlagen und praktische Handlungsanleitung

Mit Online-Material

3., neu ausgestattete Auflage

BELTZ

Prof. Dr. Barbara Jürgens
Fontanestraße 1
50670 Köln
E-Mail: juergensbarbara@arcor.de

Dipl.-Psych. Karin Lübben
Oberntorwall 7
33602 Bielefeld
E-Mail: karinluebben@gmx.net

MIX
Papier | Fördert gute Waldnutzung
FSC® C089473
FSC www.fsc.org

Dieses Buch ist erhältlich als:
ISBN 978-3-621-29318-1 Print
ISBN 978-3-621-29319-8 E-Book (PDF)

3., neu ausgestattete Auflage 2025

2025 Programm PVU Psychologie Verlags Union
Verlagsgruppe Beltz
Werderstraße 10, 69469 Weinheim
service@beltz.de

Lektorat: Antje Raden
Umschlagbild: Elva Etienne/Getty Images
Illustratorin: Sarah Sophie Aurin
Herstellung: Victoria Larson
Satz: Reemers Publishing Services GmbH, Krefeld
Gesamtherstellung: Beltz Grafische Betriebe, Bad Langensalza
Beltz Grafische Betriebe ist ein Unternehmen mit finanziellem Klimabeitrag (ID 15985-2104-1001).
Printed in Germany

Weitere Informationen zu unseren Autor_innen und Titeln finden Sie unter: www.beltz.de

Inhaltsübersicht

Inhalt

Vorwort

Kinder und Jugendliche, die über gute soziale Fähigkeiten verfügen, haben es im Leben leichter. Sie erleben nicht nur weniger Konflikte mit Gleichaltrigen und Erwachsenen, sie finden auch leichter Freunde, werden von ihren Altersgenossen stärker akzeptiert und sind psychisch stabiler. Gute soziale Fähigkeiten bieten zudem Kindern und Jugendlichen, die unter ungünstigen Lebensbedingungen aufwachsen, einen Schutz vor problematischen Entwicklungen.

Nicht alle Kinder und Jugendlichen verfügen über diese Fähigkeiten. Manche von ihnen sind sozial zurückgezogen oder sozial ängstlich. Auch Kindern und Jugendlichen mit verschiedenen Verhaltens- und emotionalen Störungen fällt es oft schwer, sich gegenüber den Personen ihres sozialen Umfelds angemessen zu verhalten.

Seit etwa 20 Jahren arbeiten wir mit einer Intervention, bei der Kinder und Jugendliche ihre sozialen Fähigkeiten in einer gut strukturierten Gruppe erproben und optimieren können. Dieses »Gruppentraining sozialer Kompetenzen für Kinder und Jugendliche« stößt auf hohe Akzeptanz und hat sich bei den unterschiedlichsten Zielgruppen bewährt. Es basiert auf einer Modifikation des sehr erfolgreichen »Gruppentraining sozialer Kompetenzen« (GSK) von Hinsch und Pfingsten (2015) für den Erwachsenenbereich. Wir erhielten über die Jahre hinweg immer wieder Anfragen nach diesem Training und freuen uns, dass wir es in einer aktualisierten Version in Buchform vorlegen können.

Aufbau und Struktur des Trainings machen es möglich, es in der Prävention, aber auch bei Kindern und Jugendlichen mit unterschiedlichen Störungsbildern einzusetzen.

- Das Gruppentraining sozialer Kompetenzen für Kinder und Jugendliche (GSK-KJ) versteht sich als weitgehend standardisiertes Basisverfahren, hat aber auch flexible Elemente, mit denen es an unterschiedliche Zielgruppen angepasst werden kann.
- Es ist ein stark strukturiertes Gruppenverfahren. Dies unterstützt die Teilnehmer und Teilnehmerinnen dabei, sich schwierigen sozialen Situationen auszusetzen, aber auch, ihr Verhalten zu kontrollieren und zu steuern.
- Struktur und Aufbau des Trainings folgen einem für Trainingszwecke vereinfachten kognitiv-behavioralen Erklärungsmodell für Verhalten in sozialen Situationen. Dies erleichtert den teilnehmenden Kindern und Jugendlichen den Transfer und die selbständige Bewältigung alltäglicher sozialer Problemsituationen.
- Die Übungsstruktur sieht Lernprozesse auf kognitiver, emotionaler und Verhaltensebene vor.

Wir möchten mit diesem Buch eine möglichst umfassende Anleitung zur Durchführung des Trainings geben. Dazu gehören aus unserer Sicht die theoretischen und empirischen Grundlagen, auf denen das Training basiert, die Beschreibung der Trainingsmethoden und ein ausführliches Manual zum Kinder- und zum Jugendlichentraining. Wir haben das Buch zur zweiten Auflage grundlegend überarbeitet und neu gegliedert.

In Kap. 1 geht es um die theoretischen und entwicklungspsychologischen Grundlagen des GSK-KJ. Bei der Konzeption des GSK-KJ gingen wir von einem spezifischen Verständnis sozialer Kompetenzen aus. Wir stellen ein daraus abgeleitetes Prozessmodell der Entstehung sozial (in)kompetenten Verhaltens vor. Für ein Training mit Kindern und Jugendlichen sind Kenntnisse über die Entwicklung sozialer Kompetenzen unverzichtbar. Wir beschreiben sie auf der Grundlage des Prozessmodells. Das Prozessmodell bildet auch die Grundlage für den Bericht über empirische Erkenntnisse zur Entstehung sozialer Kompetenzprobleme (Kap. 2). Der praktische Teil II beginnt in Kapitel 3 mit der Einordnung des GSK-KJ in die bestehende Trainingslandschaft. In Kapitel 4 gibt es einen Überblick über grundlegende Trainingsprinzipien und -methoden des GSK-KJ. In Kapitel 5 folgt das Trainingsmanual für das Kindertraining, in Kapitel 6 das für das Jugendlichentraining. Zum Abschluss (Kap.7) geben wir Hinweise auf die Besonderheiten, die nach unserer Erfahrung beim Training mit Kindern beachtet werden sollten, und diskutieren Möglichkeiten, das Training für spezifische Zielgruppen anzupassen.

Um beide Geschlechter gleichermaßen zu berücksichtigen, haben wir uns entschieden, die Verwendung der weiblichen und männlichen Form kapitelweise abzuwechseln. Zugunsten der Lesbarkeit und sprachlichen Einfachheit findet sich in den ungeraden Kapiteln die weibliche, in den geraden Kapiteln die männliche Form. Ausnahmen machen wir bei unseren konkreten Beispielen aus der Praxis, bei denen sich das Geschlecht nach den konkreten Trainern / Trainerinnen und den konkreten Teilnehmern / Teilnehmerinnen richtet.

Ohne die Hilfe und Unterstützung anderer wäre dieses Buch nicht zustande gekommen. Gesa Uhde hat die Manuale für das Kinder- und das Jugendlichentraining verfasst (Kap. 5 und 6), Silvia Kaps beschäftigte sich mit Ansätzen zum Training sozialer Kompetenzen (Abschn. 3.1) und Marcus Friedrich führte die Auswertung der Evaluationsdaten durch (Abschn. 3.2.3). Sarah Sophie Aurin hat den Ansatz des GSK-KJ für Kinder in ihren Illustrationen für die Trainingsmaterialien in hervorragender Weise widergespiegelt. Verlag und Lektorat haben uns tatkräftig unterstützt und wir möchten uns bei Frau Antje Raden ganz herzlich bedanken. Unser Dank gilt auch allen Kindern und Jugendlichen, die an unseren Trainings teilgenommen haben. Wir haben einiges von ihnen gelernt, und es hat viel Freude gemacht, mit ihnen zu arbeiten.

Köln und Bielefeld, Frühjahr 2021

Barbara Jürgens
Karin Lübben

I Theoretische Grundlagen

1 Soziale Kompetenzen bei Kindern und Jugendlichen

Barbara Jürgens

Kinder und Jugendliche entwickeln sich günstiger, wenn sie über gute soziale Fähigkeiten und Fertigkeiten verfügen bzw. lernen, diese zu verbessern. In der Fachliteratur werden für diese sozialen Fähigkeiten und Fertigkeiten die Begriffe »Social Skills« (soziale Fertigkeiten, Little et al. 2017) bzw. »soziale Kompetenz« (Hupp et al., 2009) benutzt. Es ist aber keineswegs von vornherein klar, was genau diese Fähigkeiten ausmacht. Das zeigt die sehr ausführliche fachliche Diskussion darüber, was man unter »sozialer Kompetenz« bzw. »Social Skills« bei Kindern und Jugendlichen zu verstehen habe.

Wir haben uns dafür entschieden, unserem Training das Kompetenzverständnis von Hinsch und Pfingsten (2015) zugrunde zu legen. In den folgenden beiden Abschnitten begründen wir diese Entscheidung und zeigen, inwieweit die Annahmen und Aussagen dieses für Erwachsene entwickelten Ansatzes auf das Verhalten von Kindern und Jugendlichen übertragbar sind.

1.1 Die Bestimmung sozialer Kompetenzen

Die meisten Autorinnen sind sich einig, dass man unter »Social Skills« von Kindern und Jugendlichen einzelne umschriebene Fertigkeiten versteht, die sich auf konkrete Situationen beziehen. Mit »sozialer Kompetenz« ist dagegen ein übergeordnetes Konstrukt gemeint, das auf die allgemeine Fähigkeit zur Bewältigung sozialer Situationen abzielt (Petermann, 2002) und unterschiedliche Social Skills beinhaltet. In der Regel wird dabei betont, dass sozial kompetente Personen in sozialen Situationen »erfolgreich« sind bzw. sich sozial angemessen verhalten (Orpinas, 2010). Über diese allgemeine Bestimmung hinaus gibt es bis heute keine verbindliche Definition von »sozialer Kompetenz« (Nangle et al., 2010a).

Dies gilt auch für die Frage, was soziale Kompetenz speziell bei Kindern und Jugendlichen ausmacht (Cavell, 1990; Rose-Krasnor, 1997; Dirks et al., 2007; Little et al., 2017). Versuche, diese Frage empirisch oder theoretisch zu beantworten, bewegen sich auf unterschiedlichen Abstraktionsebenen, betonen unterschiedliche Aspekte des Verhaltens von Kindern und Jugendlichen in sozialen Situationen und ergänzen einander.

1.1.1 Empirische Gruppierungsansätze

Viele Autorinnen verzichten auf eine theoretische Ableitung des Konstrukts soziale Kompetenz und bemühen sich um eine ausschließlich auf empirischen Untersuchungsergebnissen basierende Begriffsbestimmung. Soziale Kompetenz wird operational definiert, indem man einzelne Skills, also Verhaltensweisen und Fertigkeiten, die man für Indikatoren sozialer Kompetenz hält, benennt und zu Kategorien zusammenfasst.

Grunppierungsansätze. Ein typisches Beispiel für dieses Vorgehen sind Kategoriensysteme, die auf einer empirisch gewonnenen Systematik sozialer Problemsituationen von Kindern bzw. Jugendlichen beruhen (z. B. Annäherung an Gleichaltrigengruppe, Reaktion auf Provokationen, Bewältigung von Wettbewerb). Die gewonnenen Kategorien und die darin enthaltenen Skills unterscheiden sich je nach Autorin (Dodge et al., 1985; Matthys et al., 2001; s. auch Hupp et al., 2009).

Eine andere Gruppierungsmethode stützt sich nicht auf die Gruppierung von Problemsituationen, sondern auf die statistische Analyse von sozial kompetenten Verhaltensweisen, die eng miteinander korrelieren (Caldarella & Merrell, 1997). Die resultierenden Kategorien beschreiben je nach Alter unterschiedliche Anforderungen, die sich den Kindern und Jugendlichen im Umgang mit anderen stellen (z. B. Selbstmanagement, Selbstsicherheit).

Empirische Gruppierungsansätze sind nah an der Praxis. Sie benennen zu jeder Kategorie konkrete Verhaltensweisen, an denen man die soziale Kompetenz eines Kindes oder Jugendlichen erkennen kann. Außerdem gehen sie davon aus, dass unterschiedliche Situationen unterschiedliche Skills erfordern und bilden dies in ihren Kategoriensystemen ab. Es scheint aber keine allgemeingültige, »objektive« Ordnung sozialer Situationen zu geben. Man findet daher beliebig viele unterschiedliche Kategorien von Social Skills, selbst wenn als Grundlage für die Kategorisierung die gleichen Lebensbereiche dienen (Dirks et al., 2007; Little et al., 2017; Rose-Krasnor, 1997). Ein möglicher Grund mag darin liegen, dass es eine sehr große Menge konkreter Skills gibt, durch die man das Konstrukt soziale Kompetenz definieren könnte. Die für relevant gehaltenen Skills werden mehr oder weniger intuitiv ausgesucht. Dabei orientiert man sich in der Regel nicht an theoretischen Konzepten, sondern an einer impliziten Vorstellung von »angemessenem« sozialen Verhalten.

1.1.2 Soziale Kompetenz als Balance von Bedürfnissen

Um dieser Problematik zu entgehen, formulieren verschiedene Autorinnen ausdrücklich, was sie unter angemessenem sozialen Verhalten verstehen und machen dies dann zum Bestandteil ihrer Bestimmung des Konstrukts »soziale Kompetenz«.

Eigene Ziele und Bedürfnisse anderer. Kinder und Jugendliche verhalten sich demnach sozial angemessen, wenn sie eine Balance zwischen ihren eigenen Bedürfnissen und denen ihrer Interaktionspartner herstellen können. Dieses Verständnis liegt beispielsweise der weit verbreiteten Definition von Rubin und Rose-Krasnor (1992) zugrunde: Für sie ist soziale Kompetenz »the ability to achieve personal goals in social interaction while simultaneously maintaining positive relationships with others over time and across situations« (Rubin & Rose-Krasnor, 1992, S. 285; s. auch Arnold & Lindner-Möller, 2012; Perren et al., 2012).

Die Frage, wann eine Handlungsstrategie als gelungene Balance zwischen eigenen und fremden Bedürfnissen anzusehen ist, kann nicht aus den Modellen selbst beantwortet werden. Bei Balance-Modellen ist daher die Einschätzung durch externe Beurteilerinnen Bestandteil der Kompetenzdefinition (Dirks et al., 2007). Es ist jedoch nicht ganz einfach, auf dieser Basis zu bestimmen, was soziale Kompetenz ist, weil unterschiedliche Gruppen von Beurteilerinnen (z. B. Eltern, Lehrerinnen, Gleichaltrige) zu unterschiedlichen Einschätzungen der sozialen Kompetenz kommen (Dirks et al., 2007, 2010; Huber et al., 2019; Renk & Phares, 2004).

1.1.3 Funktionale Ansätze

Funktionale Ansätze versuchen diese Schwierigkeit zu vermeiden, indem sie theoretische Modelle heranziehen, die sich in anderen Bereichen der Psychologie bewährt haben. Auf dieser Grundlage definieren sie soziale Kompetenz und beschreiben, welche Fähigkeiten und Fertigkeiten sie ausmachen.

Sozialpsychologische Konzepte. Am sozialpsychologischen Konzept der Soziometrie orientiert sich die Definition sozialer Kompetenz über die Beliebtheit unter Gleichaltrigen. Das Kriterium des soziometrischen Status (Beliebtheitswahlen bzw. Ablehnung durch Gleichaltrige) soll nicht nur dazu dienen, das aktuelle Verhalten einzuordnen, sondern auch in engem Zusammenhang mit der zukünftigen Entwicklung der Kinder und Jugendlichen stehen. Kinder, die abgelehnt werden, entwickeln z. B. mit größerer Wahrscheinlichkeit delinquentes Verhalten und haben mehr Schulschwierigkeiten (Rose-Krasnor, 1997). Man fasst die sozialen Verhaltensweisen, durch die sich besonders beliebte Kinder auszeichnen, unter dem Begriff »soziale Kompetenz« zusammen.

Das Kriterium »soziometrischer Status« ist nicht so eindeutig, wie es auf den ersten Blick erscheinen mag. Besonders beliebte Kinder und Jugendliche zeichnen sich nicht zwangsläufig durch ein hohes Maß sozial akzeptierter Handlungsstrategien aus. So hatten nicht nur Kinder und Jugendliche mit konstruktiven Verhaltensweisen einen hohen Beliebtheitsstatus, sondern auch solche, die entweder zeitweise oder überwiegend aggressiv auftraten (Cillessen & Rose, 2005; Hawley, 2007). Auch fallen auf dem Weg der Beliebtheitswahl gewonnene Merkmale sozial kompetenten Verhaltens je nach Bezugsgruppe unterschiedlich aus und beziehen gegebenenfalls auch sozial nicht akzeptiertes oder destruktives Verhalten mit ein. In Gruppen aggressiver Jugendlicher haben beispielsweise aggressive Mitglieder einen besonders hohen Beliebtheitsstatus (Kiesner & Pastore, 2005).

Sozial-kognitive Ansätze. Ansätze, die sich an sozial-kognitiven Theorien orientieren, lenken die Aufmerksamkeit nicht auf einzelne Skills oder Fähigkeiten, sondern beschreiben und systematisieren die Prozesse, die zu sozialer Kompetenz führen bzw. diese verhindern. Gresham (2002) beschreibt in Anlehnung an die sozial-kognitive Lerntheorie Banduras (Bandura, 1978) drei Kategorien von Skill-Defiziten, durch die sich Probleme im Bereich der sozialen Kompetenz kennzeichnen lassen: Aneignungsdefizite, Durchführungsdefizite (Performance-Defizite) und Gewandtheitsdefizite (Fluency-Defizite). Crick und Dodge (1994) orientieren sich am Problemlösekonzept von D́Zurilla und Goldfried (D'Zurilla & Goldfried, 1971; D'Zurilla et al., 2004). Sie fassen soziale Kompetenz als Ergebnis eines aus mehreren Schritten bestehenden sozialkognitiven Problemlöseprozesses auf. Mangelnde soziale Kompetenz soll durch Fehler und Unzulänglichkeiten im Prozessablauf entstehen (vgl. Crick & Dodge, 1994; Erdley et al., 2010; Rose-Krasnor, 1997).

Ansätze, die sich an sozial-kognitiven Theorien orientieren, führen zu einem komplexen Verständnis sozialer Kompetenz. Soziale Kompetenz beschränkt sich nicht auf beobachtbare situationsangepasste Verhaltensweisen, sondern schließt auch innere Prozesse wie die Interpretation von Situationen, Zielsetzungen, Entscheidung zwischen Handlungsoptionen oder Einschätzung und Bewertung der Konsequenzen des eigenen Handelns mit ein. Einige Autorinnen betonen, dass darüber hinaus Emotionen in einem solchen Modell berücksichtigt werden müssten (Lemerise & Arsenio, 2003; Rose-Krasnor, 1997). Es ist außerdem eine Stärke dieser Ansätze, dass sie individuelle Unterschiede stärker in den Blick rücken. Kritiker verweisen aber darauf, dass sozial wenig akzeptiertes Verhalten nicht unbedingt aus Fehlern im Prozessablauf resultieren muss. Es sind Situationen vorstellbar, in denen Kinder, beispielsweise beim Bullying, ihre guten sozialen Kompetenzen einsetzen, um wenig erwünschte Ziele zu verfolgen (Sutton et al., 1999).

Motivationstheoretische Konzepte. Motivationstheoretische Ansätze leiten das Konstrukt der sozialen Kompetenz vom als grundlegend betrachteten menschlichen Bedürfnis nach Nähe und sozialer Verbundenheit ab. Sozial kompetent sind demnach solche Verhaltensweisen, die Kindern und Jugendlichen dazu dienen, dieses Bedürfnis zu erfüllen. Stump et al. (2009) beziehen sich auf die Selbstbestimmungstheorie der Motivation (Deci & Ryan, 2000), um das Bedürfnis nach menschlicher Nähe zu belegen. Sie ergänzen dieses Modell durch die Resource Control Theory (Hawley et al., 2007). Diese geht davon aus, dass Menschen zum (psychischen) Überleben soziale, materielle und informationale Ressourcen benötigen. Um diese zu erlangen, stehen ihnen zwei Arten von Strategien zur Verfügung. Deren unterschiedliche Auswirkung auf das Bedürfnis nach Nähe ergibt sich auf den ersten Blick von selbst. Zwangsstrategien benutzen Verhaltensweisen wie Drohungen, Aggression, Manipulation. Sie werden in der Regel von der Umwelt geächtet und stören die Verbindung und Nähe zu anderen. Sozial konstruktive, positiv bewertete Strategien wie Kooperation, Freundlichkeit etc. dagegen stärken die Nähe zu anderen. Stump et al. (2009) zeigen in Anlehnung an Hawley u. a. (2007), dass dies zu einfach gedacht ist. Kinder und Jugendliche benutzen nicht entweder nur sozial akzeptierte oder nur sozial geächtete Strategien. Viele von ihnen kombinieren erfolgreich beide Strategiearten (Hawley, 2014). Nicht nur diejenigen, die ausschließlich sozial konstruktive Strategien benutzen, sondern auch die Kinder und Jugendlichen, die konstruktive und Zwangsstrategien kombinieren, sind beliebt und haben gute Freunde (Hawley, 2014; Stump et al., 2009).

Indem er von einem grundlegenden menschlichen Bedürfnis nach Nähe und sozialer Verbindung ausgeht, kann der komplexe motivationstheoretische Ansatz von Stump et al. (2009) soziale Kompetenz definieren, ohne auf das wenig präzise

Kriterium der sozialen Angemessenheit Bezug nehmen zu müssen. Er kann außerdem zeigen, dass Strategien zur Befriedigung sozialer Bedürfnisse sich nicht in den üblicherweise beschriebenen sozial akzeptierten Verhaltensweisen erschöpfen, sondern weitaus komplexer sind. Die Wahl der Strategie zur Ressourcenkontrolle erscheint im Rahmen der Resource-Control Theory jedoch als überdauernde Verhaltensgewohnheit oder sogar Persönlichkeitsmerkmal (»coercive controllers«, »bistrategic controllers«, »prosocial controllers«; Hawley, 2014). Einer möglichen Wechselwirkung zwischen Person und Situation wird in diesem Ansatz zu wenig Beachtung geschenkt.

1.2 Das Kompetenzmodell von Hinsch und Pfingsten

Hinsch und Pfingsten (2015) verstehen soziale Kompetenzen als Bündel von Fähigkeiten und Fertigkeiten, die sich je nach Situation in unterschiedlichen Handlungsstrategien äußern. Wesentliche Annahmen der oben beschriebenen Konzepte zur sozialen Kompetenz von Kindern und Jugendlichen lassen sich gut in diesen Ansatz integrieren. Er geht aber über diese Modelle hinaus, indem die Wechselwirkung zwischen Person und Situation besonders betont wird.

1.2.1 Die Bedeutung von kognitiver, emotionaler und Verhaltensebene

Hinsch und Pfingsten entwickelten ihr Modell als Grundlage für ihr kognitiv-behaviorales Training sozialer Kompetenzen für Erwachsene. Die Autoren wollten damit keine neue Theorie sozialer Kompetenz formulieren. Es geht ihnen vielmehr um eine klare, möglichst operationale Definition sozialer Kompetenz sowie um Grundannahmen, die das Verhalten in sozialen Situationen beschreiben.

Definition. Die wichtigsten Annahmen finden sich bereits in der »Arbeitsdefinition«. Die Autoren verstehen unter sozialer Kompetenz:

> »... die Verfügbarkeit und Anwendung von kognitiven, emotionalen und motorischen Verhaltensweisen, die in bestimmten sozialen Situationen zu einem langfristig günstigen Verhältnis von positiven und negativen Konsequenzen für den Handelnden führen« (Pfingsten, 2015a, S. 18).

Aus dieser Definition geht hervor:

- **Komplexer Prozess.** Ähnlich wie bei den funktionalen Ansätzen wird soziale Kompetenz als komplexer Prozess verstanden. Die Autoren betonen, dass er auf kognitiver, emotionaler und motorischer Ebene abläuft.
- **Kompetenzprobleme.** Störungen dieses Prozesses können ähnlich wie bei Gresham (2002) unterschiedliche Schwerpunkte haben: Kompetenzprobleme können aus einem Verhaltensdefizit (Verfügbarkeit), aber auch aus einem Performance-Defizit (Anwendung) resultieren (Hinsch & Weigelt, 2015).
- **Langfristig günstiges Verhältnis von negativen und positiven Konsequenzen.** Ähnlich wie die motivationstheoretischen Ansätze entscheiden sich Hinsch und Pfingsten

dagegen, soziale Kompetenz anhand der sozialen Angemessenheit des Verhaltens bzw. der Balance zwischen eigenen und fremden Bedürfnissen zu definieren. Stattdessen formulieren sie streng lerntheoretisch, sozial kompetentes Verhalten müsse »zu einem langfristig günstigen Verhältnis von positiven und negativen Konsequenzen führen«. Hinter dieser Aussage stehen zwei Annahmen:

- **Ziele.** Aus lerntheoretischer Sicht gibt es keine objektiv positiven oder negativen Konsequenzen. Aus der Perspektive der handelnden Person beruht die positive oder negative Valenz einer Konsequenz auf der subjektiven Bewertung dieser Konsequenz. Diese Bewertung hängt maßgeblich von den Bedürfnissen und Zielen ab, die die Person in der konkreten Situation verfolgt. Verschiedene Personen können in der gleichen Situation unterschiedliche Ziele haben und werden daher unterschiedliche Konsequenzen als positiv empfinden. Ähnlich wie bei Rubin und Rose-Krasnor (1992) sind damit die persönlichen Ziele wesentlicher Bestandteil der Bestimmung sozialer Kompetenz bei Hinsch und Pfingsten (Hinsch & Weigelt, 2015).
- **Bedürfnis nach Verbundenheit mit anderen.** Eine weitere Annahme wird von den Autoren nicht ausdrücklich erwähnt. Trotzdem ist es hilfreich, sie zu kennen, um das Konzept sozialer Kompetenzen bei Hinsch und Pfingsten vollständig zu verstehen. Ähnlich wie bei motivationstheoretischen Ansätzen (Stump et al., 2009) ist die soziale Angemessenheit des Verhaltens kein Bestandteil der Definition, weil die Autoren davon ausgehen, dass Verbundensein mit anderen (bei Deci & Ryan, 2000: »soziales Eingebundensein«) ein grundlegendes menschliches Bedürfnis ist. Für Menschen entsteht demnach ein langfristig günstiges Verhältnis positiver und negativer Konsequenzen nur dann, wenn auf längere Sicht die Konsequenzen ihres Verhaltens dazu beitragen, diese Verbundenheit mit anderen aufrechtzuerhalten.

▶ **Zusammenhang zwischen Situation, Zielen und Handlungsstrategie.** Ähnlich wie die Gruppierungsansätze konzipieren Hinsch und Pfingsten verschiedene Kategorien von Situationen, denen sie dann spezifische Skills und Handlungsstrategien zuordnen. Im Unterschied zu den Gruppierungsansätzen machen sie dies aber nicht an Merkmalen der Situation oder Gemeinsamkeiten zwischen den eingesetzten Verhaltensweisen fest. Sie orientieren sich vielmehr ähnlich wie die motivationstheoretischen Ansätze an den Bedürfnissen der handelnden Personen. Die Befriedigung dieser Bedürfnisse und der damit verbundenen persönlichen Ziele sind an die sozialen Situationen gekoppelt, in denen sich die handelnden Personen befinden. Unterschiedliche Situationen sind für die Erfüllung jeweils unterschiedlicher Bedürfnisse bzw. das Verfolgen unterschiedlicher persönlicher Ziele geeignet. Auch müssen je nach Art der Ziele unterschiedliche Handlungsstrategien eingesetzt werden. Hinsch und Pfingsten sprechen daher bewusst nicht von »sozialer Kompetenz« sondern von »sozialen Kompetenzen«.

Folgt man diesem Denkmodell, lassen sich soziale Kompetenzen durch unterschiedliche Ziel-Situation-Handlungsstrategie Konstellationen charakterisieren (s. Abb. 1.1). Die Autoren betonen damit die Interaktion zwischen Person und Situation.

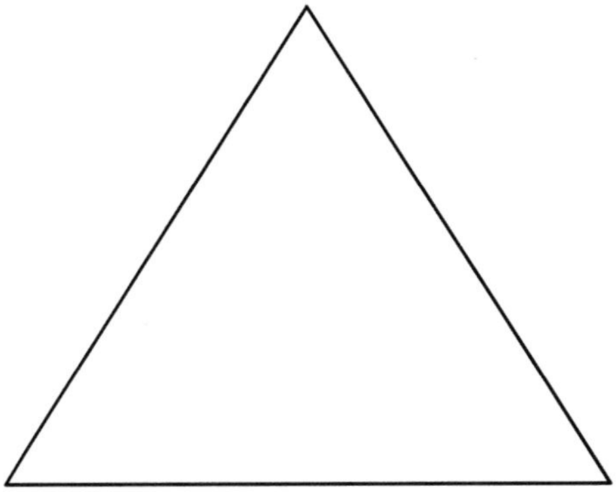

Abbildung 1.1 Die Interaktion von Situation, Ziel und Handlungsstrategie (in Anlehnung an Hinsch & Weigelt, 2015)

Info

Das Kompetenzmodell von Hinsch und Pfingsten enthält wichtige Aussagen und Annahmen der oben dargestellten Ansätze, ist aber umfassender. Neben dem Zusammenhang kognitiver, emotionaler und Verhaltensprozesse beim Zustandekommen sozial kompetenten Verhaltens betont es die Wechselwirkung zwischen Person und Situation.

1.2.2 Ein Prozessmodell sozialer Kompetenzen bei Kindern und Jugendlichen

Ein solches Denkmodell ist nicht nur wie bei Hinsch und Pfingsten auf Erwachsene, sondern auch auf Kinder und Jugendliche anwendbar. Dies zeigen Modelle, die sich nicht mit sozialer Kompetenz beschäftigen, sondern spezifische Störungen bei Kindern und Jugendlichen erklären sollen. So haben beispielsweise Tuschen-Caffier et al. (2009) das kognitive Modell sozialer Phobien von Clark und Wells (Clark & Wells, 1995; Clark & Ehlers, 2002) zur Erklärung sozialer Phobien bei Erwachsenen für Kinder adaptiert (s. auch Hodson et al., 2008; Kley et al., 2012; Ranta et al., 2014; Schäfer et al. 2012). Das Prozessmodell sozialer Informationsverarbeitung (Crick & Dodge, 1994; Lemerise & Arsenio, 2003) wurde als Modell für die Entwicklung aggressiven Verhaltens bei Kindern und Jugendlichen entwickelt (Arsenio, 2010; Calvete & Orue, 2012; Dodge, 1993; Dodge et al., 2015; Fontaine, 2010; Helseth et al. 2015). In Barkleys (2006) Selbstregulationsmodell der Hyperaktivitätsstörungen spielen kognitive Prozesse und die Regulation von Emotionen eine bedeutsame Rolle (s. auch Döpfner et al., 2008; Lauth-Lebens & Lauth, 2020). Von daher ist es gerechtfertigt, unserer Bestimmung sozialer Kompetenzen bei Kindern und

Jugendlichen das sehr umfassende Modell von Hinsch und Pfingsten zugrunde zu legen.

Prozessmodell. Hinsch und Pfingsten konkretisieren ihren Ansatz in einem »Prozessmodell« (Pfingsten, 2015b). Es steht in der Tradition kognitiv-behavioraler Ansätze (vgl. Erdley et al., 2010; Nangle et al., 2010b) und veranschaulicht in prototypischer Weise, wie aus der Verbindung von konkreter Situation, kognitiver, emotionaler und Verhaltensebene alltägliches menschliches Verhalten entsteht. Wir nutzen es im Folgenden, um das Zustandekommen sozial kompetenten bzw. sozial inkompetenten Verhaltens von Kindern und Jugendlichen in Alltagssituationen zu beschreiben. Dabei ergeben sich jedoch besondere Anforderungen.

- **Entwicklung.** Kinder und Jugendliche befinden sich noch im Entwicklungsprozess. Wir müssen daher der Frage nachgehen, ob die im Prozessmodell dargestellten Abläufe bei Kindern unterschiedlichen Alters unterschiedlich aussehen.
- **Kulturelle Vielfalt.** Verhalten in sozialen Situationen wird in besonderem Maße durch kulturelle »Selbstverständlichkeiten« (Hofstätter, 1971; Greenwald & Lai, 2020) geprägt, d.h. durch Regeln und Normen, die von den Beteiligten für »normal« gehalten und überwiegend implizit vermittelt werden. Kinder und

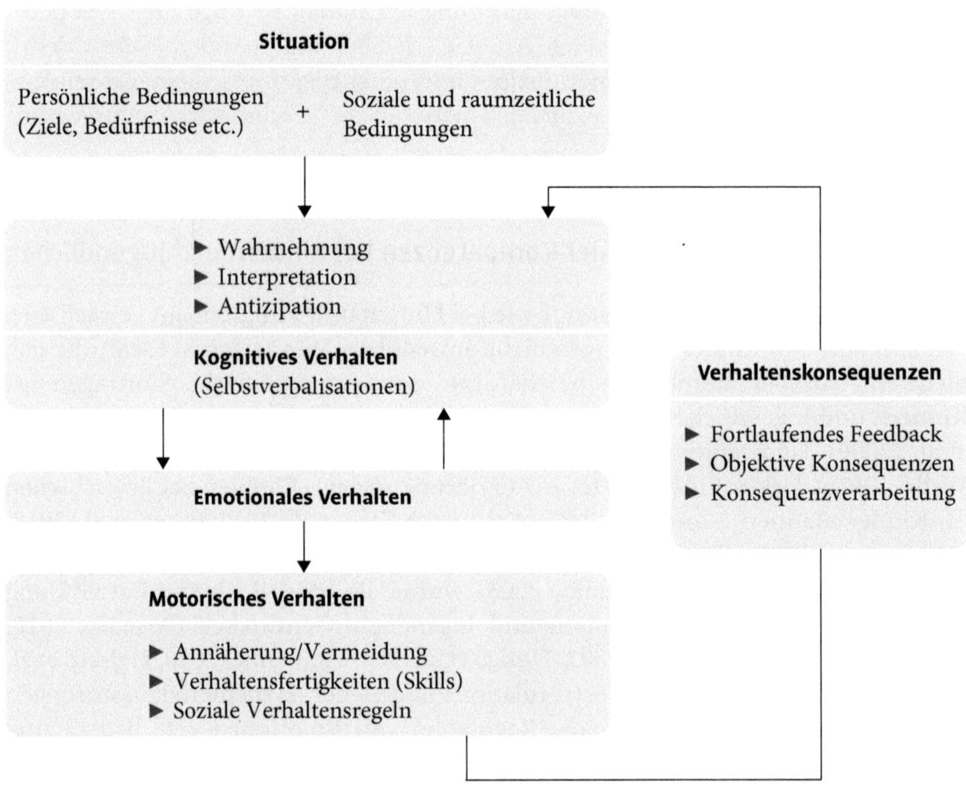

Abbildung 1.2 Modell zur Erklärung sozial kompetenten bzw. inkompetenten Verhaltens bei Kindern und Jugendlichen in Anlehnung an Pfingsten (2015b, S. 25)

Jugendliche in Deutschland wachsen mit unterschiedlichen kulturellen Selbstverständlichkeiten auf. Ein beachtlicher Teil lebt in Familien, die selbst oder deren Eltern oder Großeltern zugewandert sind (Göttsche, 2018) und sich zumindest einen Teil ihrer Herkunftskultur erhalten haben. Dabei kann man eigentlich nicht von »der« Kultur der Zugewanderten sprechen. Die Unterschiede zwischen den verschiedenen Kulturen der Zugewanderten dürften ähnlich groß sei wie die zur einheimischen Kultur (Causadias et al., 2018; Cheah & Leung, 2011). Innerhalb der Gruppe der einheimischen Kinder und Jugendlichen gibt es ebenfalls eine große Variabilität, was (sub)kulturelle Regeln und Normen angeht (Albert u. a., 2020). Auch die kulturellen Erwartungen an Jungen und Mädchen unterscheiden sich (Heisig, 2019). Es würde die Zielsetzung dieses Buchs übersteigen, wollten wir im Einzelnen auf alle diese Unterschiede eingehen. Wir werden aber bei der Darstellung des Prozessmodells Hinweise geben, wo sich kulturelle Einflüsse besonders stark auswirken.

Wir wenden das Prozessmodell von Hinsch und Pfingsten (Pfingsten, 2015b) zunächst in Beispielen auf die Situation von Kindern und Jugendlichen an. Anschließend berichten wir, ob und ggf. wo sich die Ausprägung der postulierten Prozesse abhängig vom Alter bzw. kulturellem Hintergrund der Kinder unterscheidet.

Beispiele:

(1) Auf dem Schulhof spielen ein paar Mädchen aus der ersten Klasse Nachlaufen. Anna (6) ist auch in dieser Klasse. Sie steht daneben und schaut auf den Boden. Ein paar Mal schaut eines der Mädchen freundlich zu Anna hin. Sie scheint es nicht zu bemerken.

(2) Peter (14) wird nach vorne gerufen und stößt beim Nach-vorne-Gehen gegen Pauls (15) Stuhl. Als Peter zurück auf seinen Platz geht, stellt Paul ihm ein Bein.

(3) Die Kinder sollen etwas abschreiben. Jan (10) hat seinen Stift vergessen und nimmt sich schnell einen aus dem Mäppchen seiner Sitznachbarin Lea. Lea ist empört und beklagt sich bei der Lehrerin, dass Jan einfach ohne zu fragen in ihr Mäppchen gegriffen und den Stift genommen hat. Jan versteht das alles nicht. Er hat doch gar nichts gemacht.

Situation. Die erste wichtige »Station« im Prozessmodell ist die Situation, in der sich die handelnde Person befindet. *Alltägliche Situationen* sind in der Regel der Auslöser für soziales Verhalten. Situationen sind nicht kontextfrei, sondern sind geprägt durch

- *soziale Aspekte* wie Alter, Geschlecht, Zahl der beteiligten Personen, deren Verhalten, situationsbezogene Regeln und Konventionen und kultureller und gesellschaftlicher Hintergrund;
- *raum-zeitliche Bedingungen* wie Ort, Tageszeit etc.

Auch die in der Situation handelnden Personen bestimmen die Situation durch

- *persönliche Bedingungen* wie Ziele, Interessen, Stimmungen, Bedürfnisse; dazu gehört auch der Entwicklungsstand des Kindes / der Jugendlichen.

In unseren Beispielen:

(1) *Soziale Aspekte*: Anna und die Mädchen sind 6 Jahre alt. Die Mädchen der ersten Klasse spielen Nachlaufen. Ein Mädchen schaut freundlich zu Anna hin. Schüchternheit von Mädchen in der ersten Klasse gilt nach unseren kulturellen Normen als nicht ganz ungewöhnlich. *Raum-zeitliche Bedingungen*: Sie spielen in der Pause auf dem Schulhof. *Persönliche Bedingungen*: Anna hat das Interesse mitzuspielen.

(2) *Soziale Aspekte*: Peter ist ein Mitschüler von Paul. Sie sind 15 bzw. 14 Jahre alt. Es wird kulturell erwartet, dass Jugendliche in diesem Alter Emotionen wie Ärger regulieren können. *Raum-zeitliche Bedingungen*: Es ist Unterricht, Peter geht nach vorn, die Stühle in der Klasse stehen eng. Peter stößt gegen Pauls Stuhl. *Persönliche Bedingungen*: Paul mag nicht, wenn gegen seinen Stuhl gestoßen wird.

(3) *Soziale Aspekte*: Jan und Lea sind Mitschüler. Sie sind 10 Jahre alt. Es ist eine ausdrücklich für das Verhalten im Klassenzimmer geltende Regel, dass man nicht ungefragt Gegenstände anderer Schüler nimmt und schon gar nicht in deren Taschen o.ä. greift. Von den 10-Jährigen wird erwartet, dass sie diese Regel kennen und befolgen. *Raum-zeitliche Bedingungen*. Jan und Lea sitzen nebeneinander und sollen etwas abschreiben. *Persönliche Bedingungen*: Jan möchte den Text abschreiben und braucht dazu einen Stift.

Eine Situation wird zur *Aufgabe*, die bewältigt werden muss, wenn die Interessen, Bedürfnisse etc. eines Kindes / einer Jugendlichen auf eine bestimmte Situation mit ihren sozialen und raum-zeitlichen Merkmalen treffen.

In unseren Beispielen:

(1) Annas Aufgabe: Erreichen, dass sie mitspielen darf.
(2) Pauls Aufgabe: Erreichen, dass der Stuhl nicht mehr angestoßen wird.
(3) Jans Aufgabe: Einen Stift bekommen, damit er abschreiben kann.

Je nach Umgebungsbedingungen der Situation kann eine Aufgabe leichter oder schwerer zu bewältigen sein.

(1) Wenn die Mädchen Anna nicht beachten würden, wäre die Aufgabe für Anna schwerer.
(2) Wenn Peter nur ganz leicht an Pauls Stuhl stoßen und »Entschuldigung« sagen würde, wäre die Aufgabe für Paul leichter.
(3) Jan findet seine Aufgabe leicht (Leas Mäppchen liegt in Griffnähe).

Kognitives Verhalten. Bei genauerer Betrachtung ist es aber nicht die Situation an sich, die zu sozial kompetentem bzw. inkompetentem Verhalten führt. Die meisten sozialen Situationen (wie auch unsere Beispielsituationen) sind nicht eindeutig. Das Kind / die Jugendliche ist also darauf angewiesen, die Situation zu analysieren und zu interpretieren, damit es weiß, wie es sich verhalten soll. Es wird beispielsweise vermuten,

- warum die anderen sich so verhalten, wie sie es tun,
- was eine gute Lösung wäre,
- wie sich die Situation weiterentwickeln wird,
- welche Konsequenzen auf das eigene Verhalten folgen werden.

Es finden also *kognitive Verarbeitungsprozesse* statt. Hintergrund für diese kognitiven Verarbeitungsprozesse sind frühere Erfahrungen mit der gleichen oder ähnlichen Situationen. Es hängt u. a. vom Alter der Kinder / Jugendlichen ab, wie ausgiebig ihre Erfahrungen mit der betreffenden oder ähnlichen Situationen sind. Wenn eine bestimmte Art von Situationen schon oft durchlaufen wurde, geschieht die kognitive Verarbeitung nicht mehr bewusst und ausführlich, sondern äußert sich in Form von Selbstverbalisationen, d. h. kurzen Gedankenfetzen oder Selbstgesprächen, die nur teilweise oder gar nicht bewusst ablaufen, aber ins Bewusstsein geholt werden können.

In unseren Beispielen:

(1) Anna könnte sich sagen: »Die lassen mich sowieso nicht mitspielen.«
(2) Paul könnte durch den Kopf schießen: »Das war Absicht!«
(3) Jan könnte sich sagen: »Oh, prima, da ist ein Stift!«

Emotionales Verhalten. Die kognitive Verarbeitung bzw. die Selbstverbalisationen rufen bestimmte *Gefühle* hervor, verstärken vorhandene Gefühle und Stimmungen oder schwächen sie ab.

In unseren Beispielen:

(1) Wenn Anna sich sagt »Die lassen mich sowieso nicht mitspielen«, fühlt sie sich traurig und mutlos.
(2) Wenn Paul durch den Kopf schießt »Das war Absicht!«, ärgert er sich und wird wütend.
(3) Wenn Jan sich sagt »Oh, prima, da ist ein Stift!«, fühlt er sich froh und entschlossen.

Wie die Pfeile in der Grafik (s. Abb. 1.2) andeuten, können sich Gefühle und Kognitionen fortlaufend gegenseitig beeinflussen, sodass ein regelrechter Aufschaukelungsprozess entsteht: Paul schießt durch den Kopf: »Das war Absicht!«; in der Folge ärgert er sich; das wiederum führt zu der Selbstverbalisation: »Immer ärgern die mich!«; das verstärkt den Ärger zur Wut; das führt zu »Dem werde ich es zeigen!« usw.

Motorisches Verhalten. Die Verbindung von kognitiver und emotionaler Verarbeitung einer Situation mündet schließlich in ein bestimmtes *beobachtbares Verhalten*. Ob dieses Verhalten sozial kompetent ist, hängt von mehreren Faktoren ab:

- *Annäherung / Vermeidung:* Das Kind muss die Aufgabe aktiv angehen.
- *Skills:* Es muss nicht nur wissen, welche einzelnen Verhaltensfertigkeiten zum gewählten Verhalten gehören, sondern sie auch zeigen. Darüber hinaus muss es in der Lage sein, einzelne Skills so zu kombinieren, dass sie eine wirksame (d. h. seinen Absichten und Bedürfnissen genügende) Handlungsstrategie ergeben.
- *Regeln:* Es muss (oft unausgesprochene) Konventionen und Verhaltensregeln kennen und einhalten.

Die Kinder in unseren Beispielen zeigen unterschiedliche Formen sozial inkompetenten Verhaltens:

(1) Nachdem Anna einmal leise von weitem gefragt hat, ob sie mitspielen darf und keine Reaktion erfolgte, tut sie gar nichts mehr. Sie setzt nicht die passenden Skills ein und vermeidet dann die Situation.

(2) Paul weiß höchstwahrscheinlich, wie man jemandem deutlich sagt, dass man sich von seinem Verhalten gestört fühlt. Aber die Wut hat ihn übermannt, er »rächt« sich stattdessen.
(3) Jan ignoriert die Regel (oder hat sie nicht verstanden), dass man erst fragen muss, bevor man Dinge nimmt, die jemand anderem gehören.

Verhaltenskonsequenzen. Das Verhalten einer Person löst bei den Interaktionspartnern bestimmte Konsequenzen aus:

- *Kontinuierliche Rückmeldung*: Schon während die Person sich verhält, reagieren die Interaktionspartner. Sozial kompetente Personen registrieren diese kontinuierliche Rückmeldung und passen ihr Verhalten daran an. (Anna hätte z. B. das Lächeln des Mädchens bemerken und einen Schritt auf sie zu machen können.)
- *Kurzfristige Konsequenzen*: Sie treten unmittelbar nach Beendigung des Verhaltens ein. (Lea beklagt sich heftig, dass Jan ihren Stift genommen hat.)
- *Langfristige Konsequenzen*: Hierbei handelt es sich um die dauerhaften Nachwirkungen des Verhaltens. (Die anderen Schüler machen einen großen Bogen um Paul, keiner will so recht etwas mit ihm zu tun haben.)

Diese äußeren Konsequenzen wirken nicht objektiv, sondern laufen durch einen *subjektiven Filter*, d. h., das Kind bewertet sie und ordnet sie ein. Außerdem beurteilt das Kind selbst den Erfolg oder Misserfolg seines Verhaltens.

In unseren Beispielen:

(1) Die anderen Kinder spielen weiter ohne Anna. Anna macht sich einerseits Vorwürfe, dass sie nicht nochmal gefragt hat, andererseits fühlt sie sich in ihrer Überzeugung bestärkt, dass die anderen sie sowieso nicht mitspielen lassen wollen.
(2) Peter reagiert nicht und setzt sich auf seinen Platz. Paul geht es viel besser, nachdem er seine Wut losgeworden ist. Nach einiger Zeit kommen ihm leichte Zweifel, aber die Tatsache, dass die anderen ihn meiden, bestärkt ihn in der Überzeugung, dass sie ihm schaden wollen und er sich »wehren« muss.
(3) Jan hält sein eigenes Verhalten für angemessen. Leas Beschwerden findet er übertrieben. Ihm passiert so etwas nicht das erste Mal. Er hat es schon aufgegeben, vorherzusehen, wann sein Verhalten kritisiert wird.

Für die kognitive Verarbeitung, die gefühlsmäßigen Reaktionen und das beobachtbare Verhalten in zukünftigen Situationen ist entscheidend, wie das Kind die Episode in ihrem gesamten Ablauf, die Konsequenzen mit einbezogen, im Gedächtnis gespeichert hat.

Soziale Situationen sind nicht statisch, sie entwickeln und verändern sich während ihres Verlaufs. Dementsprechend wird ein Kind den im Erklärungsmodell beschriebenen Prozess immer wieder durchlaufen. Außerdem sind Kinder und Jugendliche während eines Tages mit einer Vielzahl sozialer Situationen konfrontiert. Man sollte sich daher das Modell als Momentaufnahme in einem fortlaufenden Prozess vorstellen, der im Hintergrund des alltäglichen sozialen Handelns abläuft und über weite Strecken automatisiert und nur in Bruchstücken bewusst ist.

Jedes Kind wird vor dem Hintergrund seiner familiären Situation, seines besonderen sozialen Umfelds und seiner individuellen Voraussetzungen und Erfahrungen die im Prozessmodell beschriebenen Prozesse auf einzigartige Weise durchlaufen. Aber auch der Entwicklungsstand der Kinder und Jugendlichen wird ihre Fähigkeiten in den einzelnen Phasen begrenzen bzw. ihnen eine spezifische Ausprägung verleihen. Unterschiedliche kulturelle Hintergründe wirken sich zusätzlich auf die Entwicklung der sozialen Fähigkeiten und Fertigkeiten der Kinder und Jugendlichen aus (Howe, 2010).

Wir werden der Frage nachgehen, was wir über die Fähigkeiten und Fertigkeiten von Kindern und Jugendlichen unterschiedlichen Alters bezogen auf die Phasen des Prozessmodells wissen und geben Hinweise auf mögliche kulturelle Unterschiede.

1.3 Entwicklungsbedingungen sozialer Kompetenzen bei Kindern und Jugendlichen

Die folgenden Beispiele illustrieren typische Entwicklungen in verschiedenen Bereichen sozialer Kompetenzen.

- Anna (8) bekam als Kleinkind häufig Wutanfälle, wenn etwas nicht nach ihrem Kopf lief. Inzwischen ärgert sie sich zwar noch häufig, explodiert aber nicht mehr.
- Elin (10) hatte Krach mit ihrer Freundin. Sie erzählt ihr: »Ich habe gedacht, du denkst, ich halte nicht zu dir. Und ich habe gedacht, du bist sauer auf mich. Wenn jemand nicht mit mir redet, denke ich, er ist sauer auf mich.«
- Paul (14) musste früher nach der Schule zuhause erst mal loswerden, was er erlebt und worüber er sich geärgert hat. Heute verbringt er möglichst viel Zeit mit seinen Freunden. Wenn Paul etwas plant, sich Sorgen macht oder Konflikte hat, redet er mit seinen Freunden. Den Eltern gegenüber ist er eher kurz angebunden.

Menschen sind von Geburt an »soziale Wesen«, die aktiv in Kontakt mit den Personen ihres Umfelds treten. Ihre sozialen Fähigkeiten und Fertigkeiten nehmen insbesondere im Verlauf von Kindheit und Jugend deutlich zu und differenzieren sich immer mehr aus. Diese Entwicklung kann hier nicht in aller Ausführlichkeit dargestellt werden (siehe dazu z. B. Parke et al., 2019). Wir wollen vielmehr in einem knappen Überblick ein Eindruck davon vermitteln, auf welche Weise Alter und mögliche kulturelle Hintergründe die Reaktionen der Kinder und Jugendlichen modifizieren können. Die Darstellung konzentriert sich auf wichtige Trends bei der Entwicklung sozialer Kompetenzen und orientiert sich an den Phasen des Prozessmodells. Es geht um die folgenden Fragen:

- Gibt es je nach Alter der Kinder und Jugendlichen Unterschiede in den raumzeitlichen, sozialen und persönlichen Aspekten der Situationen, die soziales Verhalten auslösen? Gibt es alterstypische Aufgaben?
- Unterscheiden sich Art und Ausmaß der kognitiven Verarbeitung bei Kindern unterschiedlichen Alters?
- Nehmen jüngere und ältere Kinder und Jugendliche ihre Emotionen unterschiedlich wahr und regulieren sie diese auf unterschiedliche Art?

- Was wissen wir über die sozialen Skills jüngerer und älterer Kinder?
- Erleben Kinder und Jugendliche je nach Alter unterschiedliche Konsequenzen auf ihr Verhalten und wie verarbeiten sie diese?

1.3.1 Alterstypische Situationen und Aufgaben

Die »sozialen« Alltagssituationen von Kindern und Jugendlichen unterscheiden sich je nach Lebensalter. Das betrifft alle Aspekte dieser Situationen:

- raum-zeitliche Aspekte
- soziale Aspekte
- persönliche Bedingungen und Aufgaben

Raum-zeitliche Aspekte. In den meisten westlichen Kulturen gibt es für einzelne Altersphasen typische raum-zeitliche Bedingungen, unter denen Kinder und Jugendliche aufwachsen (Howe, 2010; Siegler et al., 2016). Säuglinge verbringen einen großen Teil ihrer Zeit innerhalb der Familie. Klein- und Vorschulkinder halten sich geraume Zeit außerhalb der Familie in Krippe und / oder Kindergarten auf. Kinder und Jugendliche gehen zur Schule. Ältere Jugendliche besuchen die Universität oder arbeiten in einem Betrieb. Je älter die Kinder und Jugendlichen sind, desto zahlreicher und unterschiedlicher werden die Orte außerhalb der Familie, die sie – oft zusammen mit Gleichaltrigen – aufsuchen. Außerhalb der Schule werden die Begleitung und Kontrolle durch Erwachsene zunehmend weniger. Auch die Zahl der Orte, an die sich die Kinder und Jugendlichen selbständig wegen bestimmter Vorhaben begeben, z. B. Läden, Behörden, kulturelle Veranstaltungen, nimmt mit dem Alter zu. Darüber hinaus gibt es deutliche kulturelle Unterschiede, was das Ausmaß an Aktivitäten außerhalb der Herkunftsfamilie angeht (Eschenbeck & Knauf, 2018).

Soziale Aspekte. Bereits Säuglinge haben nicht nur Kontakt zur Familie im engeren Sinne, sondern sind in ein soziales Netzwerk aus Eltern, Geschwistern, Verwandten und Freunden der Familie eingebunden (Lewis, 2005). Dieses Netzwerk wächst und erweitert sich, je älter die Kinder und Jugendlichen werden (Berger, 1996; Feiring & Lewis, 1991a und b), wobei insbesondere die Bedeutung der Gleichaltrigen deutlich zunimmt (Parker et al., 2006). Größe und Zusammensetzung der Gleichaltrigengruppen ändern sich im Verlauf der Entwicklung. Die Gruppen werden größer und heterogener (Rubin et al., 2015). Die Zahl kurzer Begegnungen wächst, die Kinder und Jugendliche ohne Begleitung Erwachsener mit fremden Personen haben wie z. B. Verkäuferinnen, Mitarbeiterinnen in Behörden etc.

Kulturelle Aspekte. Über diese generellen Trends hinaus ist die Variationsbreite und Größe der Netzwerke je nach Bedingungen des Aufwachsens und zwischen Kulturen sehr groß (Günther et al., 2011). Kulturen unterscheiden sich auch deutlich, was die Anforderungen an »angemessenes«, »höfliches« Verhalten im Umgang miteinander angeht (Chen & French 2008; Kim et al., 2008). Kinder, deren Herkunftsfamilien einen anderen kulturellen Hintergrund haben als Krippe, Kindergarten oder Schule bewegen sich in dieser Hinsicht in heterogenen Netzwerken. In unterschiedlichen Teilbereichen ihrer sozialen Netzwerke existieren unterschiedliche soziale Konventionen und Normen (Günsoy et al., 2015).

Persönliche Bedingungen und Aufgaben. Die individuellen Interessen und Bedürfnisse bestimmen, welche Aufgaben für ein Kind oder einen Jugendlichen aus einer sozialen Situation entstehen. Je nach Entwicklungsstand gibt es alterstypische Aufgaben, denen die Kinder und Jugendlichen jeweils besonders oft gegenüberstehen.

Säuglinge. Die bestimmende Aufgabe für die Säuglingszeit besteht darin, Kontakt zu vertrauten Personen des näheren sozialen Umfelds aufzunehmen, eigene Bedürfnisse zu äußern und auf Kontaktangebote zu reagieren. Die Fähigkeiten dies zu tun, sind zu Beginn noch recht undifferenziert. Sie nehmen rasch zu, werden differenzierter und immer besser abgestimmt auf das Verhalten der anderen Person(en) (Hay et al., 2018).

Krippen- und Kleinkindalter. Im Leben der Kinder im Krippen- und Kleinkindalter sind drei Aufgabenbereiche besonders wichtig. Sie müssen in der Lage sein, Situationen zu bewältigen, in denen sich die eigenen Bedürfnisse und die anderer Personen widersprechen. Dies stellt hohe Anforderungen an ihre sich erst entwickelnden sozialen Kompetenzen, wie die große Zahl an Konflikten zwischen Gleichaltrigen im Kindergartenalter zeigt (Laursen & Adams, 2018). Sie müssen fähig sein, mit fremden Personen (Erwachsenen und Kindern) zu interagieren. Dazu müssen sie ein Minimum an sozialen Regeln beherrschen und flexibel auf das Verhalten einer anderen Person reagieren können. Und sie müssen kompetent mit Gleichaltrigen interagieren, insbesondere in Spielsituationen (Howe & Leach, 2018). Dies erfordert die Fähigkeit, das eigene Verhalten gut auf das anderer abzustimmen.

Schulalter. Kinder im Schulalter müssen den ständigen Wechsel zwischen unterschiedlichen Arten sozialer Situationen beherrschen: Familie, große Gruppen in formalisierten Umgebungen (z. B. Schulklassen), kleinere informelle Gruppen, die sich für bestimmte Aktivitäten treffen (z. B. Kinder auf dem Pausenhof), Gleichaltrige (Peers), kleinere Freundesgruppen und schließlich beste Freunde. Eine wichtige Aufgabe ist für sie, den Zugang zu kleineren informellen Gruppen (»mitspielen«) oder vertrauten Kontakt zu einzelnen (»Freunde«) zu gewinnen (Hofmann & Vernetz, 2017; Kwon et al., 2012; Rose & Asher, 2017). Die Kinder benötigen dazu ein umfangreiches und flexibles Reaktionsrepertoire und müssen über zahlreiche soziale Regeln und Verhaltensvorschriften verfügen.

Jugendliche. Jugendliche bewegen sich in einem hoch komplexen sozialen Umfeld, welches weit entwickelte soziale Kompetenzen erfordert. Gleichaltrige und Freunde spielen im Leben der Jugendlichen eine immer größere Rolle und die Funktionen, die diese erfüllen, werden vielfältiger (Albert et al., 2019; Chango et al., 2015; Parker et al., 2006). Jugendliche müssen einen stabilen Zugang zu Gleichaltrigengruppen finden. Viele von ihnen nehmen nun Kontakt auf und schließen Freundschaft mit Personen, deren Meinungen und Neigungen sich von ihren eigenen unterscheiden. Romantische und sexuelle Beziehungen werden ebenfalls wichtig (Feiring, 1999; Furman, 2018). Die Welt der Gleichaltrigen unterscheidet sich in ihren Normen und Umgangsformen häufig von der der Erwachsenen. Jugendliche müssen mit ihren Reaktionen und Handlungsstrategien eine Balance finden zwischen familiären Erwartungen und

Normen, denen der Gleichaltrigen und denen der romantischen/sexuellen Partner. Gleichzeitig müssen sie schulischen bzw. Anforderungen der Arbeitswelt gerecht werden. Ihr Umfeld erwartet zunehmend von ihnen, dass sie ihr Verhalten in sozialen Situationen so regulieren, wie Erwachsene es tun. Kompetenter Umgang mit anderen in dieser Altersphase erfordert nicht nur ein umfangreiches Verhaltensrepertoire. Die Jugendlichen müssen auch die unterschiedlichen Regeln der verschiedenen sozialen Umwelten, in denen sie sich bewegen, beherrschen und flexibel anwenden können. Damit sich tiefgehende Freundschaften und Partnerschaften entwickeln können, müssen sie fähig sein, sich mit anderen über innere Erlebnisse und Prozesse, z. B. Gefühle, Werthaltungen, Einstellungen und Meinungen kompetent auszutauschen (Bagwell & Bukowski, 2018; v. Salisch et al., 2014).

Kulturelle Aspekte. Kinder mit kulturell heterogenen sozialen Netzwerken müssen sich flexibel zwischen unterschiedlichen Regelwerken bewegen können. Je nach kulturellem Kontext haben Peergruppen und Freundschaften etwas unterschiedliche Funktionen. In individualistischen westlichen Kulturen spielt der vermehrte Kontakt zu Gleichaltrigen eine zentrale Rolle bei der Entwicklung der kulturell erwünschten Autonomie und Identität. In Kulturen, die verwandtschaftlichen und gesellschaftlichen Zusammenhalt betonen, ist die Bedeutung der Gleichaltrigen für die Entwicklung zum Erwachsenen geringer (Chen, 2018).

Info

Die situativen Anforderungen für Kinder und Jugendliche ändern sich im Laufe der Entwicklung. Geht es zu Beginn noch überwiegend um die Befriedigung von Bedürfnissen und die Koordination äußerer Verhaltensweisen, werden mit der Zeit die Anforderungen komplexer und beziehen sich zunehmend auch auf den Austausch von Meinungen, Werten und inneren Erlebnissen. Eine zunehmend größere Gruppe von Kindern und Jugendlichen muss unterschiedliche kulturelle Anforderungen in Einklang bringen.

1.3.2 Entwicklung der kognitiven Verarbeitung

Kognitive Verarbeitungsprozesse spielen nach dem Prozessmodell von Hinsch und Pfingsten eine zentrale Rolle bei der Bewältigung sozialer Situationen. Selbstverbalisationen sind das »Instrument«, mit dem sich Personen in einer aktuellen Situation kognitiv regulieren. Die wichtigste Frage ist daher:

- Verfügen und benutzen Kinder und Jugendliche Selbstverbalisationen bzw. ab welchem Alter geschieht dies?

Selbstverbalisationen regulieren nicht nur das eigene Handeln, sie beinhalten auch Aussagen über die Interaktionspartnerin, z. B. wie sie sich in Zukunft verhalten wird, welche Ziele sie hat usw. Für Erwachsene ist es selbstverständlich, dass andere Personen ebenso wie sie selbst mit Gefühlen, Meinungen, Zielen etc. ausgestattet sind und sie berücksichtigen dies im Interaktionsprozess. Ein Blick in die Entwicklungspsychologie zeigt, dass Kinder dieses Verständnis erst im Laufe der Zeit entwickeln. Es ist also zu fragen:

- Wie entwickelt sich das Verständnis der Kinder dafür, dass Menschen mit Bedürfnissen, Gefühlen, Absichten, Meinungen etc. ausgestattet sind und dass die eigenen inneren Prozesse sich von denen anderer Personen unterscheiden können (Theory of Mind)?
- Wann sind Kinder emotional und kognitiv in der Lage, sich in die Situation einer anderen Person hineinzuversetzen (Perspektivenübernahme)?

Vor allem in Konfliktsituationen ist es hilfreich, wenn man sich mit der Interaktionspartnerin über die eigenen Kognitionen austauschen kann, daher:

- Ab wann können Kinder über ihre eigenen Kognitionen nachdenken und sprechen (Metakognitionen)?

Selbstverbalisationen. Kleinkinder verfügen noch nicht über Selbstverbalisationen, nutzen aber Mechanismen, die eine vergleichbare Funktion haben und als Vorläufer von Selbstverbalisationen betrachtet werden können (Alderson-Day & Fernyhough, 2015; Meichenbaum 1975). Ab etwa drei Jahren beginnen sie, ihr Handeln mit sprachlichen Kommentaren zu begleiten. Diese laut gesprochene »private Sprache« benutzen Kinder ab etwa vier Jahren um ihr Handeln (Berk, 1986; Winsler et al., 2003; Winsler et al., 2007) und sozial-emotionale Prozesse zu regulieren (Day & Smith, 2011; San Martin Martinez et al., 2011). Die private Sprache nimmt bis zum Alter von fünf Jahren zu, verändert aber ihren Charakter. Der Anteil verdeckter, d. h. geflüsterter Kommentare steigt an und die private Sprache besteht zunehmend nur noch aus Sprachfetzen (Alarcon-Rubio et al., 2014; Winsler et al., 2009). Ab dem Alter von fünf Jahren fangen die Kinder an, ihre private Sprache zu internalisieren bis sie die Form von »innerem Sprechen«, d. h. Selbstverbalisationen annimmt (Alderson-Day & Fernyhough, 2015; San Martin Martinez et al., 2011). Ab etwa dem Schulalter regulieren Kinder ihr Handeln auch durch Selbstverbalisationen (Winsler et al., 2009). Es gibt Zusammenhänge kindlicher Selbstverbalisationen mit emotionalen Prozessen (Nook et al., 2020) und ihre Bedeutung bei Problemen wie Angst, Phobien und Aggression wurde vielfach untersucht und belegt (Alfano et al., 2006; Barriga et al., 2008; Bögels & Zigterman, 1999; Pisano et al., 2016; Ranta et al., 2014). Die private Sprache verschwindet nicht völlig. Sie tritt auch noch bei Jugendlichen und Erwachsenen bei der Lösung sehr schwieriger Probleme und in überraschenden Situationen auf (Duncan & Tarulli, 2009).

Theory of Mind. Unter Theory of Mind versteht man das Wissen darum, dass es bei anderen Personen psychische Prozesse gibt wie Denken, Fühlen, Planen, Wünschen und die Fähigkeit, dieses Wissen in konkreten sozialen Situationen anzuwenden. Dies erfordert komplexe kognitive Prozesse, die Kinder erst im Laufe der Zeit lernen.

Bis zum Alter von vier Jahren entwickeln sich kognitive Voraussetzungen für die Theory of Mind, aber erst ab dem Alter von vier Jahren beginnen Kinder, tatsächlich eine Theory of Mind auszubilden, d. h. die Vorstellung, dass Menschen mit einer inneren

Welt von Gefühlen, Wünschen, Absichten, Vorstellungen und Überzeugungen ausgestattet sind, die ihr Handeln bestimmen (Wellman et al., 2001, 2012; Pillow, 2012). Bis zum Alter von fünf bis sechs Jahren wissen sie, dass diese innere Welt von Person zu Person unterschiedlich ist und Vorstellungen und Überzeugungen falsch und trotzdem handlungsleitend sein können (Bartsch & Estes, 1996; Flavell, 1999, 2004).

Wichtige Einsichten für die Interaktion mit anderen tauchen sogar noch später auf. Um nur einige zu nennen: Erst ab dem Alter von sechs bis sieben Jahren verstehen Kinder, dass Menschen abhängig von ihren Erfahrungen und Erwartungen die gleiche Information unterschiedlich interpretieren werden (Pillow, 2012). Mit etwa acht Jahren erkennen sie, dass aus uneindeutigen Stimuli unterschiedliche Schlussfolgerungen gezogen werden können, mit zehn bis zwölf Jahren ist ihnen klar, dass individuelle Vorlieben unbewusst die Wahrnehmung von Ereignissen beeinflussen können. Die Theory of Mind entwickelt sich bis ins frühe Jugendalter weiter (Weimer et al., 2017). So zeigt sich das Wissen darum, welche mentalen Zustände willentlich beeinflusst werden können und welche nicht, erst mit beginnendem Jugendalter (Pillow, 2012; Hughes & Devine, 2015).

Perspektivenübernahme. Es gibt Verbindungen zwischen Forschungen zur Theory of Mind und solchen zur Perspektivenübernahme (Harwood & Ferrar, 2006). Beide Ansätze unterscheiden sich aber in Hinblick auf den Schwerpunkt ihrer Fragestellungen. Theory-of-Mind-Forscherinnen interessieren sich dafür, wie sich die kindlichen Vorstellungen über menschliche Überzeugungen, Wissen und Stimmungen und deren Einfluss auf das Handeln von Personen im Entwicklungsverlauf verändern. Forscherinnen, die sich mit der Übernahme der Perspektive einer anderen Person befassen, fragen danach, wie ein Mensch die Fähigkeit entwickelt, sich in die Situation einer anderen Person hineinzuversetzen, also die Welt mit ihren Augen zu sehen.

Affektive und soziale Perspektivenübernahme. Es ist sinnvoll, zunächst zwischen affektiver und sozialer Perspektivenübernahme zu unterscheiden (Dunn, 1995; Maxwell & DesRoches, 2010). Unter affektiver Perspektivenübernahme oder Empathie wird eine gefühlsmäßige Reaktion verstanden, durch die das Kind den emotionalen Zustand einer anderen Person nachvollziehen kann, auch wenn er nicht mit den eigenen Emotionen übereinstimmt (Moore, 1990). Soziale Perspektivenübernahme bezeichnet die Fähigkeit, sich kognitiv in die Sichtweise einer anderen Person hineinzuversetzen.

Affektive Perspektivenübernahme. Affektive Perspektivenübernahme tritt früh auf. Roth-Hanania et al. (2011) fanden gegen Ende des ersten Lebensjahres erste Anzeichen für Empathie mit Personen, die unglücklich waren. Bandstra et al. (2011) stellten fest, dass Anderthalb- bis Dreijährige schon in ihrem Empathieverhalten zwischen unterschiedlichen negativen Gefühlen differenzierten. In einer Untersuchung von Wellman et al. (2000) konnten Zweieinhalbjährige aufgrund der Gefühle einer Person entscheiden, ob diese einen begehrten oder einen uninteressanten Gegenstand erhalten hatte. Ab etwa drei Jahren verstehen Kinder, dass die Gefühle anderer sich von ihren eigenen unterscheiden und etwas mit bestimmten Situationen zu tun haben. Im Alter von 4-5 Jahren kennen sie den Zusammenhang zwischen einer Reihe prototypischer Situationen und den Gefühlen von Menschen (Pons & Harris, 2019). 4–5-Jährige wissen um den Einfluss der Wahrnehmungen und Wünsche auf Gefühle (Klinkhammer & von Salisch, 2015). 7–8-Jährige wissen, dass unsere Einstellungen und Überzeugungen unsere Gefühle beeinflussen (Pons & Harris, 2019). Kinder im Alter von 4–6 Jahren begreifen, dass auch zurückliegende Ereignisse ein aktuelles Gefühl bei einer anderen Person auslösen können (Klinkhammer & von Salisch 2015). Erst Kinder in der späten Kindheit (etwa 10 Jahre) verstehen, dass Personen Gefühle nicht nur als Reaktion auf einzelne Auslöser, sondern auf ihre Lebensbedingungen erleben (z. B. bei chronischer Krankheit).

Kulturelle Aspekte. Die affektive Perspektivenübernahme von Mädchen nimmt bis zum Jugendalter hin schneller zu als die von Jungen und erreicht ein höheres Niveau (Van der Graaf et al., 2014). Der Einfluss des kulturellen Kontexts wurde bis jetzt nur bei Erwachsenen umfassend untersucht. Menschen aus Kulturen, die die Verbindung untereinander betonen, hatten höhere Werte in affektiver Perspektivenübernahme als Menschen aus individualistischen Kulturen (Chopik et al., 2017).

Soziale Perspektivenübernahme. Die Grundannahmen von Selmans Modell der Entwicklung sozialer Perspektivenübernahme bestimmen auch heute noch die Forschung in diesem Bereich, auch wenn es Vorschläge zur Modifikation des Modells gibt (Martin et al., 2008; Selman, 1975, 1981). Im Mittelpunkt von Selmans Interesse stehen nicht die gefühlsmäßigen, sondern die kognitiven Prozesse, die ein Kind befähigen, sich in die Lage einer anderen Person hineinzuversetzen. Selman (1975, 1981) beschreibt die Entwicklung dieser Prozesse in fünf Phasen:

- Auf Level 0 (3–5 Jahre) fangen Kinder an, zwischen der eigenen und der Sichtweise anderer zu trennen. Sie können erkennen, dass andere Personen andere Motive, Interessen, Gefühle und Vorlieben haben als sie selbst. Sie gehen allerdings davon aus, dass in gleichen Situationen Gefühle und Bedürfnisse bei anderen Personen ihren eigenen gleichen.
- Auf Level 1 (6–8 Jahre) erkennen die Kinder, dass jede Person eine einzigartige Sichtweise der Welt hat und daher die Sicht auf die gleiche Situation bei verschiedenen Personen unterschiedlich sein kann.
- Auf Level 2 (8–10 Jahre) erweitert sich diese Fähigkeit zur Perspektivenübernahme. Die Kinder verstehen nun, dass ihr Gegenüber genau das Gleiche tut wie sie selbst: Er nimmt ihre Einstellungen, Gefühle und Motive als von seinen eigenen verschieden wahr.
- Auf Level 3 (11–13 Jahre) verstehen die Kinder, dass sie selbst und die andere Person gleichzeitig den eigenen und den Standpunkt des anderen berücksichtigen.
- Auf Level 4 (Jugendliche) erweitert und differenziert sich dieses Verständnis. Die Jugendlichen können »von außen« auf sich und die andere Person blicken. Sie sehen beide Akteure als komplexe psychische Systeme mit Wünschen, Einstellungen, Gefühlen etc. Ihnen ist klar, dass gegenseitige Wahrnehmung und Verständnis in verschiedenen sozialen Bezügen (als Freundin, Familienmitglied etc.) unterschiedlich aussehen können.

Verschiedene Untersuchungen mit unterschiedlichen Erhebungsmethoden fanden den von Selman postulierten Zusammenhang zwischen Perspektivenübernahmefähigkeit und dem Alter der Kinder (Aldrich et al., 2011; Asbrock, 2008; Clark & Delia, 1977; Perner & Wimmer, 1985; Selman et al., 1983; Martin et al., 2008; Diazgranados et al., 2016; Tamnes et al., 2018), wobei es deutliche Entwicklungsunterschiede innerhalb der Altersgruppen gibt (Perner & Wimmer, 1985). Die Fähigkeit zur sozialen Perspektivenübernahme von Kindern zu Beginn der Grundschulzeit war noch stark davon abhängig, ob ihr Erfahrungshintergrund sich mit dem des anderen Kindes überlappte (Chandler & Helm, 1984).

Kulturelle Aspekte. Mädchen zeigen in der Regel ein höheres Ausmaß an sozialer Perspektivenübername als Jungen (Diazgranados et al., 2016). Kulturelle Unterschiede wurden bislang nur umfassend bei Erwachsenen untersucht. Menschen aus Kulturen, die den sozialen Zusammenhalt betonen, hatten eine bessere soziale Perspektivenübernahme als Menschen aus individualistischen Kulturen (Chopik et al., 2017).

Metakognitionen. Je älter Kinder werden, desto besser ermöglicht ihnen die Entwicklung der Theory of Mind und die der Perspektivenübernahme, sich auf die Personen ihrer Umwelt einzustellen und mit ihnen zu interagieren. Dies wird unterstützt durch die zunehmende Fähigkeit der Kinder, über die eigenen Wissens-, Denk- und Einschätzprozesse nachdenken und anderen dies mitteilen zu können, also auf der metakognitiven Ebene zu agieren (Flavell, 2004; Kuhn et al., 2000; Pillow, 2012).

Einiges deutet darauf hin, dass diese Fähigkeit vergleichsweise spät auftritt (Pillow, 2012). Im Alter von vier Jahren haben Kinder eine sehr einfache Abbildtheorie kognitiven Geschehens. Sie denken, dass der Verstand richtige oder fehlerhafte Kopien der Realität produziert. Kognitives Geschehen ist aus dieser Sicht ein passiver Vorgang. Es wird ausschließlich durch die Aufnahme von Informationen bestimmt.

Erst mit etwa sieben Jahren erkennen die Kinder, dass Denken nicht einfach die Realität abbildet, sondern Denkprozesse, Einschätzungen und Bewertungen den Denkprozess selbst und die Wahrnehmung von Personen und Ereignissen beeinflussen (Lalonde & Chandler, 2002). Sie verstehen, dass Meinungsverschiedenheiten entstehen können, weil verschiedene Personen zu unterschiedlichen Interpretationen der gleichen Situation kommen. Zum »Denken über das Denken« gehört aber auch, zwischen Meinungsverschiedenheiten unterscheiden zu können, die allein auf subjektiven Einschätzungen und Bewertungen beruhen, und solchen, die man lösen kann, indem man zusätzliche Fakten und Informationen berücksichtigt. Rowley und Robinson (2002) fanden, dass sogar 13 bis 15-Jährige diese Unterscheidung noch in geringerem Maße trafen als Erwachsene (s. auch Hallett et al., 2002; Kuhn et al., 2000).

Die Fähigkeit, anderen Auskunft über die eigenen Denk- und Bewertungsprozesse geben zu können, entwickelt sich langsamer als die Fähigkeit, diese zu nutzen (Hasselhorn & Mähler, 1998; Kuhn, 2000). Es scheint einen Entwicklungstrend von impliziten Metakognitionen bei jüngeren Kindern hin zu zunehmend expliziten Metakognitionen im Erwachsenenalter zu geben (Lai, 2011; Pillow, 2012). So nimmt die Genauigkeit, mit der Kinder über eigene aktuelle Gedächtnisinhalte Auskunft geben können, über das gesamte Grundschulalter zu, und erst im Jugendalter sind die metakognitiven Überwachungsaktivitäten denen Erwachsener vergleichbar (Hasselhorn & Mähler, 1998; Schneider, 2008; Weil et al., 2013).

Info

Kinder regulieren sich zwar schon im Kleinkindalter über verbale Prozesse, über Selbstverbalisationen im eigentlichen Sinne verfügen sie erst ab etwa dem Schulalter. Sie können sich früh in die emotionale Situation anderer hineinversetzen, allerdings dauert es bis in die späte Kindheit, bis dies ähnlich differenziert wie bei Erwachsenen geschieht. Die soziale Perspektivenübernahme tritt später ein. Jüngere Kinder sind noch stark davon abhängig, dass der Erfahrungshintergrund der Interaktionspartnerin mit ihrem eigenen übereinstimmt. Metakognitionen im engeren Sinne treten erst im Jugendalter auf. Jungen und Mädchen unterscheiden sich in emotionaler und sozialer Perspektivenübernahme. Auch zwischen Kulturen treten Unterschiede auf.

1.3.3 Entwicklung der Emotionsprozesse

Die Ebene der Gefühle ist das erste und grundlegende Mittel für den Austausch mit anderen. Menschen sind von Geburt an mit der Fähigkeit ausgestattet, eigene Gefühle auszudrücken, die Gefühle anderer wahrzunehmen und darauf zu reagieren (Papousek & Papousek, 1999). Auch in späteren Altersphasen dienen Emotionen der schnellen Verbindung zu anderen und lösen unmittelbar bestimmte Reaktionstendenzen aus (Holodynski et al., 2013). Die Entwicklung sozialer Fähigkeiten ist daher eng mit der Entwicklung im emotionalen Bereich verbunden (Halberstadt et al., 2002; Parker et al., 2006). Wir berichten über mehrere Schwerpunkte der emotionalen Entwicklung.

- Unter Gefühlswahrnehmung wird die Fähigkeit verstanden, non-verbale Reize (Gesichtsausdruck, Stimmlage, Körperhaltung) zu nutzen, um die Gefühle anderer Personen zu erkennen.
- Gefühlsausdruck ist die Fähigkeit, den Ausdruck von Gefühlen (vor allem die nonverbalen Signale) der Situation und den kulturellen Normen anzupassen.
- Unter Emotionsregulation wird die Fähigkeit verstanden, die Intensität und die Qualität der eigenen Gefühle zu beeinflussen

Gefühlswahrnehmung. Indem Kinder die Gefühle anderer wahrnehmen, können sie das Befinden ihrer Interaktionspartner intuitiv einschätzen und darauf reagieren. Über dieses wichtige Instrument zum Umgang mit anderen verfügen bereits junge Säuglinge und es differenziert sich im Verlauf der Entwicklung aus, wird systematischer, komplexer und treffsicherer (Janke, 1999; Rodger et al., 2015). Im Alter von 11 Jahren können Kinder Emotionen anhand des Gesichtsausdrucks so gut erkennen wie Erwachsene. Sollen sie die Emotionen anhand der Stimmlage einschätzen, machen 11-Jährige noch mehr Fehler als Erwachsene. Insgesamt fällt Kindern das Einschätzen von Ärger und Glück/Fröhlichkeit (happiness) leichter als das Einschätzen von

Traurigkeit (Chronaki et al., 2015). Vom frühen bis zum mittleren Jugendalter nimmt die Genauigkeit und die Geschwindigkeit bei der Wahrnehmung von Gefühlen zu. Doppeldeutige emotionale Botschaften (Sarkasmus, Ironie) werden aber auch von älteren Jugendlichen noch schlechter erkannt als von Erwachsenen (Booker & Dunsmore, 2017).

Bis zum Vorschulalter verbindet sich die emotionale Entwicklung mit der kognitiven Entwicklung. Die intuitive Einschätzung der anderen Person wird durch Wissen über Gefühle ergänzt. Die Kinder verstehen immer besser, dass andere Personen ein Innenleben haben und welche Situationen bei ihnen selbst und anderen welche Gefühle auslösen (Harris, 1992; Janke, 1999; Klinkhammer & von Salisch, 2015; von Salisch, 2000).

Gefühlsausdruck. Durch den Ausdruck ihrer Gefühle informieren Kinder ihre Interaktionspartner über den eigenen inneren Zustand und ermöglichen ihnen, angemessen zu reagieren. Säuglinge verfügen über ein begrenztes, noch undifferenziertes Repertoire an Gefühlen und Gefühlsausdrücken, das sich schon im ersten Lebensjahr deutlich erweitert und verfeinert (Harris, 1992). Im Alter von etwa drei Jahren beginnen Kinder, diesen Prozess aktiv zu beeinflussen, indem sie ihren Gefühlsausdruck willentlich ändern. Sie täuschen Gefühle vor, die sie nicht haben, oder modifizieren den Ausdruck erlebter Gefühle, indem sie z. B. unter- oder übertreiben (von Salisch, 2000). Mit Eintritt in die Grundschule beherrschen Kinder diese Fähigkeit bereits gut. Parallel wächst auch der Wortschatz zum Benennen von Gefühlen. Die Fähigkeit, den Gefühlsausdruck zu beeinflussen, entwickelt sich weiter bis ins späte Jugendalter (Booker & Dunsmore, 2017). Je differenzierter der Gefühlsausdruck und seine aktive Modifikation werden, umso stärker sind daran auch kognitive Einschätzungs- und Bewertungsprozesse beteiligt. Das Wissen über Normen und Konventionen spielt eine Rolle, wenn die Kinder lernen, welche Gefühle und welche Formen des Gefühlsausdrucks in welchen Situationen als angemessen gelten (z. B. Freude, wenn man etwas geschenkt bekommt). Jugendliche können diese sozialen Erwartungen an ihren Gefühlsausdruck flexibel und kompetent erfüllen (Booker & Dunsmore, 2017).

Emotionsregulation. Die Fähigkeit zur Regulation von Emotionen beginnt zwar schon im Vorschulalter, entwickelt sich aber bis ins Jugendalter weiter (Gross & Thompson, 2007). Kinder im Alter von sechs Jahren verfügen bereits über ein großes Repertoire an Möglichkeiten, die eigenen Gefühle selbstständig zu regulieren. Sie können nicht nur den Ausdruck, sondern auch die erlebte Intensität oder Qualität ihrer Gefühle und die durch die Gefühle ausgelösten Handlungsimpulse beeinflussen. Zu Beginn überwiegen handlungsorientierte Regulationsformen (z. B. wegschauen, wenn man sich vor etwas fürchtet). Erst ab dem Schulalter benutzen die Kinder zunehmend sprachlich-kognitive Regulationsmittel, z. B. Selbstgespräche, Selbstinstruktionen oder die Neubewertung von Situationen (Holodynski et al., 2013). Im Übergang zum Jugendalter lässt sich eine deutliche Zunahme und Verfeinerung dieser kognitiven Regulationsfähigkeiten beobachten (Booker & Dunsmore, 2017; Denham, 2019; Kullik, 2013; Stifter & Augustine, 2019).

Kulturelle Aspekte. Emotionales Erleben und Regulieren scheint stark vom kulturellen Kontext beeinflusst zu werden (Cheah & Leung, 2011; Mesquita et al., 2016). Es gibt Hinweise, dass emotionale Gesichtsausdrücke in verschiedenen Kulturen unterschiedlich wahrgenommen werden (Gendron et al., 2015). Kulturen unterscheiden sich auch darin, welche Gefühle und welche Intensität des Gefühlsausdrucks in welchen Situationen erwartet und gezeigt werden (Friedlmeier et al., 2011). Das Geschlecht der Kinder und Jugendlichen spielt ebenfalls eine Rolle (Chaplin & Aldao, 2013). In westlichen Kulturen zeigen Mädchen mehr Angst und mit dem Alter nehmen ihre positiven Gefühlsausdrücke (z. B. Lächeln) zu. Jungen im Kleinkind- und Schulalter zeigen mehr externalisierende Gefühle (z. B. Ärger), dieser Unterschied scheint aber mit beginnendem Erwachsenenalter zu verschwinden (Chaplin, 2015). Kulturelle Erwartungen und Normen beeinflussen auch die Regulation von Emotionen (Yang & Wang, 2019). In den westlichen individualisierten Kulturen müssen Kinder negative Gefühle weniger stark regulieren als beispielsweise in asiatischen Kulturen, welche die Verbundenheit zwischen Menschen betonen (Friedlmeier et al., 2011). Jungen dürfen mehr Ärger zeigen als Mädchen (Yang & Wang, 2019).

Info

Die Fähigkeit zum Erkennen von Gefühlen tritt sehr früh auf und differenziert sich im Laufe der Entwicklung aus. Grundschulkinder können ihren Gefühlsausdruck bereits gut an äußere Anforderungen anpassen, je älter die Kinder sind, desto stärker entspricht er den gesellschaftlichen Normen. Junge Kinder sind bei der Gefühlsregulation noch auf äußere Hilfe und/oder verhaltensnahe Strategien angewiesen. Mit dem Alter nehmen kognitive Regulationsstrategien deutlich zu. Emotionale Prozesse sind stark in kulturelle Normen und Selbstverständlichkeiten eingebunden. In westlichen Kulturen wird Mädchen und Jungen z. B. der Ausdruck von Gefühlen wie Angst oder Ärger in unterschiedlichem Maß zugestanden. Das Ausmaß, in dem Gefühle reguliert werden müssen und welche Gefühle ein Kind oder eine Jugendliche zeigen darf, hängst stark von der umgebenden Kultur ab.

1.3.4 Soziale Skills bei Kindern unterschiedlichen Alters

Um sich in sozialen Situationen kompetent verhalten zu können, müssen Kinder und Jugendliche nicht nur wissen, welche Handlungsstrategien in einer konkreten Situation sinnvoll und wirksam wären, sie müssen auch in der Lage sein, diese Strategien tatsächlich auszuführen. Dazu ist es erforderlich, dass sie die richtigen Fertigkeiten (Skills) beherrschen und in der richtigen Kombination und der richtigen Reihenfolge einsetzen. Es versteht sich von selbst, dass die Kinder und Jugendlichen in diese komplexe Aufgabe erst hineinwachsen müssen. Es gibt soziale Situationen, denen Kinder und Jugendliche unterschiedlichen Alters häufig ausgesetzt sind. Anhand dieser Situationen lässt sich die Entwicklung sozialer Skills gut illustrieren. Dies sind:

- der Umgang mit Gleichaltrigen und Freunden
- Strategien bei der Bewältigung von Konflikten
- Verhalten in Situationen, in denen andere Hilfe und Unterstützung benötigen (prosoziales Verhalten)

Umgang mit Gleichaltrigen und Freunden. Bei jungen Kindern entwickelt sich das Verhalten gegenüber Gleichaltrigen von sehr undifferenzierten Kontaktaufnahmen (lächeln, berühren) im ersten Lebensjahr über einfachere Arten sozialen Spiels wie z. B. Fangen und gegenseitige Imitation (Hay et al., 2018; Howes, 1987) bis zum gemeinsamen Fantasiespiel (Harris, 1992) der etwa Dreijährigen, das schon komplexere Formen der gegenseitigen Abstimmung erfordert. Auch erste Freundschaften lassen sich schon im Kleinkindalter beobachten. Die Kinder suchen die gegenseitige Nähe und spielen öfter miteinander als mit anderen (Schmidt-Denter, 1988; Hay et al., 2018). Im Vorschulalter bekommt das gemeinsame Spiel immer größere Bedeutung. Die Kinder sind nun in der Lage, ihr Verhalten auf andere abzustimmen und Regeln zu befolgen. Freundschaften sind sehr verbreitet. Sie sind stark geprägt von gemeinsamen Aktivitäten und Vorlieben (Bierman et al., 2010; Howe & Leach 2018).

Gleichaltrige und Freunde im Schulalter. Mit dem Eintritt in die Schule steigt die Zahl der Gleichaltrigen sprunghaft an, mit denen Kinder in Kontakt kommen. Es bilden sich Gruppen mit anfänglich noch ziemlich rigiden Hierarchien, Normen und Regeln heraus. Zugehörigkeit zu und Status innerhalb dieser Gruppen und Cliquen spielen eine wichtige Rolle für die soziale Entwicklung der Kinder (Howe, 2010; Parker et al., 2006; Rubin et al., 2015). Die Kinder lernen, ihr Verhalten auf die manchmal impliziten Erwartungen, Regeln und Normen in der Gruppe abzustimmen. Auch in anderen Bereichen können die Kinder wegen ihrer deutlich effektiveren Verhaltensregulation erhöhten Anforderungen genügen (Berry & Connor, 2010). So erfordern ihre Spiele nun oft komplexe Abstimmungsprozesse wie Arbeitsteilung, unterschiedliche Rollen, Kooperation und die Vergabe von Leitungsfunktionen (Parker et al., 2006). Freundschaften gehören zum Alltag der Schulkinder, wobei bis ins Jugendalter gleichgeschlechtliche Freundschaften überwiegen (Rubin et al., 2015). Spielen zu Beginn der Schulzeit noch die gemeinsamen Aktivitäten die wichtigste Rolle, so ändert sich das Verhalten zwischen Freundinnen in der mittleren bis späten Kindheit (6–12 Jahre). Die Kinder verstehen nun, dass Gefühle und Motive, nicht nur gemeinsames Handeln, Freundinnen zusammenhalten und dass beide Seiten gemeinsam Wünsche und Bedürfnisse koordinieren müssen. Bis zum Alter von etwa 11 Jahren steigt die Zahl der engen Freundinnen an, danach nimmt sie etwas ab (Parker et al., 2006).

Gleichaltrige und Freunde im Jugendalter. Die sozialen Beziehungen im Jugendalter unterscheiden sich von denen der Kindheit. Die Aufgaben und Funktionen, die Jugendliche den Personen ihrer Umgebung zuschreiben, werden auf der einen Seite vielfältiger, auf der anderen Seite aber auch stärker voneinander getrennt (Collins & Laursen, 2004; Albert et al., 2019). So sind beispielsweise Eltern für langfristige Probleme wie Karriereentscheidungen, aber auch Moral und Werteentscheidungen zuständig, Gleichaltrige für den Austausch über Vorlieben wie Musik, Aussehen etc. und Freundinnen für Rat,

Unterstützung und persönliche Probleme. Die meisten Jugendlichen verbringen einen großen Teil ihrer Zeit mit anderen Jugendlichen. Normen und Konventionen werden im Jugendalter flexibler gehandhabt. Die Jugendlichen sind immer besser in der Lage, die richtige Balance zwischen Selbstoffenbarung und Distanz, Individualität und normgerechtem Verhalten zu finden (Parker et al., 2006). Die Qualität der Beziehung zu Freundinnen ändert sich im Jugendalter. Wünsche, Bedürfnisse etc. werden nicht nur aufeinander abgestimmt, sondern es geht den Jugendlichen um den Austausch über innere Prozesse wie Meinungen, Vorlieben und persönliche Erlebnisse. Auch die Gefühlsebene tritt stärker in den Vordergrund: Jugendliche erwarten und bekommen von ihren Freundinnen Vertraulichkeit, Verlässlichkeit und Unterstützung (De Goede et al., 2009; Marsh et al., 2006; Smetana et al., 2006). Gleichzeitig sind Jugendliche sehr viel besser als Kinder in der Lage, ihre Freundinnen als eigenständige Personen mit individuellen Neigungen, Einstellungen und Gefühlen zu akzeptieren (Parker et al., 2006).

Bis ins späte Kindesalter bilden Jungen und Mädchen überwiegend geschlechtsgetrennte Gleichaltrigengruppen. Erst mit beginnendem Jugendalter werden die Gruppen heterogener. Das Gleiche gilt für Freundschaften (Rose & Smith, 2018).

Kulturelle Aspekte. Freundes- und Gleichaltrigenbeziehungen von Jungen und Mädchen unterscheiden sich (Rose & Smith, 2018). Um nur einige Unterschiede zu nennen: Jungen spielen in der mittleren Kindheit in tendenziell größeren Gruppen, die Freunde und Nicht-Freunde umfassen, während Mädchen sich auf ihre Freundinnen konzentrieren. Jungengruppen sind hierarchischer als die von Mädchen. Jungen spielen häufiger körperliche und Wettbewerbsspiele, Mädchen legen Wert auf Gespräche und persönlichen Austausch (Rose & Asher, 2017; Rose & Smith, 2018). Der Umgang mit Gleichaltrigen und Freundinnen kann je nach Kultur unterschiedliche Funktionen haben. In individualistischen westlichen Kulturen spielt der Umgang mit Gleichaltrigen und Freundinnen eine wichtige Rolle bei der in diesen Kulturen sehr erwünschten Entwicklung von Autonomie und Identitätsbewusstsein (Ragliene, 2016). In Kulturen, welche die soziale Eingebundenheit betonen, sind Gleichaltrige und Freundinnen Teil eines umfassenderen sozialen Netzes, dem sich die Kinder und Jugendlichen zugehörig und verpflichtet fühlen und von dem sie Unterstützung erhalten (Chen et al., 2018). Für jugendliche Angehörige ethnischer Minderheiten spielen Gleichaltrige eine wichtige Rolle bei der Entwicklung ihres Gefühls der Zugehörigkeit und Verbundenheit (Commitment) zur eigenen Ethnie, welches wiederum ihre psychische Gesundheit positiv beeinflusst (Nelson et al., 2018).

Konflikte. Konflikte zwischen Kindern beginnen am Ende des ersten Lebensjahres. Kindergartenkinder und Kinder in den ersten Grundschuljahren haben noch Schwierigkeiten, sich in andere Personen hineinzuversetzen. Streitigkeiten zwischen Gleichaltrigen kommen daher in diesem Alter häufig vor (Hartup et al., 1988; Laursen & Adams, 2018). Die Häufigkeit der Konflikte nimmt vom späten Grundschulalter bis zum Jugendalter kontinuierlich ab. Kleinkinder und Kindergartenkinder streiten überwiegend um Gegenstände wie z. B. Spielzeug. Bis zur mittleren Kindheit verliert dieses Thema an Bedeutung. Stattdessen nehmen Dispute über die Kontrolle der sozialen Situation zu (Laursen & Adams, 2018). Die Konflikte Jugendlicher betreffen meistens die Beziehung zwischen den Peers.

Verhalten bei Konflikten. Im Kindergartenalter werden Konflikte oft körperlich ausgetragen (Baumgartner & Strayer, 2007; Bierman et al., 2010). Grundschulkinder reagieren bei Auseinandersetzungen zunehmend weniger mit körperlichen Aggressionen. Stattdessen bedienen sie sich verbaler Angriffe wie Beleidigungen, Drohungen etc. Auch die Strategien bei der Lösung von Konflikten ändern sich. Mit steigendem Alter werden Konflikte immer häufiger durch Handlungsstrategien gelöst, bei denen die Interessen beider Seiten Berücksichtigung finden, z. B. Kompromisse schließen oder andere Personen um Vermittlung bitten. Einseitige Strategien wie Zwang und Drohungen oder Rückzug aus der Situation nehmen ab (Laursen et al., 2001; Noakes & Rinaldi, 2006; von Salisch & Vogelgesang, 2005). In allen Altersgruppen wählen Kinder und Jugendliche bei Konflikten mit Freundinnen häufiger sozialverträgliche Handlungsstrategien als bei Konflikten mit sonstigen Gleichaltrigen, sie versöhnen sich eher und beenden den Konflikt schneller (Hartup et al., 1988; Laursen et al., 2001; Laursen, 1993; Laursen & Adams, 2018). Das Wissen der Kinder und Jugendlichen um angemessene und sozial akzeptierte Konfliktlösungsstrategien ist in der Regel weiter fortgeschritten als ihr reales Verhalten (Iskandar et al., 1995; Laursen et al., 2001).

Kulturelle Aspekte. Jungen und Mädchen unterscheiden sich in ihren Konfliktanlässen und in ihren Konfliktlösestrategien. Mädchen diskutieren mehr über ihre Beziehung, Jungen über Status und Dominanz und Mädchen wählen häufiger kooperative oder lösungsorientierte Handlungsstrategien (Noakes & Rinaldi, 2006; Thayer et al., 2008; Vera et al., 2004). Kinder und Jugendliche aus Kulturen, die Zusammenhalt und Verbindung untereinander betonen, benutzen häufiger konfliktvermeidende Strategien wie z. B. aus dem Felde gehen oder Nachgeben (French et al., 2005; Haar & Krahe, 1999; Jaghoory et al., 2018).

Prosoziales Verhalten. Schon junge Kinder zeigen erste Ansätze prosozialen Verhaltens: Sie trösten andere, bieten instrumentelle Unterstützung an (z. B. etwas holen) und (seltener) teilen oder verschenken Dinge (Fabes et al., 1999; Harris, 1992). Teilen und Schenken werden noch stark von externalen Motiven bestimmt, z. B. der Erwartung einer Belohnung oder dem Bestreben, Wünschen oder Anordnungen der Erwachsenen zu folgen (Bar-Tal, 1982). Insgesamt sind in diesem Alter die Unterschiede im prosozialen Verhalten zwischen einzelnen Kindern sehr groß. Das prosoziale Verhalten der Kinder nimmt während der mittleren Kindheit zu und ändert seine Qualität. Kinder im Alter von acht bis zehn Jahren teilen und helfen mehr und sehr viel öfter aus innerem Antrieb (Bar-Tal, 1982; Eisenberg et al., 1985). Bei Jugendlichen geschieht prosoziales Verhalten überwiegend aus innerem Antrieb (Bar-Tal, 1982), es wird komplexer, flexibler und passt sich stärker an die Anforderungen der Situation und der Interaktionspartner an (Eisenberg et al., 1999; Fabes & Eisenberg, 1998). Verfolgt man die Entwicklung ab der späten Kindheit im Längsschnitt, zeigen sich zwischen 12 und 20 Jahren unterschiedliche Verläufe im prosozialen Verhalten gegenüber Fremden, Freundinnen und Familie. Prosoziales Verhalten gegenüber Fremden nimmt bis zur mittleren Kindheit zu, dann flacht die Kurve ab. Prosoziales Verhalten Freundinnen gegenüber nimmt beständig zu und das prosoziale Verhalten in der Familie bleibt über die Jahre stabil, um dann ab etwa dem Alter von 17 Jahren anzusteigen (Padilla-Walker et al., 2017).

Kulturelle Aspekte. Während es bei jungen Kindern kaum kulturelle Unterschiede in ihrem prosozialen Verhalten gibt, orientiert sich das prosoziale Verhalten von Kindern ab der mittleren Kindheit zunehmend an den Normen ihrer Kultur (House et al., 2013).

Info

Kognitive Regulationsprozesse beeinflussen mit zunehmendem Alter das Verhalten gegenüber Gleichaltrigen und Freunden, den Umgang mit Konflikten und prosoziales Verhalten immer mehr. Die Verhaltensstrategien werden differenzierter und besser an die Anforderungen der Interaktionspartner angepasst. Kulturelle Erwartungen und Normen beeinflussen das Verhalten älterer Kinder und Jugendlicher mehr als das jüngerer Kinder.

1.3.5 Verhaltenskonsequenzen und deren Verarbeitung

Verhaltenskonsequenzen können äußerer oder innerer Art sein.

- Verhaltenskonsequenzen, also die Reaktionen anderer Personen auf das Verhalten der Kinder und Jugendlichen, sind allgegenwärtig und vielfältig (Bierman et al., 2010; Stevenson, 1965). Sie sind einerseits stark situationsabhängig, andererseits eingebunden in kulturelle Normen und Gewohnheiten.
- Hinweise auf die Entwicklung der Verarbeitung von Verhaltenskonsequenzen und der Bewertung des eigenen Verhaltens sind eher indirekter Art.

Verhaltenskonsequenzen. Säuglinge sind bereits in der Lage, einen Zusammenhang zwischen ihrem eigenen Verhalten und den Reaktionen ihres Umfelds herzustellen und reagieren darauf (Bigelow & Rochat, 2006). Im Laufe der Entwicklung ändert sich die Zahl und die Zusammensetzung der Personen, von denen die Kinder und Jugendlichen Konsequenzen erfahren. Sind im Säuglingsalter in westlichen Kulturen überwiegend Eltern und ggf. Geschwister die Personen, die auf das Verhalten der Kinder reagieren, erweitert sich der Kreis im Krippen- und Kindergartenalter deutlich. Die Kinder erleben nun vermehrt das Konsequenzverhalten weiterer Erwachsener und Gleichaltriger (Bierman et al., 2010). Vom Schulalter bis ins Jugendalter nehmen die Verhaltenskonsequenzen durch Gleichaltrige und Freunde zu (Bierman et al., 2010). Die relative Bedeutung von Verhaltenskonsequenzen durch Eltern vs. durch Gleichaltrige für soziales Verhalten verändert sich im Laufe der Entwicklung. Während Kinder im Kindergarten- und frühen Schulalter stärker durch das Verhalten der Eltern beeinflusst werden, bekommen Konsequenzen durch Peers mit zunehmendem Alter mehr Gewicht (Berndt, 1979; Masten et al., 2009). Jugendliche sind besonders empfänglich für deren Verhaltenskonsequenzen (Foulkes & Blackmore, 2016; van Hoorn et al., 2014). Verhalten und Reaktionen der Eltern ändern sich mit dem Alter ihrer Kinder. Sie benutzen mit zunehmendem Alter der

Kinder weniger direkt steuernde Verhaltensweisen wie positive Reaktionen (z. B. Lob, Komplimente bei angemessenem Verhalten (Cote & Azar, 1997; Frick et al., 1999; Masten et al., 2009). Körperliche Strafen (wenn sie benutzt wurden) nehmen ebenfalls ab (Frick et al., 1999).

Kulturelle Aspekte. Mädchen scheinen stärker auf Verhaltenskonsequenzen durch Erwachsene zu reagieren als Jungen (Henry et al., 1979). In westlichen Kulturen reagieren Personen im sozialen Umfeld eher negativ auf Schüchternheit und sozialen Rückzug, in asiatischen Kulturen wird ein solches Verhalten als »normal« akzeptiert. Aggressives Verhalten wird in westlichen Kulturen zwar grundsätzlich negativ bewertet, trotzdem können aggressive Kinder und Jugendliche je nach Peergruppe positive Konsequenzen erfahren. Im Unterschied dazu reagierten koreanische Kinder negativ auf aggressives Verhalten Gleichaltriger und betrachteten deren Ausschluss aus der Gruppe als legitim (Chen, 2012).

Verarbeitung von Verhaltenskonsequenzen und Bewertung des eigenen Verhaltens. Kinder und Jugendliche gewichten und bewerten nicht nur die Verhaltenskonsequenzen, die sie erleben, sie bewerten auch ihr eigenes Verhalten. Ein stringentes und konstantes Verhältnis zwischen der Bewertung des eigenen Verhaltens und späterem Verhalten entwickelt sich wohl erst zwischen spätem Kindesalter und früher Adoleszenz (Lansford et al., 2006). Untersuchungen im Rahmen der Theorien zur Selbstregulation (Howard & Williams, 2018; Mc Clelland et al., 2015) geben Auskunft über die Selbstevaluation des eigenen Verhaltens durch Kinder und Jugendliche (Leduc & Bouffard, 2017). Stipek et al. (1992) überprüften die Beurteilung des eigenen Verhaltens bei Kindern zwischen ein und fünf Jahren. Bis etwa zum Alter von zwei Jahren freuen sich die Kinder drüber, durch ihr Verhalten etwas bewirkt zu haben, sind aber noch nicht fähig, es zu beurteilen. In einer zweiten Phase antizipieren sie die Reaktionen der Erwachsenen und versuchen sich so zu verhalten, dass diese für sie angenehm sind. Erst in der dritten Phase, ab etwa dreieinhalb Jahren, beginnen die Kinder, ihr Verhalten selbst zu bewerten. Klein- und Schulkinder neigen dazu, das eigene und das Verhalten anderer in positivem Licht zu sehen. Diese Tendenz beginnt mit etwa drei Jahren und hält bis in die mittlere Kindheit an. Erst im Erwachsenenalter kehrt sich der Trend um (Boseovski, 2010). Vermutlich hilft diese Gewohnheit den Kindern, in einer Situation durchzuhalten, in der sie erst noch sehr viele Dinge lernen müssen und einige Misserfolge erleiden (Boseovski, 2010). Dieser Effekt ist allerdings nicht in Kulturen zu beobachten, in denen Bescheidenheit einen wichtigen kulturellen Wert darstellt (Kurman, 2002).

Info

Das relative Gewicht der äußeren Verhaltenskonsequenzen von Eltern und Gleichaltrigen verschiebt sich im Lauf der Zeit. Innere Verhaltenskonsequenzen werden umso wichtiger und einflussreicher, je älter die Kinder sind.

2 Soziale Kompetenzprobleme

Barbara Jürgens

Unser Ziel war es, mit dem »Gruppentraining sozialer Kompetenzen für Kinder und Jugendliche« (GSK-KJ) (ähnlich wie das GSK für Erwachsene) eine »Breitband-Intervention« zu entwickeln. Es sollte präventiv für Kinder und Jugendliche hilfreich sein, die nicht auffällig sind, aber aus verschiedensten Gründen besonders gute soziale Kompetenzen benötigen. Und es sollte natürlich die Kinder und Jugendlichen unterstützen, die Schwierigkeiten im Bereich sozialer Kompetenzen haben oder deren emotionale oder Verhaltensprobleme von solchen begleitet werden.

Ein solches Vorhaben war aus unserer Sicht gerechtfertigt, da zahlreiche Untersuchungen den breiten Wirkungsbereich sozialer Kompetenzen bei Kindern und Jugendlichen belegen. Sie beeinflussen die unterschiedlichsten Lebens- und Funktionsbereiche der Kinder und Jugendlichen positiv, z. B. ihren Umgang mit Gleichaltrigen (Ladd, 1999) oder ihre Leistungen (La Paro & Pianta, 2000; Welsh et al., 2001). Ihr Mangel kann emotionale oder Verhaltensprobleme verursachen oder ein Bestandteil von diesen sein (Burt et al., 2008; Semrud-Clikeman, 2007).

Wir werden im Folgenden berichten, welche Bedeutung soziale Kompetenzen im Leben von Kindern und Jugendlichen haben. Wir stellen anschließend dar, wie es zur Entstehung sozialer Kompetenzprobleme kommen kann. Zum Schluss beschäftigen wir uns mit den spezifischen Kompetenzproblemen von Kindern und Jugendlichen mit emotionalen und Verhaltensproblemen.

2.1 Soziale Kompetenzen im Leben der Kinder und Jugendlichen

Die Forschung hat sich ausgiebig mit den Auswirkungen sozialer Kompetenz bzw. ihres Mangels beschäftigt. Längsschnittuntersuchungen zeigen: Wenn Kinder schon in jungen Jahren gute soziale Fähigkeiten haben, sind ihre Chancen groß, dass sie 10 Jahre später als Jugendliche psychisch gesund sind und sich wohl fühlen (Jones et al., 2015). Wir konzentrieren uns im Folgenden auf einige Bereiche, die für das Leben der Kinder und Jugendlichen wichtig und in denen die Folgen sozialer Kompetenz gut untersucht sind:

- Die Auswirkung sozial kompetenten bzw. inkompetenten Verhaltens auf die Beziehung der Kinder und Jugendlichen zu Gleichaltrigen hat die Forschung ausgiebig beschäftigt.
- Man ging dem Zusammenhang zwischen Schulleistungen und sozialer Kompetenz nach.
- Ein wichtiges Thema war auch die Frage, inwieweit ein Mangel an sozialer Kompetenz sich auf die Entwicklung psychischer Probleme auswirkt.

- Die Risiko- und Resilienzforschung (Masten et al., 1999) fragt danach, welcher Stellenwert sozial kompetentem Verhalten zukommt, wenn Kinder besonderen Risiken ausgesetzt sind.

2.1.1 Beziehungen zu Gleichaltrigen

Der soziometrische Ansatz, der die Beliebtheit bei Gleichaltrigen als Indikator für soziale Kompetenz verwendet, regte eine Reihe von Studien an, die prüfen sollten, ob es den angenommenen Zusammenhang zwischen sozial kompetentem Verhalten und Beliebtheit wirklich gibt. Bei der Befragung der Kinder und Jugendlichen wurden unterschiedliche Schwerpunkte gesetzt.

- Bei der Beliebtheit geht es darum, welche Kinder gemocht werden und deren Nähe man gerne hat.
- Bei Ansehen und Popularität geht es um die Sichtbarkeit und den Einfluss, den Kinder in der Gleichaltrigengruppe haben.

Beliebtheit. Eine größere Beliebtheit sozial kompetenter Kinder und Jugendlicher fand man bei Vorschulkindern (Goldman et al., 1980; Vaughn & Waters, 1981), Schülern unterschiedlicher Altersstufen (Dubow & Cappas, 1988; Frentz et al., 1991; Gasteiger-Klicpera & Klicpera, 1999; van den Berg et al., 2015) und Jugendlichen (Adams 1983; s. auch Ladd, 1999; Newcomb et al., 1993; s. auch Flannery & Smith, 2017). Beliebte Schüler verhielten sich kompetenter bei Konflikten (Bryant, 1992) und waren kompetenter, wenn es darum ging, in sozialen Kontexten mündlich zu kommunizieren (van der Wilt et al., 2019). Kinder mit problematischem Sozialverhalten haben Schwierigkeiten in ihren Beziehungen zu Gleichaltrigen. Aggressive Kinder und Jugendliche werden von Gleichaltrigen abgelehnt (Card & Little, 2006; Kiesner & Pastore, 2005), sozial ängstliche und zurückgezogene Kinder und Jugendliche werden von Gleichaltrigen entweder nicht beachtet oder abgelehnt (La Greca & Stone, 1993; Rubin et al., 2009). Van der Wilt et al. (2019) fanden in einer Metaanalyse, dass abgelehnte Kinder und Jugendliche über schlechtere kommunikative Kompetenzen verfügten. In Längsschnittstudien zeigte sich: Je höher die anfängliche soziale Kompetenz der Kinder war, desto beliebter waren sie zu späteren Messzeitpunkten (z.B. Blandon et al., 2010). Auch kulturvergleichende Untersuchungen erbrachten ähnliche Ergebnisse. So fanden Cohen et al. (2006) den Zusammenhang zwischen Beliebtheit und sozialer Kompetenz sowohl bei amerikanischen als auch bei chinesischen 3.-6.-Klässlern. Bei chinesischen Schüleren gab es zusätzlich einen ebenso starken Zusammenhang zwischen Respekt durch die Gleichaltrigen und sozialer Kompetenz.

Ansehen. Wenn man den soziometrischen Status differenzierter erfasst und nicht allein nach der Beliebtheit fragt, sondern auch nach dem Ansehen (popularity; »Welche Kinder haben bei Euch ein besonders hohes Ansehen?«) und der Dominanz bzw. dem Einfluss (»Wer bestimmt besonders oft, was gemacht wird?«), ist nicht mehr allein sozial kompetentes Verhalten ausschlaggebend. Kinder, die in allen drei Dimensionen (Beliebtheit, Ansehen, Einfluss) hohe Werte erhalten, verhalten sich sozial kompetent und gleichzeitig deutlich aggressiv (Lease et al., 2002). Vergleicht man nur Beliebtheit und Ansehen, verhalten sich die beliebten Kinder sozial kompetenter als die weniger beliebten; Kinder mit hohem Ansehen sind sozial kompetent und aggressiv (Cillessen & Rose, 2005; Kornbluh & Watling Neal, 2016). Wright et al. (1996) stellten fest, dass außerdem das Alter wichtig ist. Aggressives Verhalten in Kombination mit prosozialem Verhalten fand sich bei dominanten 10-jährigen Jungen (das Gewicht des aggressiven Verhaltens war höher als das des prosozialen Verhaltens), bei 13-Jährigen spielte nur noch das prosoziale Verhalten eine Rolle für die Dominanz.

2.1.2 Soziale Kompetenz und Leistungen

Die Bedeutung sozial kompetenten Verhaltens für den Leistungsbereich wurde bei Kindern unterschiedlicher Altersgruppen untersucht, wobei die Schulleistungen im Vordergrund standen. Das Altersspektrum geht vom Schuleintritt bis zum Jugendalter.
Schulleistungen. Es gibt Zusammenhänge zwischen sozial kompetentem Verhalten und Schulreife (Stan, 2013; Ziv, 2013), allerdings fanden La Paro und Pianta (2000) in ihrer Metaanalyse, dass der Einfluss der sozialen Kompetenz eher moderat war. Die positive Auswirkung der sozialen Kompetenz auf Schulleistungen in verschiedenen Klassenstufen wurde dagegen gut belegt (Arnold et al., 2012; Barbarin et al., 2013). Manche Autoren sprechen von einem einseitigen Einfluss früherer sozialer Kompetenz auf spätere Schulleistung (z. B. Caprara et al., 2000; O'Neill et al., 1997), während andere feststellen, dass sich Leistung und soziale Kompetenz fortlaufend gegenseitig beeinflussen (Welsh et al., 2001). Eine Metaanalyse von Kavale und Forness (1996) ergab, dass ungefähr 75 Prozent der Schüler mit Lernschwierigkeiten geringere soziale Kompetenz als Vergleichsschüler aufwiesen (s. auch Wight & Chapparo, 2008). Hohe soziale Kompetenzen können die negativen Auswirkungen kognitiver und sprachlicher Defizite auf die Schulleistungen in gewissem Ausmaß kompensieren (Gut et al., 2012). Soziale Kompetenz scheint sich auch auf die Motivation der Schüler auszuwirken. Bünger & Raufelder (2014) fanden bei Schüleren der 7. und 8. Klassen einen deutlichen Zusammenhang zwischen sozialer Kompetenz und Ausdauer / Fleiß, Leistungsstreben, intrinsischer und extrinsischer Motivation. Als intervenierende Variable vermittelt soziale Kompetenz zwischen schulischem Engagement und Wohlbefinden (Demirci, 2020). Auch längere Ablehnung durch Gleichaltrige scheint sich auf den Leistungsbereich auszuwirken. Kinder, die in der Zeit vom Kindergarten bis zur zweiten Klasse über 2 Jahre hinweg oder länger abgelehnt wurden, zeigten schlechtere Arbeitsgewohnheiten und schlechtere Leistungen in der Schule (O'Neil et al., 1997).

2.1.3 Soziale Kompetenz und psychische Probleme

Ein großer Teil der Forschung beschäftigt sich mit der Frage nach möglichen Auswirkungen sozialer Kompetenz auf das Wohlbefinden bzw. die Entwicklung psychischer Probleme bei Kindern und Jugendlichen.

- Ausgehend vom soziometrischen Ansatz untersucht man, welchen Einfluss die Ablehnung bzw. Beliebtheit bei Gleichaltrigen auf die Entwicklung von Problemverhalten hat.
- Außerdem wird das Ausmaß sozial kompetenten Verhaltens erfasst und geprüft, inwieweit es im längsschnittlichen Verlauf mit der Entwicklung emotionaler und Verhaltensprobleme zusammenhängt.

Nichtakzeptierte, abgelehnte Kinder. Kinder, die auf der »negativen« Seite der Akzeptanz durch andere liegen, insbesondere diejenigen, die abgelehnt werden, entwickeln mit größerer Wahrscheinlichkeit problematisches dissoziales Verhalten (Bagwell et al., 1998; Dubow & Cappas, 1988; Ladd, 2006; Sandstrom & Coie, 1999). Dies trifft vor allem auf die Kinder zu, die zum Zeitpunkt der ersten Ablehnung besonders aggressiv waren (Coie et al., 1992; Gest et al., 2006; Kupersmidt & Patterson, 1991; MillerJohnson et al., 1999, 2002; s. auch Card et al., 2008). Ein erhöhtes Maß an internalisierenden Problemen bei abgelehnten Kindern wurde ebenfalls beobachtet (Copeland et al., 2004; Ladd, 2006; Kingery et al., 2010). In einer klinischen Stichprobe von Kindern und Jugendlichen zwischen 8 und 16 Jahren hatten diejenigen, die von Gleichaltrigen weniger akzeptiert wurden, mehr Depressionen bzw. soziale Angst (Epkins & Seegan, 2015). Wenn Schulkinder in einer Laborsituation oder im realen Leben negative Erfahrungen mit Gleichaltrigen machten, beeinflusste neben anderem ihre soziale Kompetenz ihre Reaktionen. Je niedriger die soziale Kompetenz der Kinder war, umso stärker reagierten sie mit vermeidendem Bewältigungsverhalten auf beide Situationen (Erath & Tu, 2014).

Problemverhalten. Wird statt der Beliebtheit die vorhandene soziale Kompetenz erfasst, finden sich deutliche Zusammenhänge mit internalisierendem und externalisierendem Problemverhalten (Bornstein et al, 2010; Henricsson & Rydell, 2006).

Internalisierende Probleme, insbesondere soziale Ängstlichkeit, stehen in Zusammenhang mit dem selbst eingeschätzten Mangel an sozialer Kompetenz (Bornstein et al., 2010; Cartwright-Hatton et al., 2005; Junttila et al., 2012; Smári et al., 2001) oder von anderen eingeschätzten Mangel an sozialer Kompetenz (Burt et al., 2008; Ginsburg et al., 1998; Junttila et al., 2012; Kingery et al., 2010). Hyperaktive Kinder (Kinder mit ADHS) haben in der Regel eine niedrigere soziale Kompetenz als unauffällige Kinder (Hoza, 2007; Hukkelberg et al., 2019; Ronk et al., 2011). Auch ein Zusammenhang mit dem Gefühl von Einsamkeit wurde gefunden (Junttila, 2010).

Verfolgt man die Kinder im Längsschnitt, fallen die Ergebnisse je nach Altersspanne unterschiedlich aus. Bornstein et al. (2010) befragten Kinder, Mütter und Lehrer in einem Längsschnitt (Alter der Kinder zum Zeitpunkt der Befragung: 4, 10 und 14 Jahre) zur sozialen Kompetenz sowie internalisierendem und externalisierendem Problemverhalten. In jüngerem Alter steht geringe soziale Kompetenz sowohl mit internalisierendem als auch mit externalisierendem Problemverhalten in Zusammenhang. Kinder mit vergleichsweise geringerer sozialer Kompetenz im Alter von 4 Jahren zeigten im Alter von 10 Jahren vermehrt beide Formen des Problemverhaltens. Im weiteren Verlauf, bis zum Alter von 14 Jahren, sind nur noch Auswirkungen auf externalisierendes Problemverhalten zu beobachten.

Differenzierte Ergebnisse. Einen indirekten Einfluss sozialer Kompetenz auf die Entstehung von Problemen fanden Crawford und Manassis (2011). Wenn Kinder weniger sozial kompetent waren, führte dies zu einer schlechteren Qualität ihrer Freundschaften (weniger Unterstützung etc.), und dies wiederum bewirkte, dass sie häufiger Opfer von Bullying wurden. Unterscheidet man bei sozialer Kompetenz zwischen auf die eigene Person bezogenen (Selbstbehauptung) und auf andere bezogenen Verhaltensweisen (Kooperation, Respekt), ergibt sich ein genaueres Bild. Kinder mit in der Kindheit niedriger auf die eigene Person bezogene sozialer Kompetenz entwickelten als Zwölfjährige mehr depressive Symptome, Kinder mit niedriger auf andere bezogene sozialer Kompetenz hatten mehr Verhaltensprobleme (Perren et al., 2012). Kinder, die in höherem Maße beim Bullying andere schikanierten, hatten im Grundschulalter geringere auf andere bezogene soziale Kompetenz und mit zwölf Jahren höhere auf die eigene Person bezogene soziale Kompetenz (Groeben et al., 2011; Perren & Alsaker, 2009; Perren et al., 2012). Ähnliche Ergebnisse ergab der systematische Überblick über 21 Studien von Huber et al. (2019). Sie gingen dem Zusammenhang zwischen sozialer Kompetenz und psychischen Problemen bei Vorschulkindern nach und analysierten den Einfluss zweier Komponenten: prosoziales Verhalten und soziale Initiative (aktives Zugehen auf andere, eigene Bedürfnisse äußern). Ab dem jungen Kindesalter (ab etwa drei Jahren) waren externalisierende Verhaltensprobleme mit Defiziten im prosozialen Verhalten verbunden. Kinder mit internalisierenden Problemen zeigten entweder Defizite oder ein extrem hohes Ausmaß an prosozialem Verhalten. Sie hatten außerdem Schwierigkeiten, auf andere zuzugehen.

2.1.4 Risikofaktoren

Viele Kinder und Jugendliche wachsen unter schwierigen sozialen Bedingungen auf, z. B. Armut, Gewalt, Missbrauch etc. (Hohm et al., 2017). Auch persönliche Risikofaktoren wie beispielsweise die Neigung zu Depressionen oder frühzeitig auftretendes aggressives Verhalten können die Entwicklung beeinträchtigen. Einige Autoren gingen der Frage nach, inwieweit soziale Kompetenz Kinder und Jugendliche vor den negativen Auswirkungen dieser Risikofaktoren schützen kann. Man unterschied

- die Wirkung äußerer Risiken wie Armut, Gewalt
- von dem Einfluss persönlicher Risiken wie Neigung zu Aggressionen etc.

Dem Einfluss dieser Risiken wurde in Längsschnittuntersuchungen nachgegangen.
Äußere Risiken. Wenn Menschen wohnungslos sind, erleben sie in der Regel mehrere äußere Risiken gleichzeitig: Armut, Krankheit, Streit in der Familie, Sucht etc. Kinder aus wohnungslosen Familien sind besonders in der Gefahr, psychische Probleme und Schulschwierigkeiten zu entwickeln (Lafavor, 2016). Soziale Kompetenz kann sie vor diesen negativen Auswirkungen schützen. Bei Kindern, die mit einem oder zwei Elternteilen in Behelfsunterkünften lebten, trug eine bessere soziale Kompetenz zu besseren Schulleistungen bei (Lafavor, 2016). Jugendliche zeigten umso mehr abweichendes Verhalten, je mehr kritische Lebensereignisse sie erlebten und umso geringer

ihre soziale Kompetenz, Empathie, Selbstwirksamkeit und Selbstbewusstsein waren (Simões et al., 2012).

Meistens wirkt soziale Kompetenz bei vorhandenen äußeren Risiken nicht unmittelbar, sondern entweder indirekt oder in Zusammenwirken mit anderen Faktoren. Kim und Cicchetti (2004) verglichen beispielsweise misshandelte und nicht misshandelte sieben- bis zwölfjährige sozial benachteiligte Kinder in einem einjährigen Längsschnitt. Misshandelte Kinder hatten mehr internalisierende und mehr externalisierende Probleme. Misshandlung führte zwar auch direkt zu Problemverhalten, gleichzeitig war sozial (in)kompetentes Verhalten ein wichtiges Bindeglied zwischen Misshandlung und Problemverhalten: Misshandlung verminderte die soziale Kompetenz, was wiederum mehr Probleme nach sich zog. Soziale (In)Kompetenz kann sich auch auf das Verhalten von Personen im Umfeld des Kindes, z. B. Erziehungspersonen, auswirken und so indirekt den negativen Einfluss von Risiken auf die Entwicklung der Kinder vermindern oder verstärken (Brody et al., 2004; Prelow et al., 2007). Soziale Kompetenz kann weiterhin Einfluss auf die Strategien haben, die Kinder zur Bewältigung von Risiken benötigen. In einer experimentellen Untersuchung zeigten sozial kompetente 3.–7.-Klässler, die mit stressauslösenden Situationen konfrontiert wurden, günstigere Bewältigungsstrategien als ihre weniger kompetenten Mitschüler (Zimmer-Gembeck et al., 2011).

Persönliche Risiken. Wenn Kinder und Jugendliche erhöhte persönliche Risiken haben, z. B. eine Neigung zu Depressionen oder aggressivem Verhalten, beeinflusst sozial (in)kompetentes Verhalten im Zusammenwirken mit anderen Faktoren die Entwicklung von Problemen (Pedersvonen et al., 2007; Rockhill et al., 2009; Schinka et al., 2013). Bei Jugendlichen kann prosoziales Verhalten den Anschluss an deviante Gleichaltrige vermindern. Enger Kontakt zu devianten Gleichaltrigen ohne Schutz durch prosoziales Verhalten übt einen deutlichen Einfluss auf die Entwicklung von Aggressionen und abweichendem Verhalten aus (Carlo et al., 2014). Auch Diskrepanzen zwischen Selbst- und Fremdeinschätzung können sich als persönliches Risiko auswirken. Topalli u. a. (2019) verglichen die selbstberichtete soziale Kompetenz von 13-Jährigen mit der von Gleichaltrigen und Lehrern eingeschätzten. Je höher die Diskrepanz zwischen Selbst- und Fremdeinschätzung war, desto stärker ausgeprägte depressive Symptome wiesen die Schüler auf.

Info

Kinder mit höheren sozialen Kompetenzen sind beliebter bei ihren Altersgenossen. Wenn daneben auch Ansehen und Dominanz der Kinder und Jugendlichen in der Gleichaltrigengruppe berücksichtigt werden, wird deutlich, dass sozial kompetentes und aggressives Verhalten gleichzeitig auftreten können. Über alle Altersgruppen hinweg haben sozial kompetente Kinder bessere Leistungen. Es spricht einiges dafür, dass sowohl abgelehnte Kinder als auch Kinder mit geringer ausgeprägtem sozial kompetentem Verhalten mit größerer Wahrscheinlichkeit Probleme entwickeln. Sozial kompetentes Verhalten bildet ein wichtiges Bindeglied, wenn es um die Auswirkungen äußerer Risiken auf die Entwicklung von Kindern und Jugendlichen geht. Das sozial kompetente Verhalten kann durch diese Risiken reduziert werden, was in der Folge die Entwicklung von Problemen verstärkt. Es kann sich aber auch schützend auswirken, indem höhere soziale Kompetenz die Wahrscheinlichkeit für die Ausbildung von Störungen vermindert. Auch auf die Auswirkung persönlicher Risiken hat soziale Kompetenz einen Einfluss.

2.2 Die Entstehung sozialer Kompetenzprobleme

In diesem Abschnitt soll beschrieben werden, welche inneren und äußeren Bedingungen zur Entstehung von Kompetenzproblemen bei Kindern und Jugendlichen beitragen. Folgt man den Ausführungen von Hinsch und Pfingsten, kann jede Phase des Prozessmodells sozialer Kompetenzen Auslöser für Kompetenzprobleme sein (Pfingsten, 2015b). Wir folgen den Phasen des Modells und geben anhand empirischer Befunde einen Eindruck davon, wie jeweils Kompetenzprobleme entstehen können. Wir konzentrieren uns dabei überwiegend auf Befunde, die störungsübergreifend gültig sind. In Abschnitt 2.3 berichten wir dann über die Kompetenzprobleme von Kindern und Jugendlichen mit spezifischen emotionalen und Verhaltensstörungen. Am Ende jedes Abschnitts weisen wir kurz darauf hin, wie das GSK-KJ Kinder mit der entsprechenden Problematik unterstützt.

Alle Kinder und Jugendlichen in diesen Beispielen können aus unterschiedlichen Gründen von einer Unterstützung ihrer sozialen Kompetenzen profitieren.

- Jan (14) kommt gut mit seinen Freunden und Mitschülern aus. Er ist entgegenkommend und freundlich und hilfsbereit anderen gegenüber. Manche Gleichaltrige halten ihn für naiv, weil es so aussieht, als merke er nicht, wenn er mit Absicht geärgert wird, und weil er auch bei heftigen Auseinandersetzungen noch »das Gute« in der anderen Person sieht. Seine familiäre Situation ist außerordentlich schwierig.
- Peter (7) macht sich und seiner Umwelt das Leben schwer. Er hat oft schlechte Laune und wird beim kleinsten Anlass wütend. Er kann sich dann schlecht beherrschen und schlägt gleich los.
- Petra (13) kann gut mit Gleichaltrigen reden, bei gemeinsamen Aktivitäten stimmt sie ihr Verhalten hervorragend auf das der anderen ab, sie kann Gleichaltrige gut einschätzen und ist hilfsbereit. Andererseits neigt sie dazu, andere massiv unter Druck zu setzen, wenn sie nicht tun, was sie will, und Streit zu beginnen, wenn sie bei Plänen für gemeinsame Aktivitäten überstimmt wird. Früher hatte Petra sehr großen Einfluss bei ihren Mitschülern, mittlerweile ziehen sie sich von ihr zurück.

2.2.1 Die soziale Situation

Zwei Aspekte der sozialen Situation können in besonderem Maße zur Entstehung von Kompetenzproblemen beitragen. Soziale und raum-zeitliche Bedingungen können erhöhte Anforderungen an die sozialen Kompetenzen stellen, und persönliche Bedingungen können die Situationsangemessenheit von Verarbeitungs- und Verhaltensprozessen vermindern.

Schwierige soziale und raum-zeitliche Bedingungen

Wir berichten über zwei Arten raum-zeitlicher Bedingungen, die Kinder und Jugendliche in ihren sozialen Kompetenzen stark beeinträchtigen können.

- Schwierige Lebensbedingungen fordern den Kindern ein besonders hohes Maß an sozialen Kompetenzen ab.
- Das Gleiche gilt für diverse kulturelle Situationen.

Schwierige Lebensbedingungen. Ein für das Kindes- und Jugendalter spezifischer Auslöser für schwierige soziale Situationen ist das Aufwachsen unter schwierigen Lebensbedingungen wie unzureichendes Erzieherverhalten, Misshandlung, Krankheit, Suchtverhalten in der Familie, Arbeitslosigkeit oder kriminelle Nachbarschaft (Ackermann et al., 2004; Chang et al., 2012; Hohm et al., 2017; Masten, 2007; Zolkoski & Bullock, 2012). Diese Bedingungen bringen gehäuft Situationen mit extrem hohen Anforderungen an das Sozialverhalten mit sich. Gute soziale Fähigkeiten ermöglichen es den Kindern und Jugendlichen, diese erhöhten situativen Anforderungen zu bewältigen (Hohm et al., 2017). Die Gefahr besteht aber, dass sich die sozialen Kompetenzen der Betroffenen bei anhaltender Belastung vermindern (Holmes et al., 2015; Hussong et al., 2005).

Diverse kulturelle Situationen. Kinder und Jugendliche, die sich flexibel zwischen familiären und schulischen Normen und Regeln bewegen müssen, stehen vor erhöhten situativen Anforderungen (Sam & Berry, 2010). Sie können sich nicht auf ein einziges gelerntes Set an Selbstverständlichkeiten verlassen, sondern müssen unterschiedliche »Regelwerke« aktiv halten und jeweils passend anwenden (Roche & Kuperminc, 2012). Diejenigen, die erst als Schulkinder nach Deutschland gekommen sind, stehen oft vor der schweren Aufgabe, aus der aktuellen sozialen Situation auf die dahinter liegenden »neuen« impliziten Regeln und Normen schließen zu müssen. Wenn man bedenkt, dass diese Regeln zum Teil eher subtile Signale wie Stimmlage, Gesichtsausdruck, Lautstärke und kulturspezifische, kontextabhängige Sprachformen wie Höflichkeitsfloskeln, Anreden etc. beinhalten, ist es wahrscheinlich, dass viele dieser Kinder die Regeln der neuen Umgebung nicht vollkommen beherrschen und von den Personen im Umfeld als weniger sozial kompetent eingeschätzt werden (Padilla, 2006).

Info

Für beide Gruppen von Kindern und Jugendlichen kann ein Training sozialer Kompetenzen eine Möglichkeit der Unterstützung in einer Lebenssituation sein, in der die situativen Anforderungen dauerhaft erhöht sind. Diese Funktion erfüllt es aber nur, wenn ganz klar ist, dass es nicht darum geht, persönliche Defizite zu beseitigen, sondern eine Möglichkeit anzubieten, die soziale Kompetenz über das üblicherweise notwendige Maß hinaus zu stärken. Für kulturell diverse Kinder und Jugendliche werden im Training anhand typischer Situationen normalerweise implizite Regeln des alltäglichen Umgangs explizit gemacht. Dadurch fällt es ihnen leichter, ihr Verhalten an die situativen Anforderungen anzupassen. Struktur und Vorgehensweise im GSK-KJ sind so konzipiert, dass für alle Kinder und Jugendlichen keine situationale Überforderung entstehen kann. So fangen beispielsweise die Kinder im Training ihre Übungen immer mit Situationen an, deren Anforderungsniveau sie als gut beherrschbar einschätzen und steigern sich langsam.

Persönliche Bedingungen

Persönliche Bedingungen, die Kinder und Jugendliche in eine soziale Situation mitbringen, können es ihnen leichter oder schwerer machen, den Anforderungen der Situation gerecht zu werden. Wir werden dies an zwei Beispielen illustrieren:

- Unter dem Temperament der Kinder werden grundsätzliche Reaktionsbereitschaften verstanden, die man schon im Säuglingsalter beobachten kann. Aufgrund dieser Reaktionsbereitschaften können Kinder unterschiedlich gut mit den Anforderungen sozialer Situationen umgehen (Sanson, 2004).
- Die Ziele, mit denen die Kinder in eine soziale Situation gehen, können mehr oder weniger gut an die Situation angepasst sein. Wenn Ziele und situative Bedingungen dauerhaft nicht vereinbar sind, können Kompetenzprobleme entstehen.

Temperament. Die mit dem Konstrukt »Temperament« gemeinten grundsätzlichen Reaktionsbereitschaften wurden anhand unterschiedlicher Dimensionen beschrieben (Sanson, 2004). Es herrscht weite Übereinstimmung, dass diese sich in drei breite Kategorien zusammenfassen lassen: negative Emotionalität, Selbstregulation und Annäherung-Rückzug (behavioral inhibition; soziale Hemmung) (Sanson, 2004).

Kinder mit hoher sozialer Hemmung sind von schlecht kontrollierbaren bzw. unvorhersehbaren sozialen Situationen schnell überfordert. Sie reagieren mit Unruhe, Anspannung und Angst auf neue und ungewohnte Situationen oder Personen (Kagan, 1997). Säuglinge und Kleinkinder mit hoher sozialer Hemmung werden im weiteren Leben mit größerer Wahrscheinlichkeit schüchtern, vermeiden den Kontakt zu Gleichaltrigen, haben eine geringere soziale Kompetenz und werden sozial ängstlich (Schwartz et al., 1999). Dies ist vor allem dann der Fall, wenn die Kinder über eine geringere Fähigkeit zur Emotionsregulation verfügen (Karevold et al., 2011; Penela, 2013; Sanson et al., 2011). Manche Autoren fanden diese Entwicklung häufiger bei Mädchen (z. B. Schwartz et al., 1999). Perez-Edgar et al. fanden, dass nicht alle sozial gehemmten Kleinkinder später in der mittleren Kindheit und in der Jugend Schwierigkeiten mit sozialen Situationen hatten. Nur diejenigen, deren Aufmerksamkeit in besonderem Maße in einer experimentellen Situation von bedrohlichen Reizen (z. B. ein ärgerliches oder wütendes Gesicht) angezogen wurde, zogen sich aus sozialen Situationen zurück oder vermieden sie (Perez-Edgar et al., 2010; Perez-Edgar et al., 2011).

Ziele. Die Merkmale einer sozialen Situation setzen die Rahmenbedingungen für die Ziele, die in dieser Situation verfolgt werden können. Kinder und Jugendliche lernen im

Laufe der Zeit, welche Ziele zu welchen Situationen passen (Ojanen et al., 2007; Salmivalli & Peets, 2009). Gleichzeitig bevorzugen Kinder individuell bestimmte Ziele über verschiedene Situationen hinweg. Kinder, die in verschiedenen sozialen Situationen vornehmlich Ziele verfolgten, in denen es um Selbstbehauptung ging, wurden häufiger von Gleichaltrigen abgelehnt (Ojanen et al., 2007), diejenigen, die Ziele hatten, in denen es um die positive Beziehung zu anderen ging, wurden von Gleichaltrigen akzeptiert (Salmivalli & Peets, 2009). Rudolph & Bohn (2014) untersuchten den Einfluss von grundlegenden Annäherungs- bzw. Vermeidungsmotiven im sozialen Kontext bei Grundschulkindern. Kinder, die das Bedürfnis hatten, von Gleichaltrigen akzeptiert zu werden, zeigten mehr prosoziales Verhalten und wurden von den Gleichaltrigen stärker akzeptiert. Kinder, denen es vor allem darum ging, Ablehnung durch Gleichaltrige zu vermeiden, zeigten weniger prosoziales Verhalten und mehr relational aggressives Verhalten. Sie wurden von Gleichaltrigen eher abgelehnt oder viktimisiert.

Ziele bei Jugendlichen. Für Jugendliche ist die Stellung in der Gleichaltrigengruppe besonders wichtig. Die Ziele, die sie damit verbinden, wirken sich deutlich auf ihr Verhalten aus.

Van Li & Wright (2013) untersuchten die Zielsetzungen, die Jugendliche in Bezug auf die Gleichaltrigengruppe haben. Sie verglichen Jugendliche, denen es vornehmlich darum ging, Macht und Ansehen zu gewinnen (populär sein), mit Jugendlichen, die vor allem beliebt sein wollten. Jugendliche, die vor allem beliebt sein wollten, zeigten das höchste Ausmaß an prosozialem Verhalten, sowohl nach der eigenen Einschätzung als auch nach den Angaben der Gleichaltrigen. Ihr selbst und von Gleichaltrigen berichtetes aggressive Verhalten war dagegen am niedrigsten. Jugendliche, denen es vor allem um Popularität ging, hatten die höchsten Werte, was die selbst und von Gleichaltrigen eingeschätzte Aggressivität anging. Sie waren sich am unsichersten über ihren sozialen Status in der Gruppe. Jugendliche, die weder besonderen Wert auf Popularität noch auf Beliebtheit legten, waren zwar nach ihrer eigenen Einschätzung und der der Gleichaltrigen wenig aggressiv, zeigten aber auch nach eigener und der Einschätzung der Gleichaltrigen das geringste Ausmaß an prosozialem Verhalten (Li & Wright, 2013).

Dawes (2016) berichtet in ihrer Forschungsübersicht zum Zusammenhang verschiedener sozialer Ziele mit dem sozialen Verhalten Jugendlicher ebenfalls über den Einfluss von Beliebtheits- und Popularitätszielen. Jugendliche mit Popularitätszielen sind häufiger aggressiv und zeigen weniger oft prosoziales Verhalten (Dawes & Xie, 2013). Gleichzeitig haben sie eine hohe Selbstwirksamkeitserwartung, was ihre soziale Kompetenz angeht (Dawes, 2016). Jugendliche, die nach Beliebtheit streben, zeigen häufiger prosoziales Verhalten. Haben Jugendliche Ziele, in denen es um den Erwerb oder die Verbesserung sozialer Kompetenz geht, empfinden sie sich selbst als sozial kompetenter, zeigen prosoziales Verhalten und haben gute Freunde. Geht es ihnen dagegen darum, von Gleichaltrigen positiv beurteilt zu werden und ihre soziale Kompetenz unter Beweis zu stellen, ist ihr Verhalten weniger sozial und aggressiver. Sie neigen dazu ihre Probleme vor ihren Freunden zu verbergen und machen sich Sorgen um ihre sozialen Beziehungen. Trotzdem halten sie sich für sozial kompetent und sind populär bei den Gleichaltrigen. Langfristig entwickeln sie Kompetenzprobleme (Dawes, 2016).

Info

Das GSK-KJ stärkt günstige persönliche Bedingungen, mit denen Kinder und Jugendliche in soziale Situationen gehen. Durch strukturiertes und transparentes Vorgehen fördert das GSK-KJ das Gefühl der Kontrolle, das insbesondere sozial ängstliche Kinder und Jugendliche benötigen, um in sozialen Situationen kompetent agieren zu können. Das GSK-KJ unterstützt außerdem die Teilnehmer dabei, Situationen genauer auf ihre Eignung für bestimmte Zielsetzungen zu betrachten und ihre Ziele flexibel an die Anforderungen der Situation anzupassen. Dies geschieht, indem im Training mit prototypischen Situationen gearbeitet wird, die das Verfolgen spezifischer Ziele nahelegen.

Zusammenwirken von persönlichen und Umgebungsbedingungen. Die Voraussetzungen, die ein Kind mitbringt, und die sozialen und raum-zeitlichen Aspekte der Situation beeinflussen sich gegenseitig. Wenn eine Situation und die persönlichen Voraussetzungen eines Kindes gut vereinbar sind, zeigen auch ansonsten eher inkompetente Kinder und Jugendliche sozial kompetentes Verhalten.

Feldman und Dodge (1987) präsentierten drei Gruppen von Kindern des ersten bis fünften Schuljahrs unterschiedliche soziale Situationen, auf die sie reagieren sollten: abgelehnte Kinder, von anderen ignorierte Kinder und Vergleichskinder. Die abgelehnten und ignorierten Kinder wiesen die vermuteten Defizite in der kognitiven Verarbeitung und im sozialen Verhalten auf. Allerdings traf dies nicht auf alle Versuchssituationen zu. Sie hatten Probleme bei Situationen, in denen sie sich vorstellen sollten, von anderen geärgert zu werden, nicht aber in unklaren Schädigungssituationen und Kontaktaufnahmesituationen. Dodge und Somberg (1987) stellten fest, dass aggressive Jungen sich in entspannten Situationen in ihrer sozialen Informationsverarbeitung deutlich weniger von unauffälligen Jungen unterschieden als in sozial bedrohlichen Situationen.

Damit Kinder und Jugendliche mit Kompetenzproblemen sich sozial kompetent verhalten können, sind sie mehr als unauffällige Kinder darauf angewiesen, dass die situativen Bedingungen günstig sind, d. h. zu ihren Zielen und Verhaltensstrategien passen.

Info

Das Training sozialer Kompetenzen stellt günstige situative Bedingungen her, indem es an die vorhandenen Kompetenzen der Kinder und Jugendlichen anknüpft. Alle Übungen beginnen mit den Verhaltensweisen und Verarbeitungsprozessen, die für das jeweilige Kind »leicht« sind, für die es also ein Mindestmaß an Fähigkeiten mitbringt.

2.2.2 Kognitive Verarbeitung

Soziale Situationen bestehen aus einer Vielzahl von Reizen und sind oft nicht eindeutig. Kinder und Jugendliche sind daher auf kognitive Verarbeitungsprozesse angewiesen. Die Forschung zur sozialen Kompetenz bei Kindern und Jugendlichen zeigt, dass dabei auf verschiedene Weise Kompetenzprobleme entstehen können.

Wahrnehmungsprozesse entscheiden, welchen situativen Aspekten sich Kinder und Jugendliche zuwenden, um sie dann weiter zu verarbeiten.

- Emotionen begleiten die meisten sozialen Situationen, oft spielen sie eine wichtige Rolle im Austausch der Interaktionspartner. Die erste Einschätzung sozialer Situationen bezieht sich daher oft auf die emotionale Ebene, d.h., die Kinder registrieren die Stimmung und die Gefühle der Personen, mit denen sie es zu tun haben. Kompetenzprobleme entstehen, wenn Kinder die Gefühlssignale der Interaktionspartner nicht, unzureichend oder verzerrt wahrnehmen.
- Aus der Vielzahl der Reize müssen die Kinder und Jugendlichen die »relevanten« selegieren. Wenn sie sich einseitig und unflexibel nur bestimmten Aspekten sozialer Situationen zuwenden, können Kompetenzprobleme entstehen.

Wahrnehmen von Gefühlen. Eine Untersuchung von Lemerise et al. (2005) zeigt, wie wichtig die Wahrnehmung von Gefühlen für den Umgang miteinander ist. Aggressive Kinder neigen normalerweise dazu, in sozialen Situationen nur wenige friedliche Problemlösungen in Betracht zu ziehen. Wenn sie aber die Gefühle des Interaktionspartners bewusst identifizierten, unterschieden sie sich in der Zahl friedlicher Problemlösungen nicht mehr von unauffälligen Kindern (Lemerise et al., 2005).

Der Zusammenhang zwischen Gefühlswahrnehmung und Kompetenzproblemen wurde bei Kindern und Jugendlichen unterschiedlichen Alters untersucht (Trentacosta & Fine, 2010). Die Konzeption der Studien ist sehr unterschiedlich, aber es lassen sich vorsichtige Schlussfolgerungen ziehen. Zusammenhänge zwischen Schwierigkeiten in der Wahrnehmung meist einzelner Gesichtsausdrücke und Problemen in Bezug auf unterschiedliche Aspekte sozialer Kompetenz fand man bei Kleinkindern (Szekely et al., 2014), Kindergarten- und Vorschulkindern (Sette et al., 2016), Schulkindern (Edwards et al., 1984) und Jugendlichen (Simonian et al., 2001).

Differentielle Wirkungen. Misslungene Gefühlswahrnehmung kann einen negativen Interaktionsprozess in Gang setzen. Opfer von relationalem (verbale Drohungen und Beschimpfungen, Ausgrenzung) Bullying konnten Gefühle insgesamt und insbesondere ärgerliche und ängstliche Gesichtsausdrücke schlechter erkennen als Kinder ohne Bullying-Erfahrung oder Kinder mit Erfahrung in körperlichem Bullying (Woods et al., 2009). Im Unterschied zum körperlichen Bullying sind viele der Signale, die den Prozess des relationalen Bullying in Gang setzen, eher subtil. Offensichtlich fällt es den Opfern relationalen Bullyings schwer, diese »Gefahren«signale zu Beginn des Bullyingprozesses zu entziffern (Woods et al., 2009).

Problematische Gefühlswahrnehmung kann differentielle Effekte haben, indem sie sich nur bei vorhandenen Risiken negativ auswirkt. Kats-Gold et al. (2009) verglichen die Gefühlswahrnehmung von Jungen mit und ohne Risiko für die Entwicklung einer Hyperaktivitätsstörung (ADHS). Die Risikojungen erkannten die Gefühle in Gesichtsausdrücken schlechter und benötigten länger um sie zu erkennen als die unbelastete Vergleichsgruppe. Probleme bei der Gefühlswahrnehmung wirkten sich auch auf die soziale Kompetenz aus. Jungen mit schlechterer Gefühlswahrnehmung hatten eine niedrigere soziale Kompetenz. Dies trifft jedoch nur für Jungen mit einen Risiko für ADHS zu, bei Jungen ohne Risiko für ADHS hatte die schlechtere Gefühlswahrnehmung keine Folgen für die soziale Kompetenz.

Gute Gefühlswahrnehmung kann vorhandene Risiken abmildern: Sette u. a. (2016) erhoben bei Vorschulkindern den Zusammenhang zwischen Schüchternheit, Ablehnung durch die Gleichaltrigen, ängstlichem Rückzug und Gefühlswahrnehmung. Je schüchterner die Kinder waren, umso mehr wurden sie von Gleichaltrigen abgelehnt, und umso mehr zogen sie sich ängstlich zurück. Dies traf aber nur für die Kinder mit schlechter Gefühlswahrnehmung zu, bei den schüchternen Kindern mit guter Gefühlswahrnehmung verlor sich dieser Zusammenhang.

Mädchen scheinen Emotionen besser wahrnehmen zu können als Jungen (Mc Clure, 2000; Wieckowski et al., 2016). Untersuchungen über den Einfluss des kulturellen Hintergrunds auf die Gefühlswahrnehmung von Kindern und Jugendlichen stehen noch aus, obwohl es Hinweise gibt, dass emotionale Gesichtsausdrücke kulturellen Einflüssen unterliegen (Gendron et al., 2014; McDuff et al., 2017).

Selektive Zuwendung zu situativen Aspekten. Kinder und Jugendliche richten in allen Situationen ihre Aufmerksamkeit in besonderem Maße auf die Reize, die für sie subjektiv relevant sind (Broeren & Lester, 2013). Beachten sie verstärkt negative Aspekte sozialer Situationen oder sehen in uneindeutige Situationen negative Merkmale hinein, können Kompetenzprobleme entstehen.

Man ist dieser Frage überwiegend in Laboruntersuchungen nachgegangen. Die Neigung ängstlicher Kinder und Jugendlicher, auf bedrohliche Reize (in der Regel ärgerliche / wütende Gesichter) zu achten, konnte gut belegt werden (Dudeney & Hurt, 2015; Waters et al., 2009). Sie wenden ihre Aufmerksamkeit nicht nur in stärkerem Maße bedrohlichen Reizen zu, sie »bevorzugen« auch bedrohliche vor neutralen Reizen (Dudeney et al., 2015). Alltagsnähere Untersuchungen erbrachten ähnliche Ergebnisse. Sozial ängstliche Kinder nahmen in Geschichten über soziale Ereignisse mehr und schneller bedrohliche Aspekte wahr als Vergleichskinder und hatten in der Folge mehr negative Gefühle und Kognitionen (Muris et al., 2000).

Vereinzelt fanden sich auch Zusammenhänge mit der selektiven Zuwendung zu situativen Aspekten und anderen Formen von Kompetenzproblemen. Miller & Johnston (2018) prüften mit verschiedenen Methoden, ob sich aggressive Kinder verstärkt feindseligen sozialen Reizen zuwenden. Sie fanden, dass dies nur in den ersten Sekunden des Aufmerksamkeitsprozesses geschieht. Aggressive Kinder und Jugendliche bemerkten auch verstärkt negativ-feindselige Hinweise in uneindeutigen sozialen Situationen (Yoon et al., 1999). Folgt man den Argumenten von Manning (2020) könnte man vermuten, dass nur reaktiv aggressive Kinder und Jugendliche selektiv auf feindselige soziale Reize achten.

Differentielle Zusammenhänge. Selektive Aufmerksamkeit auf soziale Reize kann indirekt die Entwicklung von Kompetenzproblemen beeinflussen. Temperamentsmerkmale sind ein Risiko für die spätere Entwicklung von sozialen Problemen. Kinder, die in der frühen Kindheit durch negative Stimmung auffielen, haben später mit größerer Wahrscheinlichkeit Angststörungen und zeigten extremen sozialen Rückzug. Dieser Zusammenhang trat aber nur bei den Kindern auf, die im Kindergartenalter ihre Aufmerksamkeit in besonderem Maße bedrohlichen Reizen zuwandten (Cole et al., 2016). Vergleichbare Ergebnisse erbrachte eine Längsschnittuntersuchung, in der Kinder vom Alter von 14 Monaten bis zum Alter vom 15 Jahren begleitet wurden. Nur Jugendliche mit anfänglich gehemmtem Temperament, die ihre Aufmerksamkeit in besonderem Maße auf bedrohlichen Reize (ärgerliche/wütende Gesichter) richteten, entwickelten sozial zurückgezogenes und vermeidendes Verhalten (Perez-Elgar et al., 2010).

Info

Das GSK-KJ trainiert die Wahrnehmungsprozesse der Kinder und Jugendlichen. Sie erproben im Training ihre sozialen Kompetenzen anhand verschiedener Situationsarten, die durch spezifische Merkmale gekennzeichnet sind. Die Kinder lernen, gezielt auf diese Merkmale zu achten und ihre Aufmerksamkeit stärker zu kontrollieren. Sie unterbrechen dadurch eingefahrene Wahrnehmungsgewohnheiten. Das »Gruppentraining sozialer Kompetenzen für Kinder« sieht darüber hinaus Übungen zum Erkennen von Gefühlen vor. Trainer sollten, wenn es nötig ist, diese Übungen in abgewandelter Form auch im Training für Jugendliche durchführen.

Die Interpretation des Verhaltens der Interaktionspartner. Viele Verhaltensweisen der Interaktionspartner in einer sozialen Situation erklären sich nicht von selbst. Um sie zu verstehen und zu wissen, wie man darauf reagieren soll, müssen sie eingeordnet werden, und Gründe für das Verhalten der anderen Person müssen gefunden werden. Kompetenzprobleme können entstehen, wenn Kinder dauerhaft ihre Interaktionspartner missverstehen, d. h. wenn zugeschriebene und tatsächliche Gründe und Absichten zu sehr auseinanderklaffen. Zwei Prozesse spielen dabei eine Rolle:

- Die Kinder müssen zur Perspektivenübernahme in der Lage sein, d. h. sich nicht nur auf die eigene Sichtweise der Situation konzentrieren, sondern sich auch in die Gefühle und Gedanken ihrer Interaktionspartner hineinversetzen. Kompetenzprobleme können entstehen, wenn Kinder und Jugendliche dauerhaft über unzureichende emotionale oder soziale Perspektivenübernahme verfügen.
- In der Regel fördert es den Ablauf von Interaktionssituationen, wenn die Beteiligten ihre gegenseitigen Absichten und Ziele nachvollziehen können. Kompetenzprobleme entstehen, wenn die Kinder und Jugendlichen das Verhalten des Anderen einseitig interpretieren, vor allem wenn sie ihm (meistens negative) Absichten zuschreiben.

Perspektivenübernahme. Die Fähigkeit zur Perspektivenübernahme nimmt mit dem Alter zu (Tamnes et al., 2018). Kinder und Jugendliche mit Schwierigkeiten bei der Perspektivenübernahme haben in jeder Altersgruppe mehr Probleme mit verschiedenen Aspekten sozialer Kompetenz als diejenigen mit guter Perspektivenübernahme. Zusammenhänge fanden sich sowohl mit sozialer (sich in die Gedanken anderer hineinversetzen) als auch mit emotionaler (sich in die Gefühle hineinversetzen) Perspektivenübernahme.

Klein- und Vorschulkinder. Bei jungen Kindern scheint die emotionale Perspektivenübernahme für die Entwicklung sozial kompetenten Verhaltens besonders wichtig zu sein. Kleinkinder, die Schwierigkeiten hatten, sich in die Gefühlssituation eines anderen Kindes hineinzuversetzen und emotionale Gesichtsausdrücke zuzuordnen, verhielten sich in Situationen, in denen es deutliche Hinweise oder Aufforderungen für prosoziales Verhalten gab, genauso prosozial wie die anderen Kinder. Mussten sie von sich aus aktiv werden, war ihr prosoziales Verhalten weniger ausgeprägt als das ihrer empathischen Altersgenossen (Knafo et al., 2011). Vorschulkinder, die von ihren Betreuern als feindselig oder als Außenseiter eingeschätzt wurden, konnten sich schlechter in die Gedanken und Gefühle anderer hineinversetzen. Bei Kindern, die sich prosozial verhielten, war die emotionale Perspektivenübernahme besonders gut entwickelt (Belacchi & Farina, 2012). Eine gut entwickelte Theory of Mind kann das soziale Verhalten ebenfalls positiv beeinflussen. Vorschulkinder mit einer weiter entwickelten Theory of Mind haben ein besseres prosoziales Verhalten (Caputi et al., 2012; Cassidy et al., 2003).

Kinder und Jugendliche. Bei Schulkindern haben beide Aspekte der Perspektivenübernahme Auswirkungen auf die sozialen Kompetenzen. Grundschüler, die dazu neigten, anderen negative Gefühle zuzuschreiben, berichteten über mehr negative Interaktionen mit Gleichaltrigen. Kinder, die sich besser in andere einfühlen konnten und Regeln des Gefühlsausdrucks beherrschten, verhielten sich nach Einschätzung ihrer Lehrer prosozialer (Garner, 1996). Kinder im Alter von 9 bis 14 Jahren, die ein besseres interpersonales Verständnis aufwiesen, wurden von Lehrern und Mitschülern als sozial kompetenter eingeschätzt (Bosacki & Wilde Astington, 1999; Pellegrini et al., 1987). Bei manchen Grundschulkindern hatte die Fähigkeit, sich in die Situation anderer hineinzuversetzen, ambivalente Auswirkungen. Einerseits entwickelten Kinder, die die Kognitionen und Emotionen anderer Kinder besser wahrnehmen konnten, weniger Problemverhalten, andererseits verstärkte diese Fähigkeit bei Kindern, die bereits abgelehnt oder ignoriert wurden, die Wahrscheinlichkeit für emotionale oder Verhaltensprobleme (Hoglund et al., 2008).

Kinder und Jugendliche, die sich prosozial verhalten, können sich besonders gut in andere hineinfühlen und -denken. In einer Untersuchung an 10-12-Jährigen verglichen Berger et al. (2015) drei Gruppen von Kindern: Durchschnittliche Kinder (sie machten die größte Gruppe aus), Kinder, die prosozial und wenig aggressiv waren (10%) und Kinder, die aggressiv und gleichzeitig sehr populär waren (15%). Die prosozial wenig aggressiven Kinder hatten die höchsten Werte in sozialer und emotionaler Perspektivenübernahme, die aggressiv-populären die niedrigsten. Albiero et al. (2009) fanden deutliche Zusammenhänge zwischen sozialer und emotionaler Perspektivenübernahme und prosozialem Verhalten bei Jugendlichen. In einer Studie von Chow et al. (2013) wirkte sich die Fähigkeit, sozial und emotional die Perspektive der anderen Person einzunehmen, auf das soziale Verhalten in Freundschaften aus. Jugendliche mit hoher sozialer und affektiver Perspektivenübernahme waren kompetenter, was das Herstellen von Nähe zum Freund angeht (sie konnten besser über persönliche Dinge sprechen und den Freund unterstützen, wenn es ihm schlecht ging) und hatten bessere Konfliktbewältigungsstrategien. Wenn dies der Fall war, empfanden beide Freunde die Freundschaft als enger und konfliktfreier (Chow et al., 2013; vgl. auch de Wied et al., 2007).

Einseitige Interpretation. Soziale Situation sind oft mehrdeutig. Kinder und Jugendliche sind darauf angewiesen, aus widersprüchlichen Informationen auf die Absichten ihrer Interaktionspartner und auf die Bedeutung der Situation insgesamt zu schließen.

Die Forschung hat sich ausführlich mit zwei Aspekten beschäftigt. In der Tradition der Theorie des Social Information Processing zur Entwicklung aggressiven Verhaltens wurde gefragt, welche Absichten sozial mehr oder weniger kompetente Kinder und Jugendliche bei ihren Interaktionspartnern vermuten (Crick & Dodge, 1994). In der Tradition des Modells von Clark & Wells zur Entwicklung sozialer Angst fragte man, welche Bedeutung Kinder und Jugendliche unklaren Situationen insgesamt verleihen (Schäfer et al., 2012).

Zuschreiben von Absichten. Kinder sind sozial kompetenter, wenn sie anderen gute Absichten zuschreiben und inkompetenter, wenn sie bei ihnen negative Absichten vermuten. Kinder mit ausgeprägt prosozialem Verhalten schrieben bei fiktiven sozialen Provokationen verglichen mit ihren Altersgenossen anderen deutlich weniger feindselige und mehr positive Absichten zu und fühlten sich weniger beunruhigt (Nelson & Crick, 1999; Laible et al., 2014). Diese positive Zuschreibungsgewohnheit entwickelt sich offenbar erst im Laufe der Zeit. Erst prosoziale Sechstklässler vermuten bei ihren Interaktionspartnern bei beziehungsbezogenen Provokationen vermehrt positive Absichten (Nelson & Crick, 1999).

Zuschreibungsgewohnheiten wirken sich möglicherweise vor allem bei den Kindern auf ihr soziales Verhalten aus, deren Gefühle sehr intensiv sind. Chen et al. (2019) untersuchten in einem Längsschnitt den Einfluss, den die Zuschreibungsgewohnheiten und die durch den Lehrer beurteilte Intensität ihrer Gefühle auf die Interaktion mit einem Freund hatten. Kinder, die anderen in sozialen Situationen häufiger feindselige Absichten unterstellten, hatten mit größerer Wahrscheinlichkeit dann negative Interaktionen mit einem Freund und verhielten sich negativ ihm gegenüber, wenn ihre Emotionen sehr intensiv waren. Dieser Effekt trat nicht bei Kindern ein, deren Gefühle weniger intensiv waren. Umgekehrt war die Interaktion mit dem Freund und das Verhalten ihm gegenüber positiver bei Kindern, die anderen positive Absichten unterstellten. Auch dies traf nur zu, wenn ihre Gefühle sehr intensiv waren (s. auch Smeijers et al., 2020).

Negative Interpretation. Kinder und Jugendliche, die uneindeutige soziale Situationen negativ interpretieren, haben ebenfalls Kompetenzprobleme. Miers et al. (2013) verfolgten in einem 4-jährigen Längsschnitt bei Jugendlichen (anfängliches Alter 9–17 Jahre) die Entwicklung ihrer sozialen Angst, ihrer sozialen Kognitionen und ihrer sozialen Kompetenz. Sie fanden abhängig vom Ausmaß an sozialer Angst drei Gruppen: (1) Jugendliche mit hoher, aber schwankender sozialer Angst, (2) Jugendliche mit mäßiger, abnehmender sozialer Angst, (3) Jugendliche mit niedriger, abnehmender sozialer Angst. Jugendliche mit hoher sozialer Angst beurteilten unklare soziale Situationen deutlich negativer als die anderen und ihre soziale Kompetenz war niedriger (s. auch Castillo & Leandro, 2010).

Info

Weniger sozial kompetente Kinder und Jugendliche können sich schlechter in die Situation anderer hineinversetzen, schreiben anderen feindselige Absichten zu oder nehmen soziale Situationen insgesamt negativ wahr. Die Rollenspiele im GSK-KJ unterstützen die Kinder und Jugendlichen dabei, diese Fähigkeiten zu verbessern. Die Kinder und Jugendlichen übernehmen abwechselnd die Rolle des Interaktionspartners. Sie lernen auf diese Weise, sich in die Gedanken, Gefühle und Motive anderer hineinzuversetzen und deren Absichten besser zu verstehen. Das feste Ritual der Rollenspiele, bei dem ein positiver Ausgang garantiert wird, hilft Kindern, die soziale Situationen normalerweise eher negativ wahrnehmen, soziale Situationen entspannter zu erleben. Das Kindertraining sieht darüber hinaus spezielle Übungen zum Erweitern der Fähigkeit zur Perspektivenübernahme vor. Im Training für Jugendliche gibt es Übungen, in denen diese angeregt werden, aus den Äußerungen einer Person auf deren Gefühle zu schließen.

Erwartungen über den weiteren Verlauf und situationsbezogene Ziele. In den meisten Situationen gibt es unterschiedliche Verhaltensmöglichkeiten. Während die Wahrnehmung der Situation und die Interpretation des Verhaltens sich auf die Personen richten, mit denen das Kind es in der sozialen Situation zu tun hat, geht es bei den Erwartungen über den weiteren Verlauf um das eigene Verhalten und dessen mögliche Auswirkungen. Zwei Aspekte dieser Erwartungen haben besonderen Einfluss auf das weitere Verhalten:

- Kinder und Jugendliche haben Vorstellungen, welche Konsequenzen ihr Verhalten haben wird (Ergebniserwartungen) und ob sie dies auch wirklich in die Tat umsetzen können (Selbstwirksamkeitserwartungen). Diese Erwartungen beeinflussen, ob ein Kind sozial kompetentes Verhalten zeigt oder Kompetenzprobleme entwickelt.
- Normative Überzeugungen und situationsbezogene Ziele legen fest, welches Verhalten ein Kind für angemessen und akzeptabel hält. Sie beeinflussen, auf welche Verhaltensmuster ein Kind in einer konkreten Situation zurückgreift.

Im Alltag der Kinder und Jugendlichen laufen einzelne kognitive Verarbeitungsprozesse nicht vollkommen getrennt voneinander ab. Sie überlappen sich und finden gleichzeitig statt. Um dem gerecht zu werden, werden in vielen Untersuchungen mehrere Prozesse gleichzeitig geprüft. Die Autoren orientieren sich überwiegend am Prozessmodell der sozialen Informationsverarbeitung (vgl. Dodge & Crick, 1994).

Ergebniserwartungen

Sozial kompetente Kinder und Jugendliche und solche mit Kompetenzproblemen unterscheiden sich in ihren Erwartungen über die Konsequenzen, die ihr Verhalten nach sich zieht.

Ergebniserwartungen und soziale Kompetenz. Ausgeprägt prosoziale Schüler der 4.–6. Klassen neigten weniger dazu, anderen in Provokationssituationen negative Absichten zu unterstellen und waren weniger beunruhigt. Sie beurteilten aggressive Reaktionen negativer und prosoziale positiver und sie verfolgten mehr Ziele, in denen es ihnen um die Beziehung zum Interaktionspartner ging (Nelson & Crick, 1999). Mayberry & Espelage (2007) verglichen neben der sozialen Kompetenz und der sozialen und affektiven Perspektivenübernahme auch die Ergebniserwartungen durchschnittlicher (wenig aggressiver) und aggressiver 6.- und 7.-Klässler. Die durchschnittlichen, wenig aggressiven Kinder waren sozial kompetenter und erwarteten in geringerem Maße, dass aggressives Verhalten sich auszahlen wird.

Ergebniserwartungen kompetenter vs. aggressiver Kinder und Jugendlicher. Warden & Mackinnon (2003) verglichen die Lösungsvorschläge auf Provokationssituationen von 9–10-Jährigen, die entweder andere schikanierten, Opfer von Schikane waren oder sich prosozial verhielten (Warden & Mackinnon, 2003). Kinder, die andere schikanierten, waren sich der negativen Konsequenzen ihres Verhaltens weniger bewusst als Kinder, die sich prosozial verhielten und überschätzten die positiven Konsequenzen ihres Verhaltens. Hall et al. (1998) untersuchten, welche Ergebnisse 10-15-Jährige für aggressives Verhalten erwarteten, wie wichtig ihnen diese Ergebnisse waren und welche Auswirkungen es hatte, wenn die Kinder im Alltag selbst oft aggressiv waren. Kinder, die für aggressives Verhalten erwarteten bestraft zu werden und denen Strafe etwas ausmachte, waren weniger aggressiv. Kinder, denen es gleichgültig war, ob sie durch ihr Verhalten beim anderen schlechte Gefühle hervorrufen, waren aggressiver, unabhängig davon, ob sie schlechte Gefühle beim anderen für ein wahrscheinliches Ergebnis ihres Verhaltens hielten. Aggressive Kinder erwarteten weniger als nicht aggressive Kinder, dass sie selbst sich durch aggressives Verhalten schlecht fühlen würden und es kümmerte sie auch weniger. Sich Respekt beim anderen zu verschaffen, war für alle Kinder ein wichtiges Ziel in sozialen Situationen. Aggressive Kinder erwarteten, dass ihnen dies mit aggressivem Verhalten gelingen werde (Hall et al., 1998).

Ziele und Ergebniserwartungen. Harper et al. (2009) fanden, dass die Ziele, die Grundschulkinder in sozialen Provokationssituationen hatten, deren Erwartungen beeinflussten. Kinder, die instrumentelle Ziele bevorzugten, in denen es nur um die eigene Person geht, erwarteten weniger positive Ergebnisse für sozial kompetente Reaktionen und hatten höhere Selbstwirksamkeitserwartungen für feindseliges Verhalten (s. auch Erdley & Asher, 1999). Ähnliche Zusammenhänge konnten auch für hypothetische Freundschaftskonflikte gefunden werden (Rose & Asher, 1999). Kinder mit Zielen, die das Aufrechterhalten der Freundschaft betonten, wählten besonders oft besänftigende Strategien oder Kompromisse. War es ihr Ziel, Gleiches mit Gleichem zu vergelten, wählten sie öfter feindselige Strategien oder Strategien, in denen es ausschließlich um das Durchsetzen ihrer eigenen Interessen ging. Die Ziele der Kinder sagten auch die Qualität ihrer realen Freundschaften voraus. Kinder mit Vergeltungszielen hatten weniger gute Freunde, mehr Konflikte mit ihren Freunden und ihr bester Freund beurteilte die Qualität der Freundschaft deutlich niedriger als die Freunde der Kinder mit anderen Zielen (Rose & Asher, 1999).

Stimmung und Ergebniserwartungen. Stimmung und Gefühle können die Erwartungen über den weiteren Verlauf beeinflussen. Harper et al. (2009) beeinflussten in einer experimentellen Untersuchung an 1.- und 2.-Klässlern deren Stimmung (froh, neutral, ärgerlich). Sie stellten fest, dass wenig beliebte aggressive Kinder besonders abhängig von ihren Stimmungen waren. In ärgerlicher Stimmung waren sie überzeugt, dass feindselige Reaktionen effektiver waren als andere. Sie bewerteten friedliche Reaktionen negativer und waren stärker überzeugt, feindseliges Verhalten gut umsetzen zu können. Die Erwartungen der Vergleichskinder änderten sich bei negativer Stimmung nicht.

Info

Der Ansatz des GSK-KJ vermittelt soziale Kompetenz in einer Verbindung prototypischer Situationen mit Zielen und Verhaltensstrategien. Die Kinder und Jugendlichen werden im Training mit diesen Ansatz bekannt gemacht. Sie lernen, ihn als Raster für ihre Ziele und Ergebniserwartungen zu benutzen. Sie erwerben auf diese Weise eine Vorstellung davon, welche Verhaltensstrategien in welchen Situationen angemessen und erfolgversprechend sind. In den Rollenspielsituationen werden sie angehalten, ihre Aufmerksamkeit differenziert auf gelungene Verhaltensweisen zu lenken und präzise Vorhaben zu formulieren. Sie werden auf diesem Wege darin unterstützt, ihre Selbstwirksamkeitserwartungen zu stabilisieren und auszudifferenzieren und präzise Ergebniserwartungen zu formulieren.

2.2.3 Emotionale Prozesse

Die kognitive Verarbeitung einer sozialen Situation mündet in bestimmte Gefühle. Qualität und Inhalt der Gefühle, d. h., ob ein Kind sich in einer Situation positiv oder negativ fühlt, ob es sich beispielsweise ärgert oder traurig ist, beeinflussen sein nachfolgendes Verhalten (Denham, 2019).

- Ob dieser Prozess zu Problemen führt, hängt insbesondere von der Fähigkeit des Kindes ab, unangenehme Gefühle zu regulieren.

Gefühle wirken aber nicht nur nach innen auf das Kind selbst, sondern auch nach außen auf die Personen, mit denen das Kind interagiert.

- Was diese wahrnehmen und wie sie es verarbeiten, hängt einerseits davon ab, wie deutlich das Kind seine Gefühle in Mimik, Gestik oder Tonfall zum Ausdruck bringt, zum anderen davon, ob der Gefühlsausdruck auch den kulturellen Darbietungsregeln entspricht. Solche Darbietungsregeln regulieren einerseits, wann welche Gefühle zu zeigen sind, andererseits, wie intensiv man Gefühle ausdrücken darf (Kerr & Schneider, 2008).

Regulation von Emotionen. Die Fähigkeit, die eigenen Gefühle regulieren zu können, hat positive Auswirkungen auf die soziale Kompetenz der Kinder und Jugendlichen.

Vorschulkinder, die Gefühle besser ausdrücken, benennen und regulieren konnten, waren sozial kompetenter (Denham et al., 2003). Heranwachsende mit ausgeprägt sozial kompetentem Verhalten und geringem Problemverhalten hatten eine niedrige Neigung zu negativen Gefühlen und eine hohe Fähigkeit zur Regulation von Emotionen (Murphy et al., 2004; s. auch Albiero et al., 2009). Kinder, die ihre Emotionen gut regulieren können, haben weniger externalisierende und weniger internalisierende Probleme (Eisenberg et al., 2010). Jungen, die als Kleinkinder ihre Gefühle schlechter regulieren konnten, wurden in der mittleren Kindheit öfter von Gleichaltrigen abgelehnt. In der Folge zeigten sie zu Beginn des Jugendalters stärkeres antisoziales Verhalten (Trentacosta & Shaw, 2009).

Entwicklung von Emotionsregulation und soziale Kompetenz. Kinder aller Altersstufen entwickeln im Verlauf der Zeit eine bessere soziale Kompetenz, wenn sie kompetente emotionale Regulationsstrategien haben.

Kleinkinder, die im Alter von 2 und 3 Jahren stark sozial gehemmt waren, entwickelten bis zum Alter von 7 Jahren eine sehr gute soziale Kompetenz, wenn sie zwischenzeitlich über kompetente Emotionsregulationsstrategien verfügten (Penela, 2013; Penela et al., 2015). Blair et al. (2015) verfolgten die Entwicklung des Zusammenhangs zwischen sozialer Kompetenz und Regulation von Emotionen bei Kindern zu drei Zeitpunkten: im Alter von 5, 7 und 10 Jahren. Die Fähigkeit zur Regulation von Emotionen im Alter von 5 Jahren löst eine regelrechte »Kaskade« positiver Entwicklungen aus. Kinder mit einer besseren Fähigkeit zur Regulation von Emotionen im Alter von 5 Jahren hatten im Alter von 7 Jahren bessere soziale Kompetenzen und wurden von Gleichaltrigen stärker akzeptiert. Kinder mit besseren sozialen Kompetenzen im Alter von 7 Jahren hatten im Alter von 10 Jahren bessere Freundschaften, wurden von Gleichaltrigen mehr akzeptiert und konnten sich besser selbst regulieren. Kinder, die sich im Alter von 7 Jahren besser regulieren konnten, hatten mit 10 Jahren bessere Freundschaften, wurden von Gleichaltrigen mehr akzeptiert und waren sozial kompetenter (Blair et al., 2015). Von Salisch & Zeman (2018) untersuchten dreimal innerhalb von 30 Monaten die Entwicklung der Freundschaften von Jugendlichen im Zusammenhang mit ihrer Fähigkeit, Ärger in der Interaktion mit dem Freund zu regulieren. Jugendliche, die zu Beginn mehr gegenseitige Freundschaften hatten, benutzten im Verlauf von 30 Monaten weniger negative Regulationsstrategien (sich rächen, Aggression). Jugendliche, die zum ersten Messzeitpunkt mehr positive Regulationsstrategien benutzt hatten, besaßen zum zweiten Messzeitpunkt mehr gegenseitige Freunde (von Salisch et al., 2014).

Emotionsregulation bei Belastung. Wenn Kinder hohen Risiken ausgesetzt sind, beeinflusst die Fähigkeit, die eigenen Gefühle zu regulieren, die Auswirkung der Risiken auf sozial kompetentes und Problemverhalten.

Je besser Kleinkinder mit schwierigem Temperament (Neigung zu negativer Stimmung) sich regulieren konnten, desto ausgeprägter war ihr prosoziales und desto geringer ihr externalisierendes Verhalten; internalisierendes Verhalten wurde nur durch Temperamentsmerkmale beeinflusst (Diener & Kim, 2004; s. auch Blair et al., 2004). Chang et al. (2012) untersuchten in einem Längsschnitt bei Jungen den Zusammenhang zwischen Risikobelastung, der Neigung zu negativen Emotionen, der Fähigkeit zur Emotionsregulation und sozialer Kompetenz beim Schuleintritt. Hohe Risikobelastung verminderte die Fähigkeit zur Emotionsregulation nur bei Jungen, die stark zu negativen Emotionen neigten. Verminderte Emotionsregulation wiederum führte zu verminderter sozialer Kompetenz sowohl in der Familie im Jahr vor dem Schuleintritt als auch in der Schule im ersten Schuljahr.

Gefühlsausdruck und Emotionsregulation. Wenn es um negative Gefühle wie Ärger oder Wut geht, hängen Probleme mit der sozialen Kompetenz vermutlich weniger vom Ausmaß des erlebten Gefühls ab als von der Fähigkeit, den Gefühlsausdruck und das Gefühl selbst zu regulieren.

Kinder, die in einer ärgerauslösenden Spielsituation zwar nach eigenem Bericht nicht mehr Ärger erlebten, ihren Ärger und ihre emotionale Erregung aber in ihrem nonverbalen Verhalten oder im Gesichtsausdruck deutlicher zeigten als Vergleichskinder, wurden von anderen stärker abgelehnt und waren reaktiv aggressiv, d. h., sie reagierten aggressiver als andere auf Provokationen (Bohnert et al., 2003; Hubbard, 2001; Hubbard et al., 2002; Smith et al., 2011). Proaktiv aggressive Kinder erlebten nach eigenen Angaben im Spielverlauf zunehmend mehr Ärger, ihr Gesichtsausdruck und ihre nonverbalen Ärgersignale änderten sich aber nicht (Hubbard et al., 2002).

Differenzierte Zusammenhänge. Die Untersuchung von Laible et al. (2010) zeigt, dass der Zusammenhang zwischen Emotionsregulation und sozialem Verhalten sehr komplex wird, wenn man ihn differenziert betrachtet.

Die Autoren interessierten sich dafür, welchen Einfluss die Kombination aus negativem Gefühl und Emotionsregulation auf zwei Verhaltenskomplexe hat: einen positiven sozialen Verhaltenskomplex, der prosoziales Verhalten, Einfühlungsvermögen, positiven Gefühlsausdruck und das Bedürfnis nach sozialem Kontakt umfasst und einen negativen Verhaltenskomplex, der Aggression und negativen Gefühlsausdruck umfasst.

Aus der Untersuchung folgt, dass positives und negatives soziales Verhalten nicht zwei entgegengesetzte Pole sozialen Verhaltens darstellen, sondern getrennte Verhaltensdimensionen: Einige Jugendliche in dieser Untersuchung zeigten gleichzeitig ausgeprägt positive soziale Verhaltensweisen und ein mittleres Ausmaß an negativem sozialem Verhalten, andere ein hohes Ausmaß an negativem sozialem Verhalten bei gleichzeitig mittlerem Ausmaß an positivem Verhalten. Es gab keine Gruppe, die ausschließlich positives oder negatives soziales Verhalten zeigte.

Jugendliche mit gemäßigt negativen Gefühlen und einem mittleren Ausmaß an Emotionsregulation hatten hohe Werte im positiven Verhaltenskomplex und durchschnittliche Werte im negativen Verhaltenskomplex. Auf der anderen Seite zeigten Jugendliche mit ausgeprägt negativen Gefühlen und geringer Emotionsregulation zwar sehr hohe Werte im negativen Verhaltenskomplex, im positiven Verhaltenskomplex lagen sie aber knapp über dem Durchschnitt. Jugendliche, die kaum negative Gefühle hatten und ihre Emotionen sehr stark regulierten, hatten die geringsten Werte im negativen Verhaltenskomplex und durchschnittliche Werte in den positiven sozialen Verhaltensweisen. Die meisten Schwierigkeiten hatten die Jugendlichen, die wenig negative Gefühle hatten und ihr Verhalten kaum regulierten. Sie hatten die geringsten Werte im positiven Verhaltenskomplex und durchschnittliche Werte im negativen Verhaltenskomplex. Offensichtlich ist ein Mindestmaß an emotionaler Erregung, unabhängig davon, ob sie positiv oder negativ ist, für positives sozial kompetentes Verhalten hilfreich. Sie muss allerdings mit einem Mindestmaß an Emotionsregulation verbunden sein. (Laible et al., 2010).

Info

Das GSK-KJ fördert durch Übungen zur Wahrnehmung und Modifikation von Kognitionen (Selbstverbalisationen) die Gefühlsregulation der Kinder und Jugendlichen. Sie lernen, zwischen wenig hilfreichen Kognitionen zu unterscheiden, die negative Gefühle hervorrufen oder verstärken und konstruktiven Kognitionen, die ihnen helfen, unangenehme Gefühle zu regulieren. Die Kinder und Jugendlichen werden darin unterstützt, mehr konstruktive Kognitionen zu benutzen.

2.2.4 Verhalten

Als Resultat des Zusammenwirkens von Kognitionsund Emotionsprozessen zeigen die Kinder und Jugendlichen bestimmte motorische Verhaltensweisen. Schwierigkeiten auf der Ebene des beobachtbaren Verhaltens können aus verschiedenen Gründen entstehen:

- Verhaltensdefizit: Angemessenes Verhalten, in der Regel einzelne Verhaltensfertigkeiten, ist im Repertoire des Kindes oder Jugendlichen nicht vorhanden.
- Platzierung des Verhaltens: Das Verhalten wird im Prinzip beherrscht, aber in der konkreten Situation nicht gezeigt.
- Koordination von Abläufen: Die Vorstellung, wie man sich verhalten müsste, ist vorhanden, aber die Feinabstimmung mit den Interaktionspartnern funktioniert nicht.

Man muss damit rechnen, dass die Kompetenz auf Verhaltensebene stark entwicklungsabhängig ist. Je jünger die Kinder sind, desto wahrscheinlicher ist es, dass einzelne Verhaltensfertigkeiten noch nicht ganz beherrscht werden, Koordinationsprozesse nicht rund verlaufen oder die Platzierung von Verhaltensstrategien in den dazu passenden Situationen unvollkommen ist. Die Erwartungen der Umwelt tragen diesem Entwicklungsaspekt in der Regel Rechnung, und erst wenn ein Kind oder Jugendlicher deutlich von der Altersnorm abweicht, kann man von einem Verhaltensproblem sprechen.

Wir werden im nächsten Abschnitt (2.3) ausführlich beschreiben, welche Schwierigkeiten Kinder mit unterschiedlichen emotionalen und Verhaltensproblemen mit ihrem Verhaltensrepertoire haben. Aus diesem Grund folgen an dieser Stelle nur ein paar allgemeine Bemerkungen.

Verhaltensdefizit. Probleme aufgrund von Verhaltensdefiziten können entstehen, wenn Personen im Umfeld der Kinder und Jugendlichen Erwartungen in Bezug auf das Sozialverhalten haben, die diese wegen ihres Entwicklungsstands noch nicht erfüllen können. Dies wäre beispielsweise der Fall, wenn man von Erstklässlern einen völligen Verzicht auf körperliche Auseinandersetzung erwartet oder wenn man es Grundschulkindern übel nimmt, dass sie Konflikte öfter mit konfrontativen Strategien und nicht über Verständigung und Kompromisse zu lösen versuchen.

Man fand außerdem, dass Kinder mit Kompetenzproblemen unter günstigen Bedingungen sehr wohl in der Lage sind, sozial kompetentes Verhalten zu zeigen (Dodge & Somberg, 1987; Lemerise et al., 2005). Wir gehen daher davon aus, dass, wenn man das Alter der Kinder berücksichtigt, die meisten Kompetenzprobleme auf der Ebene beobachtbaren Verhaltens weniger durch mangelnde Verhaltensfertigkeiten verursacht werden als durch ungünstige Platzierung oder schlecht koordinierte Abläufe.

Platzierung von Verhalten. Eine ungünstige Platzierung entsteht, wenn Kinder einseitig bestimmte Verhaltensweisen besonders oft einsetzen, unabhängig davon, ob dies aus »objektiver« Sicht angemessen ist oder nicht. Die Verarbeitungs- und Gefühlsprozesse von Kindern und Jugendlichen mit internalisierenden oder externalisierenden Problemen führen dazu, dass diese oft ihre problematischen Verhaltensweisen auch dann zeigen, wenn die Situation ein anderes Verhalten erfordert. Der Weg, auf dem das Verhalten zustande kommt, dürfte etwas unterschiedlich sein (vgl. Abschn. 2.3).

Reaktiv aggressive Kinder und Jugendliche erleben subjektiv viele Situationen, in denen andere ihnen feindselig gesinnt sind. Sie können die entstehenden Gefühle von Ärger und Wut schlecht regulieren; hinzukommt, dass es ihnen wichtig ist, Angriffe zu vergelten. Sie reagieren daher mit aggressivem Verhalten. Proaktiv aggressive Kinder und Jugendliche sind überzeugt, dass Aggression ein sinnvoller Weg ist, um bestimmte Ziele zu erreichen. Sie wissen, dass sie dieses Verhalten gut beherrschen, und sie legen Wert darauf, die Kontrolle über eine Situation zu behalten. Sie setzen daher in überdurchschnittlich vielen Situationen aggressives Verhalten als Mittel zum Erreichen ihrer Ziele ein. Sozial ängstliche Kinder und Jugendliche werden eine Art »Negativauswahl« treffen: Da sie weder über Erwartungen positiver Konsequenzen noch über hohe Kompetenzüberzeugungen für aggressives Verhalten und Selbstbehauptung verfügen und ohnehin eine Neigung zum Vermeiden unangenehmer Situationen haben, werden sie viele Situationen finden, in denen sie Passivität, Nachgeben oder Vermeiden bevorzugen.

Koordination von Verhaltensabläufen. Es ist eine besondere Herausforderung sozialer Situationen, dass das eigene Verhalten ständig auf das Verhalten der Interaktionspartner abgestimmt werden muss. Schwierigkeiten in dieser Koordination von Abläufen können aus verschiedenen Anlässen entstehen.

Kinder können Probleme haben, nonverbale Signale zu entschlüsseln, wie es beispielsweise beim Wahrnehmen und Erkennen von Gefühlen der Fall ist. Sie können so sehr mit der eigenen Person beschäftigt sein, dass sie Signale und Reaktionen anderer Personen übersehen. Dies findet man bei sozial ängstlichen Kindern und Jugendlichen. Die auffälligsten Probleme mit der Feinabstimmung ihrer eigenen Reaktionen auf die anderer Personen haben aber Kinder mit einer Hyperaktivitätsstörung, da sie ihr Verhalten schlecht steuern können und Signale des Interaktionspartners nur unzureichend verarbeiten.

Info

Das Gruppentraining sozialer Kompetenzen bietet Übungen zur Erweiterung und Festigung des Reaktionsrepertoires der Kinder und Jugendlichen an. Die Systematisierung sozialer Situationen in prototypische Situationstypen, die unterschiedliche Anforderungen an das Verhalten stellen, soll dazu beitragen, die Platzierung des Verhaltens zu verbessern. In der Rolle des Spielpartners lernen die Kinder und Jugendlichen, ihr Verhalten besser auf das einer anderen Person abzustimmen.

2.2.5 Verhaltenskonsequenzen

Nach der Kompetenzdefinition von Hinsch und Pfingsten erleben sozial kompetente Personen langfristig mehr positive als negative Konsequenzen. Es gibt unterschiedliche Gründe, die dazu führen können, dass dies nicht eintritt und dadurch Kompetenzprobleme entstehen.

- Die Ziele der Kinder und Jugendlichen können dazu führen, dass sie kurzfristig für Verhaltensweisen positive Konsequenzen erfahren, die sich längerfristig negativ auf den Kontakt zu den Personen ihres sozialen Umfelds und auf deren Akzeptanz auswirken.
- Kinder und Jugendliche können bei der kognitiven Verarbeitung von Verhaltenskonsequenzen wichtige Hinweise der Interaktionspartner übersehen oder bei der Selbstverstärkung nur bestimmte Aspekte des eigenen Verhaltens beachten. Auf die langfristigen Konsequenzen achten sie dabei in der Regel nicht. Auch dies kann soziale Kompetenzprobleme zur Folge haben.

Wir zeigen, wie sich Ziele, die man besonders oft bei Kindern und Jugendlichen findet, auf Verhaltenskonsequenzen und deren Verarbeitung auswirken.

Sich durchsetzen und rächen. Kinder und Jugendliche, deren Ziel es ist, sich auf jeden Fall durchzusetzen und sich gegebenenfalls zu rächen, werden zu eher aggressivem Verhalten greifen.

- **Kurzfristige Konsequenzen:** Sie rufen mit ihrem Verhalten in Konfliktsituationen zwar negative emotionale Reaktionen und feindseliges Verhalten bei ihren Interaktionspartnern hervor, werden aber letztendlich mit großer Wahrscheinlichkeit negativ verstärkt (in der Folge des aggressiven Verhaltens wird der Konflikt beendet, d. h., der Interaktionspartner gibt nach; vgl. Eddy et al., 2001; Granic & Patterson, 2006; Snyder & Patterson, 1995).
- **Verarbeitung und innere Konsequenzen:** Die unmittelbaren inneren Konsequenzen sind eher positiv oder neutral. Die Kinder unterschätzen oder ignorieren die negativen Wirkungen ihres Verhaltens auf andere oder schätzen die Akzeptanz bei Gleichaltrigen positiver ein, als dies tatsächlich der Fall ist (Guerra & Slaby, 1989; Orobio de Castro et al., 2007).
- **Langfristige Konsequenzen:** Auf längere Sicht steigen die aggressiven Reaktionen der Interaktionspartner an. Die Kinder haben mehr und unangenehmere Konflikte, und es ist schwieriger für sie, dauerhafte gegenseitige Beziehungen zu anderen Kindern aufzubauen (Snyder et al., 1997). Reaktiv aggressive Kinder werden von anderen zunehmend abgelehnt. Diese Entwicklung bringt langfristig ein Übergewicht negativer Konsequenzen mit sich, weil sie dem Bedürfnis auch aggressiver Kinder und Jugendlicher nach Freundschaft und Akzeptanz durch Gleichaltrige nicht gerecht wird. Dass sie dieses Bedürfnis haben, sieht man an ihrer Neigung, sich mit ähnlich aggressiven Altersgenossen anzufreunden. Diese Freundschaften sind allerdings deutlich konfliktreicher als die nicht aggressiver Gleichaltriger und haben die Tendenz, die aggressiven Verhaltensweisen zu verstärken (Dishion et al., 1996; Snyder et al., 1997).

Negative Konsequenzen vermeiden. Manche Kinder und Jugendliche erwarten regelmäßig, dass soziale Situationen negativ ausgehen, sie z. B. von anderen negativ eingeschätzt oder zurückgewiesen werden. Ihr Ziel ist es, diese negativen Konsequenzen und die damit verbundenen Gefühle (Aufregung, Angst) zu vermeiden (Kashdan & Herbert, 2001; Ollendick & Hirshfeld-Becker, 2002).

- **Kurzfristige Konsequenzen:** Sie werden kurzfristig für Vermeidungsverhalten und Passivität negativ verstärkt (sie können den befürchteten negativen Konsequenzen entgehen bzw. ihre unangenehmen Gefühle bezüglich der Situation hören auf). Gleichzeitig erfahren sie schon in der Situation deutliche negative Konsequenzen. Beobachtungen ergaben beispielsweise, dass Gleichaltrige öfter negativ und seltener positiv auf das Verhalten sozial ängstlicher Kinder reagierten und sie öfter ignorierten, als dies bei Gleichaltrigen ohne eine soziale Angststörung der Fall war (Spence et al., 1999).
- **Verarbeitung und innere Konsequenzen:** Die Kinder bewerten ihr eigenes Verhalten nach der Situation negativer, als dies unauffällige Gleichaltrige tun. Vor allem ältere Kinder und Jugendliche begleiten ihr Tun mit vermehrten negativen Selbstverbalisationen (Alfano et al., 2006; Beidel et al., 1999; Cartwright-Hatton et al., 2005; Schmitz et al., 2010; Spence et al., 1999).

- **Langfristige Konsequenzen:** Langfristig überwiegen die negativen Konsequenzen. Die Kinder und Jugendlichen werden häufig durch Gleichaltrige abgelehnt oder ignoriert, die soziale Angst nimmt weiter zu, und möglicherweise erleben die Kinder und Jugendlichen immer weniger positive und anregende psychische Zustände wie Freude, Zufriedenheit, Neugierde etc. (Kashdan et al., 2011).

Wahl kurzfristiger Verstärker. Kinder mit einer Aufmerksamkeitsdefizit-Hyperaktivitäts-Störung (ADHS) fallen durch ihre spezifischen Reaktionen auf äußere Verhaltenskonsequenzen auf (Johansen et al., 2002; Luman et al., 2005; Sagvolden et al., 1998). Verstärker wirken bei ihnen besser, wenn sie möglichst ohne Verzögerung auf das in Frage stehende Verhalten folgen, eher intensiv sind und kontinuierlich gegeben werden. Wenn diese Kinder die Wahl haben, wählen sie eher sofort verfügbare Verstärker, auch wenn diese kleiner sind, als solche, die mit Verzögerung gegeben werden.

- **Kurzfristige Konsequenzen:** Das Verhalten der Kinder wird weniger von der Verstärkungsgeschichte beeinflusst als bei unauffälligen Gleichaltrigen (Luman et al., 2005). Im normalen Alltag treten Verhaltenskonsequenzen aber oft verzögert ein, sie sind von geringer Intensität, oder geschehen nicht kontinuierlich. Dies erschwert Kindern mit einer ADHS den sozialen Lernprozess.
- **Verarbeitung und innere Konsequenzen:** Ihre im Vergleich zu unauffälligen Altersgenossen sehr ausgeprägte Tendenz, die eigene Kompetenz positiver zu sehen, als sie von neutralen Beobachtern wahrgenommen wird (Evangelista et al., 2008; Owens et al., 2007), sorgt zwar kurzfristig für positive Konsequenzen, erschwert es ihnen aber, aus der Erfahrung zu lernen.
- **Langfristige Konsequenzen:** Letztendlich haben auch diese Kinder und Jugendlichen eine negative Verstärkerbilanz. Sie erleben mittel- und langfristig negative Konsequenzen für ihr Verhalten, etwa wenn sie ein hohes Maß an Ablehnung durch Gleichaltrige erfahren (Hoza, 2007; Ronk et al., 2011).

Info

Das Training sozialer Kompetenzen bietet systematische positive Verhaltenskonsequenzen für sozial kompetentes Verhalten. Die Kinder und Jugendlichen üben nicht nur, situationsangemessenes sozial kompetentes Verhalten zu zeigen, sie lernen auch, einzelne sozial kompetente Skills im eigenen Verhalten wahrzunehmen und sich dafür zu verstärken. Außerdem werden sie durch ihre Interaktionspartner für sozial kompetentes Verhalten verstärkt.

Zusammenfassung

Das Erklärungsmodell zum Zustandekommen sozialer Kompetenzprobleme beschreibt störungsübergreifend, auf welche Weise Prozesse auf kognitiver, emotionaler und motorischer Verhaltensebene in konkreten sozialen Situationen dazu beitragen, dass Kinder und Jugendliche sich anderen gegenüber sozial inkompetent verhalten. Das Modell zeigt, dass Kompetenzprobleme aus unterschiedlichen Teilprozessen entstehen können. Das bedeutet aber auch, dass man auch bei Kindern mit Kompetenzproblemen Teilprozesse finden kann, die sie gut beherrschen und in denen sie keine Auffälligkeiten aufweisen. Es ist daher nicht nur sinnvoll, bei einem Kompetenztraining für Kinder und Jugendliche die kognitive, emotionale und Verhaltensebene einzubeziehen, es ist auch gerechtfertigt, ein solches Training als störungsübergreifende Intervention zu konzipieren, die an die vorhandenen Ressourcen der Kinder und Jugendlichen anknüpft.

2.3 Kinder und Jugendliche mit emotionalen und Verhaltensproblemen

Das GSK-KJ eignet sich nicht nur zur Unterstützung von Kindern und Jugendlichen mit sehr geringer sozialer Kompetenz. Auch internalisierendes und externalisierendes Problemverhalten besteht teilweise aus verringerter sozialer Kompetenz oder wird von dieser begleitet. Für die betroffenen Kinder und Jugendlichen kann es eine große Entlastung und möglicherweise ein Einstieg in die Bewältigung ihrer Probleme sein, wenn sie ihre sozialen Kompetenzen verbessern können. Wir berichten über Kinder und Jugendliche mit emotionalen und Verhaltensproblemen, die besonders von Schwierigkeiten mit der sozialen Kompetenz betroffen sind. Die Kinder in den folgenden Beispielen sind typisch für die, um die es geht:

- Paula (14) ist sehr still. Sie beteiligt sich kaum an den Unterhaltungen ihrer Mitschülerinnen. Sie geht kaum auf die anderen zu und beginnt praktisch nie ein Gespräch von sich aus. Wenn andere sie etwas fragen, antwortet sie oft nur mit einem kurzen Satz.
- Mark (7) ist ständig in Streitereien verwickelt. Oft prügelt er sich auch. Wenn Erwachsene versuchen, einen Streit zu schlichten, in den er verwickelt ist, beklagt er sich bitter, dass die anderen angefangen haben und ihn ständig ärgern.
- Stefan (10) geht seinen Mitschülern ziemlich auf die Nerven. Er ist laut und platzt unverhofft in ihre Spiele oder Gespräche hinein. Wenn er bei einer Aktivität seiner Mitschüler mitmachen will, wartet er nicht ab, sondern drängelt sich einfach dazwischen. Will er sich einen Stift ausleihen, fragt er nicht, sondern nimmt ihn einfach. Wenn ihm etwas nicht passt, beklagt er sich lauthals und ausdauernd. Er bekommt immer wieder Streit mit den anderen.

Wir berichten über drei Gruppen:

- Auf der Seite der internalisierenden sozial-emotionalen Probleme geht es um Kinder und Jugendliche, die sehr zurückgezogen sind, wenig mit anderen interagieren, Kontakt vermeiden etc. (Abschn. 2.3.1).
- Auf der Seite der externalisierenden Störungen geht es zum einen um Kinder und Jugendliche, die Probleme mit ihrem Sozialverhalten haben, also andere körperlich oder verbal angreifen (Abschn. 2.3.2).

- Zum anderen geht es um Kinder und Jugendliche, die unter einer Aufmerksamkeitsstörung (Abschn. 2.3.3) leiden, d.h. sich schlecht auf Dinge konzentrieren können, über das übliche Maß hinaus impulsiv sind und ihr Verhalten nur unzureichend steuern können.

2.3.1 Sozialer Rückzug

Sozialer Rückzug ist keine einheitliche Verhaltensstrategie. Kinder und Jugendliche haben unterschiedliche Motivationen, wenn sie sich aus sozialen Situationen zurückziehen. Nach Asendorpf (1990) wird das Verhalten von Menschen in sozialen Situationen von zwei Motivationen bestimmt, die gleichzeitig wirksam sind: Annäherung und Rückzug/Vermeidung (vgl. Coplan et al., 2013).

- »Schüchterne« Kinder haben ein großes Interesse an sozialen Interaktionen, gleichzeitig reagieren sie mit Angst und Beunruhigung auf unbekannte Personen, neue soziale Situation oder befürchtete negative Bewertung durch andere (Rubin et al., 2009). Sie haben eine hohe Annäherungs- und gleichzeitig eine hohe Vermeidungsmotivation.
- Andere Kinder und Jugendliche werden in ihrem Verhalten in sozialen Situationen hauptsächlich von dem Bedürfnis angetrieben, befürchtete negative Bewertungen zu vermeiden. Sie haben eine niedrige Annäherungs- und eine hohe Vermeidungsmotivation (Coplan et al., 2013). Sie werden als »ängstliche Vermeider«, manchmal als »sozial Ängstliche« bezeichnet.
- Eine dritte Gruppe hat kein großes Interesse an sozialen Interaktionen, aber auch keinen emotionalen Druck, soziale Situationen zu vermeiden. Sie haben eine niedrige Annäherungs- und eine niedrige Vermeidungsmotivation. In der Literatur findet man für sie die Bezeichnung »Desinteressierte«, oder »Ungesellige« (Coplan & Weeks, 2010). Sie unterscheidet sich nur unwesentlich von unauffälligen Kindern und Jugendlichen (Coplan et al., 2013). Wir werden über sie nicht weiter berichten. Viele Kinder aus den ersten beiden Gruppen haben emotionale oder soziale Probleme, sie sind nicht klinisch auffällig, können aber im Verlauf der Zeit eine soziale Angststörung (s. unten) entwickeln.
- Anders verhält es sich mit einer weiteren Gruppe von Kindern und Jugendlichen. Sie erfüllen eine klinische Diagnose, d.h. sie haben eine »Störung mit sozialer Ängstlichkeit« (ICD-10) bzw. eine soziale Phobie (»soziale Angststörung« in DSM-IV). Sie haben in vielen sozialen Situationen so extreme Angst und/oder extreme Befürchtungen, negativ bewertet zu werden, dass sie Aktivitäten, die für ihr Alter üblich sind (z.B. zur Schule gehen, mit Gleichaltrigen auf dem Pausenhof reden) gar nicht oder nur unter starken Ängsten ausführen können (Ollendick et al., 2014). Etwa ein bis fünf Prozent der schulpflichtigen Kinder und Jugendlichen sind von dieser Problematik betroffen (Kühl et al., 2010), wobei der Anteil der Mädchen höher ist. Wenn es um diese Gruppe geht, sprechen wir von »Kindern bzw. Jugendlichen mit einer sozialen Angststörung«.

In unserem Bericht über die spezifischen Kompetenzprobleme der Kinder mit sozialem Rückzug orientieren wir uns wieder an den Phasen des Prozessmodells von Hinsch und Pfingsten.

Situation. Für alle Kinder und Jugendlichen, die zu starkem sozialem Rückzug neigen, sind Situationen, in denen es darum geht, Kontakt mit anderen aufzunehmen und aufrecht zu erhalten, eine große Herausforderung.

Am deutlichsten zeigt sich dies im Umgang mit Gleichaltrigen. Schüchterne Kinder und Jugendliche reagieren mit Angst oder Hemmung auf neue soziale Situationen und / oder Situationen, in denen sie erwarten, bewertet zu werden (Poole & Schmidt, 2019). Sozial Ängstliche sind mit allen sozialen Situationen überfordert, wobei das Schwergewicht auf der Bewertung durch andere liegt (Weeks et al., 2009). Den Desinteressierten sind soziale Situationen eher gleichgültig. Sie sind lieber allein (Barstead et al., 2018). Kinder mit einer sozialen Angststörung zeigen extreme Beunruhigung und Ängste in sozialen Situationen, oft vermeiden sie sie auch ganz (Helbig & Petermann, 2008; Perri et al., 2017).

Kognitionen. Sozial zurückgezogene Kinder und Jugendliche zeichnen sich (in unterschiedlichem Maß) durch spezifische kognitive Verarbeitungsprozesse aus. Diese können sich auf die Situation bzw. die Interaktionspartner richten (Wahrnehmung von Gefühlen und situativen Reizen, Interpretation des Verhaltens der Interaktionspartner) oder auf die eigene Person (Ziele und Erwartungen über den weiteren Verlauf).

Wahrnehmen von Gefühlen. Die Fähigkeit der nicht klinisch auffälligen sozial ängstlichen Kinder zur Wahrnehmung von Gefühlen ist nur wenig beeinträchtigt. Schüchterne Kinder und Jugendliche erkannten emotionale Gesichtsausdrücke genauso gut wie unauffällige Kinder (Kokin et al., 2016). Sie brauchten allerdings etwas länger dafür als unauffällige Kinder und sahen häufiger Gefühle in neutralen Gesichtsausdrücken (Melfsen und Florin, 2003). Gut ausgeprägte Gefühlswahrnehmung kann sich sogar protektiv auswirken. Sie schützt schüchterne Kinder vor der ansonsten häufigen Zurückweisung durch Gleichaltrige (Sette et al., 2016).

Bei Kindern mit sozialen Angststörungen fanden Simonian et al. (2001) eine verminderte Fähigkeit zum Erkennen emotionaler Gesichtsausdrücke (vgl. auch Mathews et al., 2016; Trentacosta & Fine, 2010).

Selektive Aufmerksamkeit für situative Reize. Kinder und Jugendliche mit einer sozialen Angststörung achten in sozialen Situationen bevorzugt auf bedrohliche Reize (Schmidtendorf et al., 2018; Waters et al., 2011).

Es gibt Hinweise, dass auch klinisch nicht auffällige sozial ängstliche Kinder besonders auf bedrohliche soziale Reize achten (Heim-Dreger, 2006; Klein et al., 2018). Wurden Kinder und Jugendliche ohne klinische Diagnose mit unterschiedlich starken sozialen Angstsymptomen untersucht, war die Aufmerksamkeit für bedrohliche Reize umso stärker, je ausgeprägter die Angstsymptome ausfielen (Abend et al., 2017) und je älter die Kinder und Jugendlichen waren (Dudeney et al., 2015). Perez-Elgar et al. (2010) verfolgten die Entwicklung von Kindern vom Kleinkindalter bis zum Alter von 15 Jahren. Jugendliche, die als Kleinkinder sozial gehemmt waren, entwickelten umso eher soziales Rückzugsverhalten, je stärker sie ihre Aufmerksamkeit sozial bedrohlichen Reizen zuwandten.

Interpretation des Verhaltens der Interaktionspartner. Um das Verhalten ihrer Interaktionspartner angemessen interpretieren zu können, müssen Kinder und Jugendliche fähig sein, sich ihre kognitive und emotionale Situation vorzustellen (kognitive und emotionale Perspektivenübernahme).

Perspektivenübernahme. Jugendliche mit einer sozialen Angststörung waren in ihrem Fragebogen-Selbstbericht einfühlsamer als durchschnittliche Jugendliche, in objektiven Tests zur kognitiven und emotionalen Perspektivenübernahme konnten sie sich schlechter in die Situation von Interaktionspartnern hinein versetzen als ihre Altersgenossen (Öztürk et al., 2020). In der Untersuchung von Gambin & Sharp (2018) waren sie gut zur emotionalen Perspektivenübernahme in der Lage, nicht aber zur kognitiven.

Negative Interpretation. In vielen sozialen Situationen ist das Verhalten der Interaktionspartner nicht eindeutig. Sozial ängstliche Jugendliche und Jugendliche mit einer sozialen Angststörung neigen in uneindeutigen Situationen dazu, das Verhalten der anderen Person negativer zu interpretieren als durchschnittliche Jugendliche (Giannini & Loscalzo, 2016; Loscalzo et al., 2018; Haller et al., 2017; Miers et al., 2008; Miers et al., 2013; s. auch Kokin et al., 2016). Jugendliche mit einer sozialen Angststörung sind zudem überzeugt, dass in solchen Situationen negative Interpretationen glaubwürdiger sind als neutrale oder positive (Loscalzo et al., 2018).

Erwartungen über den Verlauf. Für die Erwartungen über den weiteren Verlauf der Situation ist entscheidend, welche Ziele die Kinder und Jugendlichen für die konkrete Situation haben, welche Verhaltensstrategien sie für sinnvoll halten, wie sie ihre eigenen Fähigkeiten einschätzen und welche Reaktionen sie von ihren Interaktionspartnern erwarten. Die Erwartungen schüchterner, sozial ängstlicher und mit einer klinischen sozialen Angststörung diagnostizierter Kinder und Jugendlicher unterscheiden sich in vielen Bereichen nur im Ausmaß, nicht aber in der Qualität voneinander (Tuschen-Caffier et al., 2011).

Gemeinsamkeiten. Sie bewerten das Ziel, sich in einer sozialen Situation durchzusetzen, weniger positiv. Als Konfliktlösung wählen sie häufiger den Rückzug aus der Situation. Sie sind weniger überzeugt, sich in einer sozialen Situation effektiv durchsetzen zu können, und halten ihre Fähigkeit, Lösungen in sozialen Problemsituationen zu finden, für geringer als unauffällige Kinder (Kingery et al., 2010; Smári et al., 2001; Wichmann et al., 2004). Sie erleben soziale Situationen häufiger als Misserfolg und nehmen öfter selbstschädigende Attributionen vor (Alfano et al., 2006; Muris, 2002; Rudy et al., 2012, 2014; Wichmann et al., 2004). Sie formulieren mehr negative Selbstbewertungen, und ihre allgemeine und soziale Selbstwirksamkeit ist geringer als die von unauffälligen Vergleichsgruppen (Alfano et al., 2006; Muris, 2002; Rudy et al., 2012, 2014; Wichman et al., 2004). Sie schätzen ihre eigene Kompetenz auch dann als niedrig ein, wenn objektive Beobachter keinen Unterschied zu Vergleichskindern sehen (Cartwright-Hatton et al., 2005; Tuschen-Caffier et al., 2011). Auch ihre subjektive Einschätzung ihrer Beliebtheit bei Peers ist niedriger als die unauffälliger Gleichaltriger (Baartmans et al., 2020), obwohl sie sich in den tatsächlichen Werten nicht von diesen unterscheiden.

Unterschiede. Über diese Gemeinsamkeiten hinaus gibt es auch deutliche Unterschiede zwischen nicht klinisch auffälligen schüchternen und sozial ängstlichen Kindern und Jugendlichen auf der einen und solchen mit einer diagnostizierten Angststörung auf der anderen Seite. Kinder und Jugendliche mit einer diagnostizierten sozialen Angststörung fallen durch ein ausgeprägtes Sicherheitsverhalten auf. Sie zeigen vermehrt Verhaltensweisen, mit denen sie meinen, befürchtete Probleme in einer sozialen Situation verhindern zu können. Sie sagen sich z. B. bestimmte Sätze immer wieder vor, um zu verhindern, dass sie in einer sozialen Situation stumm dastehen (Ranta et al., 2014). Jugendliche mit einer sozialen Angststörung hielten den negativen Ausgang einer sozialen Situation für wahrscheinlicher als unauffällige Jugendliche und bewerteten dies als schwerwiegender (Rheingold et al., 2003). Ihre Aufmerksamkeit ist stärker als die ihrer Altersgenossen auf die eigene Person gerichtet. Ihre Kognitionen in schwierigen sozialen Situationen sind sehr viel negativer (Kley et al., 2012; Spence et al., 1999). Sie haben mehr und intensivere paranoide Kognitionen als unauffällige Gleichaltrige (Pisano et al., 2016).

Emotionale Prozesse. Sozial ängstliche Kinder und Kinder mit einer sozialen Angststörung sind in ihrer emotionalen Kompetenz eingeschränkt. Dies betrifft vor allem den Ausdruck von Gefühlen und deren Regulation.

Gefühlsausdruck. Sozial ängstliche Kinder hatten bei Laboraufgaben mehr Schwierigkeiten, gezielt bestimmte Gefühle mimisch darzustellen als unauffällige Vergleichskinder. Ihre Mimik war weniger vielfältig und weniger eindeutig. Wenn man die spontane emotionsbezogene Mimik der Kinder bei einer belastenden Laboraufgabe beobachtete, zeigten sie weniger Freude, nicht aber weniger Ärger oder Frustration, obwohl ihre erlebten Gefühle sich nicht von denen der anderen Kinder unterschieden (Melfsen & Florin, 2003). Jugendliche zeigten bei emotional anregenden Interaktionsaufgaben deutlich weniger Gefühle als unauffällige Altersgenossen (Schneider, 2009). Je fähiger die Kinder sind, positive Gefühle zu zeigen, desto weniger sozial ängstlich sind sie. Schüchterne Kinder, die in Laboraufgaben zwar Vermeidungsverhalten, aber auch deutlich positive Gefühle zeigten, waren nicht sozial ängstlicher als unauffällige Kinder (Poole & Schmidt, 2019; vgl. auch Mathews et al., 2016).

Gefühlsregulation. Kinder und Jugendliche mit einer sozialen Angststörung haben Schwierigkeiten mit der Emotionsregulation.

Ihre physiologische Erregung bei angstauslösenden Laboraufgaben unterschied sich nicht von der der Vergleichsgruppe, sie nahmen aber subjektiv eine höhere Erregung wahr und fürchteten sich mehr vor Empfindungen, die mit Angst verbunden sind (Anderson & Hope, 2009). Sie reagieren auf bedrohliche Reize nicht nur mit stärkerer subjektiver emotionaler Erregung, sondern es fällt ihnen auch schwerer, Situationen kognitiv umzubewerten, um ihre Erregung zu reduzieren (Carthy et al., 2010; Kullik & Petermann, 2012; Suveg & Zeman, 2004). Sie benutzen mehr ungünstige Regulationsstrategien wie Vermeiden oder Grübeln und ihr Gefühlsausdruck ist reduziert (Golombek et al., 2019; Sackl-Pammer et al., 2019). In negativen emotionalen Situationen haben sie öfter als unauffällige Gleichaltrige überhaupt keine Strategien zur Regulation von Emotionen zur Verfügung (Carthy et al., 2010).

Verhalten. Sozial unsichere und sozial ängstliche Kinder verfügen nach Eltern- und Lehrer- und Gleichaltrigeneinschätzung über ein eingeschränktes Repertoire an sozialem Verhalten (Greco & Morris, 2005; Miers et al., 2010; Miers et al., 2013), wobei dies manchmal nur auf die Mädchen zutrifft (Ginsburg et al., 1998). Ergebnisse aus Verhaltensbeobachtungen sind etwas unterschiedlich. Sozial ängstliche Kinder zeigten eine größere Passivität und geringeres Engagement in Interaktionen (Schneider, 2009) und geringere global eingeschätzte soziale Fertigkeiten während eines Vortrags im Labor (Miers et al., 2013). Ging es bei der Laboraufgabe um Gespräche mit Erwachsenen, konnten Beobachter keinen Unterschied zwischen sozial ängstlichen und Vergleichskindern feststellen (Cartwright-Hatton et al., 2005). Sozial ängstliche Kinder und Jugendliche sind öfter mit ebenfalls sozial ängstlichen Gleichaltrigen befreundet (Zhao et al., 2016). Dies scheint auf die Dauer ihre soziale Ängstlichkeit zu verstärken (van Zalk et al., 2011) und sich negativ auf ihre soziale Kompetenz auszuwirken (Zhao et al., 2016).

Kinder, die die Diagnose »soziale Angststörung« erhalten haben, unterscheiden sich in ihrem Verhalten systematisch von Vergleichskindern. Verhaltensbeobachtungen im Labor und in Alltagssituationen zeigen, dass sie weniger mit anderen interagieren, weniger Interaktionen initiieren und sich schlechter durchsetzen (Alfano et al., 2006; Spence et al., 1999). Scharfstein et al. (2011) ließen Kinder im Labor kurze Rollenspiele durchführen. Sozial phobische Kinder zeigten deutlich weniger soziale Fertigkeiten als die Vergleichsgruppen. Sie schafften es schlechter, sich über ein vorgegebenes Thema zu unterhalten und sprachen leiser, mit gepresster und hoher Stimme (Scharfstein et al., 2011). Laboraufgaben, bei denen die Kinder kurze Vorträge halten mussten, brachten keinen Unterschied zwischen Kindern mit einer Angststörung und Vergleichskindern (Tuschen-Caffier et al., 2011). Eltern und Lehrer schätzen ihre soziale Kompetenz durchgängig geringer ein (Kingery et al., 2010).

Verhaltenskonsequenzen. Es wird immer wieder berichtet, dass sozial ängstliche und schüchterne Kinder und Jugendliche mehr von Gleichaltrigen abgelehnt oder ignoriert werden (z. B. Howe, 2010; Inderbitzen et al., 1997, La Greca & Lopez, 1998) und weniger Freunde haben (Van Zalk et al., 2011).

Dies scheint aber nicht durchgängig zuzutreffen. Ob die Kinder und Jugendlichen von Gleichaltrigen abgelehnt werden, ist davon abhängig, wie stark sie sich aus sozialen Situationen zurückziehen.

Hoch sozial ängstliche Kinder, die im Vergleich zu unauffälligen eher erwarteten, dass eine Interaktionssituation negativ ausgehen würde und starkes Rückzugsverhalten zeigten, wurden von Gleichaltrigen häufiger abgelehnt als die Vergleichsgruppe (Erath et al., 2007; Coplan et al., 2015). Jungen wurden ebenfalls häufiger viktimisiert, wenn sie sich mehr aus sozialen Situationen zurückzogen (Erath et al., 2007). Jugendliche, die sich sozial zurückzogen, hatten weniger oft Kontakt mit ihren Freunden und weniger persönliche Gespräche (Biggs et al., 2012). Auf der anderen Seite werden sozial ängstliche Kinder weniger abgelehnt, die sich sozial kompetenter verhalten und sich nicht zurückziehen (Greco & Morris, 2005).

Positive Verhaltenskonsequenzen beeinflussen das soziale Kompetenzverhalten sozial ängstlicher Kinder in eine konstruktive Richtung. Das anfänglich sehr zurückgezogene Interaktionsverhalten sozial ängstlicher Kinder verbesserte sich, wenn Gleichaltrige sich im Verlauf der Zeit ihnen gegenüber positiv verhielten (Gazelle, 2013).

Kinder mit sozialen Angststörungen verarbeiten die Reaktionen Gleichaltriger negativer als unauffällige Kinder. Sie fühlen sich weniger akzeptiert und berichten von mehr negativen Kontakten mit Gleichaltrigen (Ginsburg et al., 1998; Kingery et al., 2010).

Kulturelle Aspekte. Wann das Verhalten von Kindern und Jugendlichen als auffällig sozial zurückgezogen beurteilt wird, und wie man darauf reagiert, wird auch von kulturellen Vorstellungen beeinflusst.

In westlichen Gesellschaften gibt es bei allen Angstproblemen, also auch bei Problemen, die mit sozialem Rückzug zu tun haben, deutliche Unterschiede zwischen Jungen und Mädchen. Mädchen haben häufiger soziale Angst und Angststörungen, bei Jungen wirken sich die nicht klinisch auffälligen Formen von Schüchternheit und sozialer Angst negativer auf ihre Entwicklung und ihre Beziehungen zu Gleichaltrigen aus (Doey et al., 2014).

Kulturelle Normen und Vorstellungen beeinflussen die Reaktionen der Umwelt auf schüchternes und sozial ängstliches Verhalten. Ein Beispiel ist der Unterschied zwischen westlichen individualistischen kulturellen Kontexten und traditionellen verbundenheitsorientierten chinesischen Kontexten. Chen et al. (2009) fanden einen Unterschied in der Reaktion auf Schüchternheit bei Schülern etwas mehr westlich orientierter städtischer Schulen und traditionell orientierter Schulen für Migranten vom Land. Schüchterne Schüler der städtischen Schulen zeigten die auch aus westlichen Untersuchungen bekannten Schwierigkeiten mit der Akzeptanz durch Gleichaltrige und hatten emotionale Probleme. Schüchterne Migranten-Schüler wurden dagegen von Lehrern als sozial und schulisch kompetent eingeschätzt und hatten einen hohen sozialen Status bei den Mitschülern (Chen et al., 2009). In ähnlicher Weise entwickelten schüchterne chinesische Jugendliche, die eine ausgeprägt kollektivistische Orientierung hatten, im Vergleich zu individualistisch orientierten weniger akademische und emotionale Probleme (An & Eggum-Wilkens, 2019). Andererseits wird soziales Desinteresse im chinesischen Kontext negativer bewertet als in westlichen Kulturen (Coplan et al., 2016). In der Untersuchung von Liu et al. (2015) wirkte sich sozial desinteressiertes Verhalten bei chinesischen Kindern negativ auf ihre Entwicklung aus, während dies bei den kanadischen Kindern nicht der Fall war. Sozial desinteressierte chinesische Kinder wurden weniger von den Gleichaltrigen akzeptiert, fühlten sich einsamer und depressiver und hatten mehr schulische Probleme. Schüchternes und sozial ängstliches Verhalten hatte in beiden Ländern die gleichen Auswirkungen.

Info

Schüchterne, sozial ängstliche und Kinder und Jugendliche mit einer sozialen Angststörung haben besondere Beeinträchtigungen mit der Wahrnehmung und Einschätzung sozialer Situationen und der Bewertung ihres eigenen Verhaltens. Ihre Aufmerksamkeit ist stärker auf die eigene Person als auf die des Interaktionspartners gerichtet. Im GSK-KJ können diese Kinder und Jugendlichen lernen, sich ihrer Selbstverbalisationen bewusst zu werden und konstruktivere Selbstverbalisationen zu erproben. In den Rollenspielen werden sie systematisch dazu angeleitet, sich selbst positive Rückmeldung zu geben. Dadurch wird ihre Angst vor negativer sozialer Bewertung vermindert. Als Partner in den Rollenspielen lernen sie, stärker auf das Verhalten der anderen Person zu achten.

2.3.2 Probleme mit dem Sozialverhalten

Im Alltag werden Kinder und Jugendliche mit Problemen im Sozialverhalten als »aggressiv« bezeichnet. Aggressive Kinder und Jugendliche agieren negativer als Gleichaltrige im Umgang mit anderen Personen (Drohungen, verbale oder körperliche Angriffe). Es hat sich herausgestellt, dass diese Gruppe nicht einheitlich ist. Kinder und Jugendliche unterscheiden sich nach dem Anlass und Ausmaß ihres negativen Verhaltens.

- Als »reaktiv Aggressive« bezeichnen wir Kinder und Jugendliche, die auf echte oder vermeintliche Provokationen mit verstärkt negativem Verhalten und Angriffen reagieren (Card & Little, 2006; Rieffe et al., 2016).
- Unter »proaktiv Aggressiven« verstehen wir Kinder und Jugendliche, die negatives Verhalten einsetzen, um bestimmte Ziele zu erreichen (Card & Little, 2006; Little et al., 2003; Prinstein & Cillessen, 2003; Rieffe et al., 2016).

Reaktiv und proaktiv Aggressive können zwar durchaus Schwierigkeiten mit den Personen ihrer Umgebung und mit sich selbst bekommen, sie sind aber nicht klinisch auffällig. Sie können sich jedoch in Richtung auf die dritte Gruppe entwickeln:

- »Kinder und Jugendliche mit einer dissozialen Störung«. Klinisch diagnostizierte Kinder und Jugendliche mit einer Störung des Sozialverhaltens ohne oppositionelles Verhalten (ICD-10; »Conduct Disorder« im DSM-IV) oder mit oppositionellem Verhalten (ICD-10; »Oppositional Defiant Disorder« im DSM-IV) zeigen ein extremes Ausmaß aggressiven und (vor allem bei jüngeren Kindern) aufsässigen Verhaltens. Etwa 4 Prozent der Kinder und Jugendlichen bekommen diese Diagnose und Jungen sind sehr viel häufiger betroffen als Mädchen (Vloet et al., 2006). Sie werden im Folgenden »Kinder und Jugendliche mit einer dissozialen Störung« genannt.

Wir beschreiben im Folgenden, wie aggressive und Kinder und Jugendliche mit einer dissozialen Störung in den Phasen des Prozessmodells soziale Kompetenzprobleme entwickeln können.

Situation. Unklare und mehrdeutige soziale Situationen sind eine Herausforderung für aggressive Kinder und Jugendliche aller drei Gruppen. Sie sind in diesen Situation auf ihre Interpretation der Situation angewiesen, die in der Regel negativ ausfällt. Meistens handelt es sich um Situationen, in denen etwas geschieht (oder vermeintlich geschieht), das den Wünschen und Bedürfnissen der Kinder und Jugendlichen widerspricht. Sie vermuten in diesen Situationen, dass die andere Person sie angreifen oder ihren Wünschen nicht entsprechen will.

Kognitionen. Das Modell der sozialen Informationsverarbeitung wird besonders oft herangezogen, um die Besonderheiten der kognitiven Verarbeitung bei aggressiven Kindern zu untersuchen. Es beschreibt die Interaktion mit anderen als sozialen Problemlöseprozess (Akhtar & Bradley, 1991; Dodge, 1993; Dodge & Crick, 1990). Die Phasen dieses Prozesses können sich entweder auf die Situation bzw. den Interaktionspartner richten (Wahrnehmung von Gefühlen und situativen Reizen, Interpretation des Verhaltens der Interaktionspartner) oder auf die eigene Person (Ziele und Erwartungen über den weiteren Verlauf).

Wahrnehmung von Gefühlen. Die erste Einschätzung einer sozialen Situation geschieht oft über die Wahrnehmung der Gefühle der anderen Person. Ist die Gefühlswahrnehmung beeinträchtigt, besteht die Gefahr, dass das Verhalten der Interaktionspartner missverstanden wird.

Es ist gut belegt, dass aggressive und auch Kinder und Jugendliche mit einer dissozialen Störung Gefühle in den Gesichtsausdrücken ihrer Interaktionspartner nicht so gut erkennen können wie unauffällige Gleichaltrige (z. B. Fairchild et al., 2009; Wells et al., 2020; vgl. Marsh & Blair, 2008). Je stärker das aggressive Verhalten ist, umso mehr Probleme haben die Kinder und Jugendlichen mit der Gefühlserkennung (Wells et al., 2020). Möglicherweise beeinflusst besonders die Schwierigkeit, positive Gesichtsausdrücke zu erkennen, das aggressive Verhalten. Wurden hoch aggressive Jugendliche in einer experimentellen Situation dazu angeleitet, mehr Glück / Fröhlichkeit in ambivalenten Gesichtsausdrücken zu erkennen, reduzierte sich ihr selbst berichtetes und von anderen beurteiltes aggressives Verhalten (Penton-Voack et al., 2013).

Selektive Wahrnehmung situativer Reize. Es macht den Eindruck, als bewegten sich Aggressive und Kinder und Jugendliche mit einer dissozialen Störung in einer Welt, in der die Umwelt aus ihrer Sicht besonders oft negative Reize und Ereignisse präsentiert. Sie neigen dazu, in sozialen Situationen eher auf (vermeintlich) feindselige Signale zu achten (Yoon et al., 1999; Miller & Johnston, 2019; vgl. Wilkowski & Robinson, 2008) und vermuten bei anderen eher negative Absichten (siehe unten).

Interpretation des Verhaltens der Interaktionspartner. Damit sie Ziele und Motive ihrer Interaktionspartner verstehen können, müssen sich Kinder und Jugendliche in deren emotionale und kognitive Situation hineinversetzen.

Perspektivenübernahme. Diese Fähigkeit scheint bei aggressiven und dissozialen Kindern und Jugendlichen aller Altersstufen beeinträchtigt zu sein, wobei die Beeinträchtigungen manchmal nur bei einer der beiden Komponenten der Perspektivenübernahme auftraten.

Vorschulkinder wurden von ihren Lehrern als feindseliger eingeschätzt, wenn sie eine geringere emotionale und soziale Perspektivenübernahme zeigten (Belacchi & Farina, 2012). Holl et al. (2018) fanden in einer Längsschnittuntersuchung bei Grundschulkindern, dass die Fähigkeit, die kognitive Perspektive einer anderen Person zu verstehen, aggressives Verhalten beeinflusste. Je schlechter die Kinder diese soziale Perspektivenübernahme beherrschten, desto aggressiver waren sie (Holl et al., 2018). Lovett & Sheffield (2007) fanden in einem Überblick über Studien, die sowohl klinisch diagnostizierte als auch nichtklinische Gruppen umfassten, dass sich bei aggressiven Kindern kein eindeutiges Ergebnis in Bezug auf ihr emotionales Einfühlungsvermögen ergab, aggressive Jugendliche waren dagegen durchgängig weniger emotional einfühlsam (s. auch van Langen et al., 2014). Schwenck et al. (2011) fanden bei Jugendlichen mit einer dissozialen Störung keine Unterschiede zur unauffälligen Kontrollgruppe in der emotionalen Perspektivenübernahme, wohl aber bei komplexen Aufgaben zur sozialen Perspektivenübernahme. In eine ähnliche Richtung weist die Untersuchung von Stellwagen & Kerig (2018). Hier war die Symptomatik Jugendlicher mit einer dissozialen Störung dann besonders ausgeprägt, wenn sie Schwierigkeiten hatten, ihre Emotionen zu regulieren und gleichzeitig wenig Verständnis für das Innenleben von Menschen (Theory of Mind).

Negative Interpretation. Soziale Situationen sind oft nicht eindeutig. Manchmal zeigen andere Personen ein Verhalten, das für das Kind / den Jugendlichen eher unangenehm ist, der Grund oder Anlass dafür ist aber unklar. Es ist eins der auffälligsten Merkmale aggressiver Kinder und Jugendlicher, dass sie in solchen uneindeutigen Provokationssituationen ihren Interaktionspartnern feindselige Absichten unterstellen (Orobio de Castro et al., 2002; Martinelli et al., 2018).

Dies gilt für aggressive Kinder und Jugendliche (Crick et al., 2002; Godleski & Ostrov, 2010; Katsurada & Sugawara, 1998; Nelson & Perry, 2015; von Oostrum & Horvath, 1997; Wells et al., 2020) und Kinder und Jugendliche mit dissozialen Störungen (Dodge et al., 1990). Dieses kognitive Verhalten wurde auch bei Kindern aus 12 Kulturen gefunden, wobei sich das Ausmaß an feindseliger Absichtszuschreibung und das Ausmaß aggressiven Verhaltens zwischen den Kulturen unterschieden (Dodge et al., 2015). Der Zusammenhang zwischen Aggression und Absichtszuschreibung ist bei reaktiv aggressiven Kindern stärker als bei proaktiv aggressiven (Martinelli et al., 2018; Yaros et al., 2014).

Erwartungen über den Verlauf. Die Erwartungen der Kinder und Jugendlichen über den weiteren Verlauf einer sozialen Situation werden von ihren normativen Überzeugungen und Zielen beeinflusst, der Vorstellung, welches Verhalten in der konkreten Situation angebracht ist und der Erwartung, wie die Interaktionspartner reagieren werden. Erwartungen über den weiteren Verlauf beeinflussen das Verhalten der Kinder und Jugendlichen umso stärker, je älter sie sind (Huesman & Guerra, 1997)

Bewertung aggressiven Verhaltens. Aggressive Kinder und Kinder und Jugendliche mit dissozialen Störungen halten Aggressionen für ein akzeptables soziales Verhalten (Huesman & Guerra, 1997). Die Ziele aggressiver Kinder und Jugendlicher beziehen sich seltener auf das Aufrechterhalten der Beziehung und auf friedliche Lösungen und sind aggressiver (Samson et al., 2012). Die Kinder und Jugendlichen finden eine geringere Zahl und weniger wirksame Lösungen für soziale Konflikte. Bei der Auswahl von Handlungsstrategien beurteilen sie aggressives Verhalten als Lösungsstrategie positiver und rechtfertigen es mehr (Barchia & Bussey, 2011; Erdley & Asher, 1999; Werner & Nixon, 2005; Werner & Hill, 2010). Sie lehnen eine moralische Bewertung ihres eigenen aggressiven Verhaltens ab (Gini et al., 2014). Ihre Selbstwirksamkeitserwartung für das Umsetzen assertiver Verhaltensweisen ist vergleichsweise hoch, die für friedliche Lösungen vergleichsweise niedrig (Akhtar & Bradley, 1991; Orobio de Castro et al., 2002; Dodge, 1993; Dodge et al., 2003; Helmsen & Petermann, 2010b; Milich & Dodge, 1984; Wichmann et al., 2004; Yoon et al., 1999, 2000; s. auch Barriga et al., 2008).

Crick et al. (2002) vermuten, dass bei relational aggressiven Kindern die beschriebenen Kognitionen von Situationen aktiviert werden, in denen es um Provokationen auf der Beziehungsebene geht. Bei körperlich aggressiven Kindern sind es dagegen Situationen mit instrumentellen Provokationen (z. B. jemand beschädigt einen Gegenstand des Kindes). Bei reaktiv aggressiven Jugendlichen scheint neben der Zuschreibung feindseliger Absichten die Überzeugung wichtig zu sein, dass man fähig sei, aggressives Verhalten tatsächlich auch umzusetzen. Für proaktiv aggressive Jugendliche sind dagegen die erwarteten positiven Konsequenzen aggressiven Verhaltens bedeutsam (Arsenio et al., 2009).

Zusammenhang zwischen Erwartungen und Absichtszuschreibungen. Erwartungen über den weiteren Verlauf beeinflussen den Zusammenhang zwischen feindseligen Absichtszuschreibungen und feindseligem Verhalten. Jugendliche, die in uneindeutigen Provokationssituationen den Akteuren feindselige Absichten zuschrieben, verhielten sich aggressiver, wenn sie aggressives Verhalten rechtfertigten, eine hohe Selbstwirksamkeitserwartung hinsichtlich aggressiven Verhaltens hatten, der Meinung waren, sie würden sich bei aggressivem Verhalten besser fühlen und auch der Meinung waren, andere würden ihr Verhalten akzeptieren (Fontaine et al., 2010).

Emotionale Prozesse. Die emotionalen Prozesse aggressiver und dissozialer Kinder und Jugendlicher unterscheiden sich in mehrfacher Hinsicht von denen unauffälliger Gleichaltriger.

- **Gesteigerte Ärgergefühle:** Aggressive Kinder und Jugendliche erleben mehr Ärger: Aggressive Grundschulkinder reagierten in einer Enttäuschungssituation mit mehr und intensiverem Ärger als Vergleichskinder (Bohnert et al., 2003). Auch Jugendliche mit einer Diagnose »dissoziale Störung« reagierten auf imaginäre neutrale Situationen mit mehr Ärger und erwarteten deutlich öfter als unauffällige Jugendliche, glücklich zu sein, wenn sie sich bewusst aggressiv verhielten (Arsenio et al., 2004). Aggressive Kinder und Jugendliche grübeln außerdem mehr über ihren Ärger nach (Smith et al., 2016).
- **Regulation vom Emotionen:** Darüber hinaus gibt es Belege, dass sie mehr Schwierigkeiten mit der Regulation von Emotionen haben als ihre Altersgenossen, d. h. sie können Gefühle schlechter »herunterregulieren«. Ihre Gefühle hindern sie daran, angemessenes Verhalten zu zeigen, oder sie zeigen oder empfinden Gefühle, die für den jeweiligen Kontext unangemessen sind (Röll et al., 2012). Unzureichende

Gefühlsregulation aggressiver Kinder wurde gefunden bei Kindern und Jugendlichen unterschiedlicher Altersstufen (Helmsen & Petermann, 2010a; Helmsen et al., 2012; Koglin et al., 2013; Röll et al., 2012; Schipper et al., 2013) und bei Kindern mit dissozialen Störungen (Stellwagen & Kerig, 2018).

Proaktiv und reaktiv aggressive Kinder unterscheiden sich darin, auf welche Weise ihr Verhalten von Gefühlen und deren Regulation beeinflusst wird. Kinder, die mit Ärger auf soziale Konflikte reagieren und ihre Ärgergefühle vergleichsweise schlechter regulieren können, verhalten sich stärker reaktiv aggressiv. Kinder, die bei Konflikten mit anderen vergleichsweise wenig Mitgefühl für deren Situation haben, verhalten sich stärker proaktiv aggressiv (Jambon et al., 2019). Wenn reaktiv aggressive Kinder ihr Verhalten gut steuern und planen können, verhalten sie sich weniger aggressiv als die reaktiv aggressiven Kinder, die diese Fähigkeit nicht haben. Bei proaktiv aggressiven Kindern hat dies keinen Einfluss (Rohlf et al., 2018).

Verhalten. Aggressive Kinder und Jugendliche verhalten sich feindselig, greifen andere an, bedrohen sie und üben Zwang aus (vgl. Hawley, 2003).

- **Reaktiv Aggressive:** Diese Kinder und Jugendlichen reagieren impulsiv auf (vermeintliche) Provokationen. Sie greifen andere körperlich an oder beleidigen sie, wenn sie wegen einer Provokation wütend sind. Ihr Verhalten wird durch die Situation und die darin ausgelösten Gefühle angetrieben (Carroll et al., 2018). Sie zeigen überwiegend ungünstigeres soziales Verhalten als proaktiv Aggressive und entwickeln mit größerer Wahrscheinlichkeit externalisierende Verhaltensprobleme (Card & Little, 2006; Little et al., 2003; Prinstein & Cillessen, 2003). Nach Xie et al. (2002) haben vor allem diejenigen, die als Kind durch ein erhöhtes Maß körperlicher Aggression auffielen, als Jugendliche Anpassungsprobleme.
- **Proaktiv Aggressive:** Diese Kinder und Jugendlichen setzen von sich aus Aggressionen planvoll ein, um bestimmte Ziele zu erreichen. Proaktive aggressive Kinder und Jugendliche schikanieren andere und versuchen, sie zu beherrschen, damit diese tun, was sie wollen. Emotionale Erregung spielt bei ihnen eine untergeordnete Rolle (Carroll et al., 2018). Sie unterscheiden sich in der sozialen Anpassung nicht von unauffälligen Gleichaltrigen (Card & Little, 2006; Little et al., 2003; Prinstein & Cillessen, 2003).

Strategien zur Sicherung von Ressourcen. Nach Hawley (2003) können die Ziele proaktiv aggressiver Kinder und Jugendlicher als Versuch betrachtet werden, sich materielle (Nahrung, Spiele etc.) oder soziale (Status, Unterstützung, Einfluss etc.) Ressourcen zu sichern. Hawley et al. (2007) fanden, dass Kinder und Jugendliche dafür unterschiedlichen Strategien benutzen. Es ergaben sich fünf Gruppen (Hawley et al., 2007; Vitaro et al., 2006):

- Zwangsausüber, die ausschließlich aggressive Mittel einsetzen,
- Prosoziale, die sich besonders oft prosozial verhalten,
- Durchschnittliche,
- Kinder ohne Kontrolle, die kaum versuchen, soziale Situationen zu beeinflussen, und

- Kinder mit Doppelstrategien, die gleichzeitig in deutlichem Ausmaß kooperative Strategien und Zwang und Drohungen einsetzen. Diese Gruppe verfügt über gute soziale Fertigkeiten, ist bei Gleichaltrigen gut angesehen und sozial angepasst.

Die beiden Formen aggressiven Verhaltens müssen als Reaktionstendenzen verstanden werden. Sie treten bei einem Teil der Kinder und Jugendlichen in reiner Form auf, einige von ihnen zeigen aber auch eine Mischung aus reaktiver und proaktiver Aggression (Carroll et al., 2018).

Wird nicht zwischen verschiedenen Aggressionsformen unterschieden, findet man bei aggressiven Kindern insgesamt niedrigere soziale Kompetenzen als bei Vergleichskindern (Burt et al., 2008; Card et al., 2008; Malti, 2006).

Kinder und Jugendliche mit dissozialen Störungen. Die sozialen Kompetenzen von Kindern und Jugendlichen mit einer dissozialen Störung sind nach Einschätzung ihrer Mütter vermindert (Renouf et al., 1997). Webster-Stratton und Lindsay (1999) konnten bei Grundschulkindern mit einer dissozialen Störung im Vergleich zu unauffälligen Kindern nicht nur Unterschiede in Lehrer- und Elterneinschätzungen feststellen, sondern auch Unterschiede bei der Beobachtung des Spielverhaltens und des familiären Interaktionsverhaltens. Die Kinder zeigten mehr negative soziale Verhaltensweisen im Spiel mit anderen Kindern (Regelübertretungen, aggressives Spiel, Schlagen etc.) und weniger positive (etwas anbieten, loben, etwas erklären etc.). In der Familie waren ihre Gefühle häufiger negativ, sie kooperierten deutlich weniger als die Vergleichskinder und verletzten Regeln sehr viel öfter.

Verhaltenskonsequenzen. Die Reaktionen Gleichaltriger auf das aggressive Verhalten der Kinder und Jugendlichen sind unterschiedlich. Diejenigen, die nicht zurückgewiesen werden, unterscheiden sich systematisch von den Zurückgewiesenen.

Yoon et al. (2000) fanden, dass aggressive Jugendliche, die von Gleichaltrigen nicht zurückgewiesen wurden, sich eher zutrauten, aggressives Verhalten auch wirksam umzusetzen und positivere Konsequenzen dafür erwarteten als zurückgewiesene und durchschnittliche Jugendliche. Auf der anderen Seite hatten abgelehnte proaktiv aggressive Kinder die Tendenz, ihre eigene soziale Kompetenz zu überschätzen (Orobio de Castro et al., 2007).

Es scheint, dass aggressive Kinder und Jugendliche ihre Beziehungen zu Gleichaltrigen nicht exakt einschätzen können. Manche Autoren stellten fest, dass sie die Beziehung positiver einschätzen als sie tatsächlich ist (Edens, 1999; Rudolph & Clark, 2001). Nach White und Kistner (2011) wirken sich Fehler in der Einschätzung nur bei abgelehnten Kindern aus und betreffen nur reaktive Aggressionen. Abgelehnte Kinder, die ihre Akzeptanz bei Gleichaltrigen entweder deutlich unter- oder aber leicht überschätzten, waren in höherem Maß reaktiv aggressiv. Überschätzen Kinder ihre sozialen Beziehungen und Freundschaften in bescheidenem Maße, kann sich dies sogar positiv auswirken. Ihre Freundschaften werden in der Folge stabiler und sie werden bei den Gleichaltrigen beliebter (Brendgen et al., 2004). Möglicherweise ist eine leichte Überschätzung für die Entwicklung der sozialen Beziehungen hilfreich, weil dies der »normalen« Tendenz von Kindern zur positiven Überschätzung (Boseovski, 2010) entspricht.

Kulturelle Aspekte. Jungen und Mädchen unterscheiden sich in ihrem aggressiven Verhalten. Auch zwischen Kulturen gibt es Unterschiede. Einen Eindruck davon vermittelt die Untersuchung von Lansford et al. (2012). Die Autoren verglichen systematisch in einer Fragebogenuntersuchung das körperlich und relational aggressive Verhalten von Jungen und Mädchen in neun Ländern, die sich hinsichtlich der sozioökonomischen Situation, Religion, Gesundheit, Erziehung und dem Ausmaß an Individualisierung bzw. Zusammengehörigkeitsorientierung unterscheiden. In allen Ländern unterschieden die Kinder in ihren Antworten zwischen körperlicher und relationaler Aggression. Das Ausmaß und vor allem das Verhältnis der Aggressionsarten unterschieden sich aber.
Verhältnis der Aggressionsarten. Es gab Länder, in denen die Kinder mehr relationale als körperliche Aggressionen berichteten (China, Italien, Thailand). In anderen Ländern waren die Kinder mehr körperlich aggressiv (Jordanien, Kenia) und in einigen Ländern gab es keine Unterschied zwischen den beiden Aggressionsarten (Kolumbien, Philippinen, Schweden, USA). Auch der Zusammenhang zwischen beiden Aggressionsarten fiel unterschiedlich groß aus.
Jungen und Mädchen. In allen Ländern waren Jungen mehr körperlich aggressiv als Mädchen, hinsichtlich der relationalen Aggression gab es keinen Unterschied zwischen den Geschlechtern.

Eine differenzierte Auswertung ergab, dass in allen Ländern der Anteil der Jungen in der körperlich hoch aggressiven Gruppe (bei gleichzeitig durchschnittlicher oder geringer relationaler Aggression) größer war als der Anteil der Mädchen. Auch in der Gruppe, die ein hohes Ausmaß in beiden Aggressionsarten berichtete, gab es durchgängig mehr Jungen.

Anders sah es aus, wenn man die relational hoch aggressive (bei gleichzeitig durchschnittlicher bis geringer körperlicher Aggression) Gruppe betrachtete. Hier war das Ergebnis sehr gemischt. In vier Ländern gab es in dieser Gruppe mehr Jungen als Mädchen. In vier Ländern waren mehr Mädchen als Jungen in dieser Gruppe und in zwei Ländern gab es einen minimalen bzw. keinen Unterschied.

In der Gruppe, die relativ wenig Aggressionen berichtete, waren bis auf ein Land (hier betrug der Unterschied aber nur 2%) mehr Mädchen. In vier Ländern war der Unterschied zwischen Jungen und Mädchen in dieser Gruppe minimal (1-2%) bzw. gering (6%). In den anderen fünf Ländern betrugen die Diskrepanzen zwischen dem »friedlichen« Verhalten der Mädchen und dem der Jungen zwischen 11 und 28 Prozent.

Info

Aggressive und Kinder und Jugendliche mit einer dissozialen Störung sind keine einheitliche Gruppe. Allen gemeinsam ist die Tendenz, anderen Personen feindselige Motive zu unterstellen und die Überzeugung, dass aggressives Verhalten eine angemessene Problemlösung darstellt. Reaktiv aggressive Kinder sind impulsiv und haben Probleme ihre Ärgergefühle zu regulieren, proaktiv Aggressive setzen Aggressionen geplant und zielorientiert ein, um insbesondere kurzfristige Ziele zu erreichen, wobei viele Kinder und Jugendliche beide Aggressionsformen zeigen. Das GSK-KJ unterstützt die Kinder und Jugendlichen auf verschiedene Weise. Sie lernen, ihre Selbstverbalisationen wahrzunehmen und ungünstige Selbstverbalisationen zu ändern. Dies beeinflusst ihre Absichtszuschreibungen und die Regulation von Emotionen. Wenn sie bei den Rollenspielen die Rolle des »Gegners« übernehmen, können sie sich besser in die Situation ihrer Interaktionspartner hinein versetzen und mögliche Reaktionen auf ihr Verhalten genauer einordnen. Die Arbeit mit Situationstypen ermöglicht es ihnen, mehr auf den Zusammenhang zwischen Verhalten, Situation und Zielen und auch auf langfristige Konsequenzen zu achten.

2.3.3 Probleme mit Aufmerksamkeit und motorischer Unruhe

Eine Aufmerksamkeitsdefizit-Hyperaktivitätsstörung (ADHS) bei Kindern zeichnet sich aus durch die Kombination aus sehr hoher Impulsivität und motorischer Unruhe, die weit über dem für das betreffende Alter üblichen Maß liegen, und eine extrem verminderte Aufmerksamkeit (ICD-10). Das DSM-IV kennt auch einen Untertyp ohne motorische Unruhe, dieser wird aber in der überwiegenden Mehrzahl der Untersuchungen zur sozialen Kompetenz hyperaktiver Kinder nicht gesondert berücksichtigt. Etwa 5 Prozent aller Kinder leiden unter dieser Störung. Jungen sind deutlich überrepräsentiert (Polanczyk et al., 2014). Die Schwere der Symptomatik reicht von leichter Auffälligkeit bis zu klinisch diagnostizierten Symptomen. Ein Teil der Kinder und Jugendlichen mit ADHS haben begleitend Störungen des Sozialverhaltens.

Es ist nicht ganz einfach, Ergebnisse von Untersuchungen zu Kompetenzproblemen dieser Kinder und Jugendlichen einzuordnen, weil sie zu unterschiedlichen Gruppen gehören können:

- Kinder / Jugendliche mit höheren Werten in einschlägigen Fragebögen, die aber keine klinische Diagnose bekommen haben.
- Kinder / Jugendliche mit einer klinischen Diagnose ADHS mit oder ohne motorische Unruhe
- Kinder / Jugendliche mit einer klinischen Diagnose ADHS mit oder ohne motorische Unruhe, die medikamentös behandelt werden.
- Kinder / Jugendliche mit einer klinischen Diagnose ADHS mit oder ohne motorische Unruhe, bei denen begleitende dissoziale Störungen diagnostiziert wurden.

Es wird nicht immer eindeutig berichtet, welchen dieser Gruppen die als »ADHS« bezeichneten Kinder oder Jugendlichen angehören. Vor allem Angaben über begleitende dissoziale Störungen und Medikamentengaben fehlen öfter. Die Kinder der verschiedenen Gruppen ähneln sich in vielerlei Hinsicht in ihren Kognitionen, ihren Emotionen und ihrem Verhalten. Auf Unterschiede werden wir jeweils hinweisen.

Situation. Kinder mit ADHS sind von sozialen Situationen überfordert, in denen sie ihr Verhalten planen, regulieren und auf andere abstimmen müssen. Es fällt ihnen außerdem schwer, Regeln zu folgen, die nur teilweise explizit formuliert sind (vgl. Kliegel & Kerber, 2005; Kofler et al., 2016).

Kognitionen. Soziale Situationen sind komplex und präsentieren eine Vielzahl an Reizen. Wenn Kinder und Jugendliche kompetent mit anderen interagieren wollen, müssen sie einerseits ihre Aufmerksamkeit auf ihren Interaktionspartner richten und andererseits das eigene Verhalten planen und bewerten.

Zu Beginn einer sozialen Situation sind zwei Prozesse besonders hilfreich. Die Kinder können sich besser auf ihr Gegenüber einstellen und abgestimmt reagieren, wenn sie die Gefühle der anderen Person wahrnehmen. Es fördert außerdem die Interaktion, wenn sie in der Lage sind, relevante Reize zu beachten und irrelevante zu ignorieren. Beide Prozesse sind für Kinder mit ADHS schwierig.

Wahrnehmung von Gefühlen. Es gibt eine ausführliche Diskussion zur Frage, inwieweit die Fähigkeit der ADHS-Kinder und -Jugendlichen beeinträchtigt ist, Gefühle aus Gesichtsausdrücken und sonstigen nonverbalen Hinweisreizen (Stimme, Körperhaltung) zu erkennen.

In der Mehrzahl der Untersuchungen konnten klinisch auffällige Kinder und Jugendliche mit ADHS Gefühle schlechter wahrnehmen als unauffällige Gleichaltrige. Dies gilt für einfachere Laboraufgaben (z. B. Da Fonseca et al., 2009; Waddington et al., 2018; Yuill & Lyon, 2007), aber auch für ökologisch validere komplexe Aufgaben (Ludlow et al., 2014). Auch die Metaanalyse von Bora & Pantelis (2016) ergab einen systematischen Unterschied zuungunsten der ADHS-Kinder und Jugendlichen. Vereinzelt fanden sich jedoch mit den gleichen Verfahren gemischte Ergebnisse (Aspan et al., 2014), z. B. nur Unterschiede bei den Jugendlichen, die gleichzeitig eine dissoziale Störung hatten (Airdrie et al., 2018) oder keine Unterschiede (z. B. Basile et al., 2018; Berggren et al., 2016; Schwenck et al., 2011; Schwenck et al., 2013).

Es gibt mehrere Erklärungen für diese widersprüchlichen Ergebnisse. Graziano & Garcia (2016) betonen, dass die Unterschiede in der Gefühlserkennung zwischen ADHS-Kindern und unauffälligen deutlich geringer werden, wenn man den Anteil der Kinder mit gleichzeitigem dissozialem Verhalten herausrechnet. Nach Berggren et al. (2016) wird die Schnelligkeit und Genauigkeit, mit der die Kinder emotionale Gesichtsausdrücke erkennen, von ihrer Ablenkbarkeit beeinflusst. Wells et al. (2019) fanden, dass ADHS-Kinder keine spezifischen Schwierigkeiten hatten, in experimentellen Situationen Gefühle zu erkennen. Sie hatten aber generelle Probleme mit Aufgaben, bei denen sie aus mehreren möglichen Reaktionen die richtige wählen mussten (response choice tasks).

Selektive Wahrnehmung situativer Reize. Im Unterschied zu sozial ängstlichen und aggressiven Kindern und Jugendlichen haben Kinder mit ADHS keine Voreingenommenheiten bei der Wahrnehmung sozialer Situationen. Untersuchungen zu anderen Thematiken geben Hinweise, wo ihre speziellen Probleme liegen könnten. ADHS-Kinder hatten Schwierigkeiten, sich selektiv Reize zu merken, für die es Belohnungen gab (Castel et al., 2011). Bei Orientierungsaufgaben orientierten sie sich nur an nicht-sozialen Reizen (Marotta et al., 2014). Möglicherweise lässt sich dies (mit einiger Vorsicht) als Hinweis werten, dass sie in sozialen Situationen Schwierigkeiten haben, auf relevante soziale Reize zu achten.

Interpretation des Verhaltens der Interaktionspartner. Interaktionen mit anderen verlaufen günstiger, wenn sich Kinder und Jugendliche in deren Lage versetzen können. Es ist nicht ganz sicher, dass ADHS Kinder und Jugendliche sich schlechter in die Situation anderer hineinversetzen können als ihre unauffälligen Altersgenossen. Man fand eine geringer entwickelte Fähigkeit zur emotionalen und sozialen Perspektivenübernahme der Kinder mit ADHS (Braaten & Rosen, 2000; Marton et al., 2009) vor allem dann, wenn sie anhand von Laboraufgaben überprüft wurde (Schwenck et al., 2011). Neuere Untersuchungen konnten keine Unterschiede zu unauffälligen Kindern und Jugendlichen feststellen (Deschamps et al., 2015; Ma et al., 2017).

Erwartungen über den weiteren Verlauf. Sehr viel eindeutiger sind die Schwierigkeiten der Kinder und Jugendlichen mit ADHS, Zusammenhänge in sozialen Situationen zu verstehen, Probleme zu identifizieren, Lösungen zu finden und sich für die passende zu entscheiden (Sibley et al., 2010; vgl. Ros & Graziano, 2018). Sie können ihr Verhalten nur unzureichend situationsangepasst planen und steuern (Kliegel & Kerber, 2005) und können Handlungsimpulse schlecht unterdrücken. Sie treffen Entscheidungen zwischen mehreren Handlungsoptionen impulsiv, ohne genauer abzuwägen (Patros et al., 2015). Letzteres trifft in besonderem Maße auf die Jungen zu.

Emotionale Prozesse. Emotionale Prozesse haben großen Einfluss auf die soziale Interaktion. Gefühle und Stimmungen senden Signale an die Interaktionspartner, gleichzeitig wirkt sich ihre Regulation auch auf das Verhalten der agierenden Kinder und Jugendlichen aus. Kinder mit ADHS fallen in mehrfacher Hinsicht auf.

Gefühlsausdruck. Es wird berichtet, dass Kinder mit ADHS oft unter abrupten Stimmungswechseln und besonders heftigen Reaktionen auf gefühlsauslösende Reize leiden (Anastopoulos 2011; Graziano & Garcia, 2016). Erhob man die Stimmungswechsel, indem Eltern oder andere Pflegepersonen die Stimmungen der Kinder mehrmals täglich registrierten, unterschieden sich »reine« ADHS-Kinder nicht von unauffälligen Vergleichskindern. ADHS-Kinder mit begleitenden internalisierenden oder externalisierenden Störungen hatten jedoch signifikant mehr Stimmungswechsel als die beiden anderen Gruppen (Factor et al., 2014).

Geringeres Emotionswissen. Kats-Gold und Priel (2009) fanden bei neun- bis zwölfjährigen Jungen mit dem Risiko für die Entwicklung einer Hyperaktivitätsstörung ein signifikant geringeres Emotionswissen als bei Vergleichskindern. Sie verfügten über weniger Begriffe zur Benennung von Emotionen, sie konnten schlechter beschreiben, was man unter einem Gefühl versteht, hatten Schwierigkeiten, Beispiele für die Erfahrung negativer Gefühle zu geben, verstanden eigene und fremde Gefühle schlechter und wussten weniger gut, wie man Gefühle regulieren kann. Bei den Kindern mit einem Risiko für eine Hyperaktivitätsstörung war mangelndes Emotionswissen eng mit mangelnder sozialer Kompetenz verbunden, während dies bei den unauffälligen Kindern nicht der Fall war (Kats-Gold & Priel, 2009).

Defizite in der Emotionsregulation. Defizite in der Emotionsregulation sind typisch für Kinder und Jugendliche mit ADHS (Graziano & Garcia, 2016; Riechmann et al., 2017).

Schmitt et al. (2012) stellten fest, dass 10-13-Jährige die gleiche Zahl ungünstiger Regulationsstrategien anwendeten wie Vergleichskinder, aber günstige Strategien wie kognitives Problemlösen, problemorientiertes Handeln, Stimmung anheben oder kognitive Umbewertung seltener einsetzten. In ähnlicher Weise fanden Bonekamp und von Salisch (2007), dass Jungen mit ADHS in ärgerauslösenden Situationen mit einem Freund ihre Ärgerreaktionen nicht stärker auslebten als unauffällige Jungen, konstruktive Formen der Impulskontrolle aber seltener anwendeten. Darüber hinaus benutzen hyperaktive Kinder ungünstigere Stressverarbeitungsstrategien als unauffällige Gleichaltrige (Hampel & Desman, 2006). Schwierigkeiten in der Regulation von Emotionen beeinflussen deutlich die sozialen Verhaltensprobleme von ADHS-Kindern und Jugendlichen (Bunford et al., 2015).

Verhalten. Das Sozialverhalten von Kindern und Jugendlichen mit ADHS ist in vielerlei Hinsicht eingeschränkt.

Kinder mit dem Risiko für die Entwicklung einer ADHS wurden von ihren Lehrern als weniger kooperativ, weniger durchsetzungsfähig und weniger selbstkontrolliert als unauffällige Vergleichskinder eingeschätzt. Bei den Gleichaltrigen waren sie weniger beliebt (Kats-Gold & Priel, 2009).

Kinder mit einer diagnostizierten ADHS sind sozial weniger kompetent als unauffällige Vergleichskinder. Ihr Verhalten wird als impulsiver, störender und oft auch aggressiver beschrieben, insbesondere wenn sie begleitende dissoziale Störungen haben, wobei sich dies zum Jugendalter hin deutlich verbessert (Kofler et al., 2015). Darüber hinaus haben sie Probleme, ihr Verhalten und ihre Kommunikation auf andere abzustimmen (Nixon, 2001; Ronk et al., 2011), z. B. kooperieren, teilen und sich bei Aktivitäten abwechseln (Wehmeier et al., 2010). Sie haben Schwierigkeiten bei der Lösung von Konflikten und beim Schließen und Aufrechterhalten von Freundschaften (McQuade & Hoza, 2008; Murray-Close et al., 2010; Nijmeijer et al., 2008). Insgesamt scheint ihr positives und negatives Verhalten intensiver zu sein als das Gleichaltriger (Nixon, 2001). Ihr prosoziales Verhalten unterscheidet sich nicht von dem unauffälliger Gleichaltriger (Deschamps et al., 2015). Nach Aduen et al. (2018) beruhen die Verhaltensprobleme der Kinder weniger auf einem Verhaltensdefizit als vielmehr auf Problemen mit der Performanz.

Verhaltenskonsequenzen. Eines der auffälligsten kognitiven Merkmale hyperaktiver Kinder ist ihre Neigung, sich deutlich kompetenter einzuschätzen, als ihre Umwelt sie wahrnimmt (Emeh et al., 2018; Murray-Close et al., 2010; Ohan & Johnston, 2011). Dies betrifft besonders Verhaltensbereiche, bei denen ADHS-Kinder typischerweise Einschränkungen unterliegen (Volz-Sidiropoulou et al., 2016). Gründe für Erfolg suchen sie mehr als Vergleichskinder in der eigenen Person, Misserfolg schreiben sie dagegen eher anderen zu (Hoza et al., 1993; Jiang & Johnston, 2013; Owens et al., 2007). Ihre mangelnden sozialen Kompetenzen kombiniert mit der Unfähigkeit, sich selbst realistisch einzuschätzen, führen zu vermehrter Ablehnung durch Gleichaltrige (Murray-Close et al., 2010; Ros & Graziano, 2018) und Problemen, Freundschaft zu schließen (Wehmeier et al., 2010).

Die Kinder können in einen regelrechten Teufelskreis geraten, der mit beeinträchtigten sozialen Fertigkeiten, aggressivem Verhalten oder der Unfähigkeit beginnt, sein eigenes Verhalten angemessen einzuschätzen. Die Folge ist Zurückweisung durch Gleichaltrige, was wiederum weitere Beeinträchtigungen im sozialen Verhalten nach sich zieht. Beeinträchtigungen in einem Bereich »schwappen über« auf die anderen Bereiche, die dann im Verlauf der Zeit weitere Zurückweisungen zur Folge haben, was zu weiteren Beeinträchtigungen führt, sodass die sozialen Probleme immer größer werden (Murray-Close et al., 2010).

Info

Kinder mit einer ADHS besitzen die grundlegenden Fertigkeiten sozial kompetenten Verhaltens, haben aber Schwierigkeiten, diese tatsächlich auch einzusetzen. Sie profitieren in besonderem Maße von den Rollenspielen im GSK-KJ. In den Rollenspielen geht es darum, gezielt bestimmte für günstig gehaltene Verhaltensstrategien auszuprobieren und umzusetzen. Dies unterstützt die Fähigkeit der Kinder und Jugendlichen, planvoll und überlegt zu handeln. Im Video-Eigenfeedback geben sie sich selbst unmittelbare und deutliche Rückmeldung. Dadurch lernen sie einerseits, ihr eigenes Verhalten differenziert zu bewerten, andererseits bekommen sie auf diese Weise Verstärker, die auf ihre Bedürfnisse abgestimmt sind. Die Rolle des Interaktionspartners im Rollenspiel hilft ihnen, ihr eigenes Verhalten gut auf das anderer abzustimmen.

Zusammenfassung

Die Kompetenzprofile sozial ängstlicher, aggressiver und hyperaktiver Kinder und Jugendlicher unterscheiden sich, haben aber auch Gemeinsamkeiten. Bei allen Problemgruppen findet man (wenn auch unterschiedliche) Schwierigkeiten auf der Verhaltensebene. Auch bei der kognitiven Verarbeitung zeigen alle drei Gruppen Beeinträchtigungen, allerdings mit unterschiedlichen Schwerpunkten. Die Kinder und Jugendliche aus den drei Problemgruppen reagieren mit unterschiedlichen Gefühlen auf soziale Situationen, haben ein vermindertes Emotionswissen und Probleme mit der Regulation von Emotionen. Zur Verbesserung ihrer sozialen Kompetenzen benötigen sowohl ängstliche und aggressive als auch hyperaktive Kinder und Jugendliche daher Interventionen, die alle drei Ebenen sozial kompetenten Verhaltens einbeziehen.

3 Trainings sozialer Kompetenzen

Barbara Jürgens • Karin Lübben • Marcus Friedrich • Silvia Kaps

Es gibt eine Vielzahl von Trainingsansätzen zur Verbesserung der sozialen Kompetenzen von Kindern und Jugendlichen. Wir berichten exemplarisch über einige dieser Ansätze, um zu verdeutlichen, wo das GSK-KJ zu verorten ist.

Ansätze zum Training sozialer Kompetenzen. In den letzten Jahrzehnten wurden zahlreiche Gruppenprogramme zur Verbesserung der sozialen Kompetenzen bei Kindern und Jugendlichen entwickelt. Im Unterschied zum Erwachsenenbereich sind viele dieser Programme primärpräventiv angelegt (Gollwitzer et al., 2007; Hacker, 2007; Pfeiffer et al., 2019; Roth & Reichle, 2007; von Marées & Petermann, 2010). Gruppenprogramme, die sich an Kinder und Jugendliche mit bereits vorhandenen emotionalen und Verhaltensstörungen richten, sind überwiegend störungsspezifisch konzipiert (z. B. Joormann & Unnewehr, 2002; Möller & Petermann, 2011; Tuschen-Caffier et al., 2009; Wettach & Aebi, 2018). Nur wenige Programme arbeiten störungsübergreifend (z. B. Maur & Schwenck, 2013; Wekenmann & Schlottke, 2011).

Dabei kommen verschiedene unimodale oder multimodale Ansätze zum Einsatz. Bei den unimodalen Trainings handelt es sich meistens um reine Fertigkeiten- oder Problemlösetrainings. Die in den letzten Jahren konzipierten Programme gehören überwiegend zu den multimodalen Ansätzen und haben einen kognitiv-behavioralen Schwerpunkt.

3.1 Trainings sozialer Fertigkeiten

Beim Einsatz von Trainings sozialer Fertigkeiten werden Verhaltensfertigkeiten geübt, die den Kindern bis dahin nicht oder nur unzureichend zur Verfügung standen. Schmittmann et al. (2011) erzielten mit dem Einsatz eines 10-stündigen Trainings sozialer Fertigkeiten (TEAM) bei Kindern mit ADHS signifikante Verbesserungen nahezu aller Fertigkeitenbereiche im Vergleich zu einer Kontrollgruppe. Herbrecht und Poustka (2007) führten ein Trainingsprogramm zur Verbesserung sozialer Kommunikations- und Interaktionsfertigkeiten mit Kindern und Jugendlichen mit HighFunctioning-Autismus und Asperger-Syndrom durch. Die eingesetzten Bausteine umfassten strukturierte Gruppenspiele und -aktivitäten, Rollenspiele, Training der Emotionserkennung, Feedback, Gruppendiskussionen und Hausaufgaben. Sie fanden sowohl eine hohe Akzeptanz und Zufriedenheit mit dem Programm als auch Verbesserungen der Verbalisations- und Kontaktfähigkeit der teilnehmenden Kinder und Jugendlichen. Sie empfehlen, das Programm auch in störungsübergreifenden Gruppen zu erproben.

3.2 Soziale Problemlösetrainings

Fokus auf kognitive Prozesse. Soziale Problemlösetrainings zielen auf den Prozess der Informationsverarbeitung in sozialen Situationen und legen den Fokus auf kognitive Verarbeitungsprozesse. Ziel ist es, die einzelnen Schritte des Informationsverarbeitungsprozesses (Situationswahrnehmung, Zieldefinition, Finden von Lösungen, Konsequenzerwartungen, Strategieauswahl) zu verbessern (Tisdelle & Lawrence, 1988). Entsprechend dem Modell der sozialen Informationsverarbeitung geht man davon aus, dass Kinder, die die Schritte des Prozesses besser beherrschen, auch mit einer höheren Wahrscheinlichkeit adäquat und nicht impulsiv in sozialen Situationen reagieren werden (Denham & Almeida, 1987).

Problemlösetraining mit Verhaltensübungen. Beelmann (2003) führte ein Problemlösetraining bei sozialen Problemen mit Vorschulkindern mit kognitiven und sozialen Entwicklungsdefiziten durch. Das eingesetzte Training lehnt sich eng an »I can Problem Solve« von Shure (1992) an, in dem schwerpunktmäßig die Phasen des Problemlöseprozesses nach Crick & Dodge (1994) in Form von Übungen und Spielen umgesetzt werden. Beelmann ergänzte diese allerdings durch Verhaltensübungen. Die Ergebnisse zeigen deutliche Verbesserungen im Bereich des sozialen Problemlösens, außerdem schätzen die Erzieherinnen das Verhalten der teilnehmenden Kinder als verbessert ein. Auch bei der Durchführung eines sozialen Problemlösetrainings zur universellen Prävention dissozialer Verhaltensprobleme bei Kindergartenkindern wurden im Vergleich zu einer Wartekontrollgruppe Verbesserungen festgestellt (Beelmann, 2004). Sukhodolsky et al. (2005) verglichen die Wirkung eines Problemlösetrainings mit der eines Social-Skills-Trainings bei aggressiven Grundschülern. Beide Trainingsformen erzielten vergleichbare Effekte. Eltern und Kinder berichteten von weniger Aggressionen, weniger Verhaltensproblemen und weniger Ärgerausbrüchen. Spezifische Trainingseffekte fanden sich nur bei der Verminderung feindseliger Attributionen zugunsten des Problemlösetrainings.

In ihrer Metaanalyse von Problemlösetrainings fanden Denham und Almeida (1987) deutliche Verbesserungen der Problemlösefertigkeiten nach der Teilnahme an den Trainings ($d = .78$), allerdings zeigten sich nur kleine Effekte bei der Veränderung des Verhaltens ($d = .26$).

3.3 Multimodale Ansätze

Brezinka (2003) identifizierte in ihrer Recherche zur Wirksamkeit von Präventivinterventionen von kindlichen Verhaltensstörungen, dass die effektivsten Interventionen auf Ansätzen beruhten, die sich verschiedener Methoden bedienen.

Nach Ahrens-Eipper und Leplow (2004) sind die am meisten verbreiteten Trainingselemente Erklärungsmodelle, Diskriminationsübungen, Behavioral Rehearsal, Modeling, Prompting, Shaping, Feedback, Entspannungsübungen, Rückfallprophylaxe-Übungen und Hausaufgaben.

Lösel und Plankensteiger (2005) stellten in ihrer Metaanalyse zu Präventionseffekten sozialer Kompetenztrainings für Kinder in Bezug auf delinquentes Verhalten fest, dass 29 Prozent der Programme primär verhaltensbezogen sind, 19 Prozent kognitiv orientiert, 29 Prozent kognitiv-behavioral ausgerichtet und 22 Prozent unterschiedliche Methoden des Trainings und der Beratung beinhalteten. Alle Programme zeigten Effekte, am größten war die Wirksamkeit der kognitiv-behavioralen Programme.

3.4 Kognitiv-behaviorale Ansätze

Sowohl bei störungsspezifischen als auch bei störungsübergreifenden Trainingsprogrammen sind die kognitiv-behavioralen Ansätze stark vertreten.

3.4.1 Störungsspezifische Ansätze

Görtz-Dorten und Döpfner (2010) integrierten in ihr störungsspezifisches Programm THAV, Therapieprogramm für Kinder mit aggressivem Verhalten, Bausteine zur Verbesserung der sozialen Kompetenz. Im Bereich sozial-kognitiver Interventionen werden der Einfluss von Kognitionen, Denkfehler und das Mitfühlen und Erkennen von Emotionen erarbeitet. Im Bereich Problemlöse- und Fertigkeitentraining geht es um Kontaktaufnahme, Lösung von Konflikten, Durchsetzung von Recht und Reduktion von Dominanzverhalten. In einer ersten Studie wurden Effekte bezüglich der Verbesserung der Symptomatik gefunden, und die Behandlungszufriedenheit der Teilnehmenden war ebenfalls gegeben. Petermann und Petermann (2008) bringen zur Verbesserung der aggressiven Symptomatik Elemente wie das Rollenspiel zur angemessenen Konfliktlösung, Selbstverbalisationstrainings und Tokenprogramme zum Einsatz. Soziale und Verhaltensprobleme der teilnehmenden Kinder nahmen ab, Einfühlungsvermögen und Kooperation hingegen nahmen zu.

Bei einigen störungsspezifischen Programmen kommen Elemente zur Verbesserung sozialer Kompetenzen zusätzlich zum Einsatz, wenn dies sinnvoll erscheint. So kann beispielsweise beim Training mit aufmerksamkeitsgestörten Kindern von Lauth und Schlottke (2009), bei dem der Fokus auf einem Basis- und Strategietraining zur Verbesserung der Aufmerksamkeit liegt, als weiterer Therapiebaustein die Vermittlung sozialer Kompetenzen mit aufgenommen werden.

In ihrem Programm »Mutig werden mit Til Tiger« haben Ahrens-Eipper und Leplow (2004) das Ziel, bei sozial unsicheren Kindern praktische Handlungsstrategien aufzubauen, den Einsatz der Kompetenzen in sozialen Situationen zu fördern und Selbstbewusstsein zu vermitteln. Als Identifikationsfigur für die Kinder wird Til, ein schüchterner Tiger, eingeführt. Das Training setzt sich zusammen aus zwei Einzel- und acht Gruppensitzungen. In den Einzelsitzungen werden zunächst Kennenlernen, Angsthierarchie und Lernziele vorgenommen, aber auch die Entspannung eingeführt, Til Tiger wird kennengelernt und erstes lautes Sprechen geübt. In den Gruppensitzungen geht es dann um eigene Stärken, lautes und deutliches Sprechen, Kontaktaufnahme, Blickkontakt halten, jemanden einladen, vor Gruppen sprechen, Forderungen durchzusetzen, etwas ablehnen, allein einkaufen, sich wehren und ein individuelles Lernziel. Zur Selbstbeobachtung kommt eine »Wanderkarte« zum Einsatz, bei der die Kinder immer notieren, ob sie ihr vorgenommenes Ziel bereits erreicht haben. Kinder im Alter von fünf bis zehn Jahren nahmen an dem Training teil. Im Prä-post-Vergleich können im Bereich der sozialen Kompetenz und beim Selbstwert deutliche Verbesserungen bei der Interventionsgruppe im Unterschied zur Kontrollgruppe festgestellt werden. Zum 18-Monats-Follow-up berichteten die Eltern weiterhin über positive Veränderungen im Verhalten der Kinder. Die Kinder schätzen sich als selbstbewusster ein als vor dem Training.

Andere kognitiv-behaviorale Programme sind störungsübergreifend oder störungsunabhängig konzipiert.

3.4.2 Störungsübergreifende Programme

Das Training von Petermann et al. (2007) ist ein Präventionsprogramm zur Förderung emotionaler und sozialer Kompetenzen, das in leicht veränderter Form auch für den Kindergarten und für Schulanfänger vorliegt. Im Bereich der sozialen Kompetenz wird die soziale Wahrnehmung, Wutkontrolle, das Finden von Handlungsalternativen und das Einschätzen von Konsequenzen, der faire Umgang miteinander und die Akzeptanz von Regeln erarbeitet. Zur Stabilisierung der Wirksamkeit empfehlen die Autoren den Einsatz von Booster-Sitzungen. Die Ergebnisse zeigen signifikante Effekte zum 12-Monats-Follow-up: Sozial-emotionale Probleme hatten abgenommen, soziale Kompetenzen waren angestiegen, darüber hinaus reduzierte sich insbesondere bei Jungen aggressives Verhalten (von Marées & Petermann, 2009).

Das störungsübergreifende Training ist für sechs- bis zwölfjährige Kinder konzipiert. Ziel des Trainings ist es, den Kindern Fertigkeiten beizubringen und sozial erwünschte Verhaltensweisen zu stärken. Die Schwerpunkte legen die Autoren auf das Vereinbaren und Einhalten von Regeln mit anderen, Verfolgen eigener Ziele, Wahrnehmung eigener und fremder Gefühle, verbesserte Wahrnehmung sozialer Situationen und verbessertes Problemlösen in sozialen Situationen. Verstärkung durch Token und Hausaufgaben kommen zum Einsatz. Die Inhalte verteilen sich auf acht Trainings- und zwei optionale Boostersitzungen. Die Ergebnisse der Untersuchung sprechen für die Wirksamkeit des Trainings. Im Vergleich zu einer Kontrollgruppe fanden sich kleine bis mittlere Effektstärken für die erhobenen Bereiche. Die Veränderungen wurden bis zum 1-Jahres-Follow-up aufrechterhalten.

3.5 Effektivität der Trainings

Verschiedene Metaanalysen geben Hinweise auf die Effektivität von Trainings sozialer Kompetenzen für Kinder und Jugendliche. Die Metaanalyse von Schneider (1992) bezog Studien der 1940er bis 1980er Jahre ein und spricht mit kleinen bis mittleren Effektstärken für eine generelle Wirksamkeit von sozialen Kompetenztrainings für

Kinder. Allerdings variiert diese abhängig von den eingesetzten Trainingselementen und Merkmalen der Klientengruppen und schränkt die generelle Aussagekraft wieder ein. Die Aussage über die langfristige Wirksamkeit war nicht möglich, da es nur wenige Studien mit Follow-up-Zeiträumen über drei Monaten gab. Beelmann et al. (1994) führten eine Metaanalyse zur Effektivität sozialer Kompetenztrainings bei Kindern mit Studien aus den Jahren 1981 bis 1990 durch. Sie fanden im Durchschnitt eine mittlere Effektstärke, für den Bereich der sozial-kognitiven Fertigkeiten fanden sich sogar große Effekte. Auch hier variierten die Effekte über Trainingselemente und Klientengruppen. Am stärksten profitierten Kinder aus Risikogruppen. Monomodale Trainings führten bei jüngeren, multimodale Trainings bei älteren Kindern zu besseren Effekten. Langfristige Wirkungen konnten nur für sozialkognitive Kompetenztrainings festgestellt werden. In seiner Metaanalyse zur Wirksamkeit sozialer Kompetenztrainings für Kinder betrachtete Erwin (2007) die Wirkung dreier Methoden (Coaching, interpersonelles kognitives Problemlösen und Modelling) bei isolierten Kindern. Er fand, dass alle drei Methoden gleichermaßen die soziale Interaktion und die kognitiven Problemlösefähigkeiten der Kinder verbesserten. Cook et al. (2008) analysierten die Ergebnisse von fünf metaanalytischen Studien zur Effektivität sozialer Kompetenztrainings bei älteren Kindern und Heranwachsenden mit emotionalen und Verhaltensstörungen und kamen zu dem Schluss, dass sie eine wirksame Intervention darstellen.

SAFE-Kriterien. Durlak et al. (2010) fanden in ihrer Metaanalyse präventiver Programme zur Förderung persönlicher und sozialer Kompetenzen bei Kindern und Jugendlichen, dass Programme wirksamer waren, wenn sie die von ihnen so genannten SAFE-Kriterien (sequenced, active, focused, explicit) erfüllten, d. h. die Einheiten systematisch aufeinander aufbauten, aktive Übungsformen (z. B. Rollenspiele) zum Erwerben neuer Verhaltensfertigkeiten durchgeführt wurden, die Programme sich auf bestimmte Kompetenzen fokussierten und die Ziele explizit waren.

Info

Sowohl als Interventionen zur Verminderung von emotionalen und Verhaltensproblemen als auch als präventive Maßnahme werden Trainings sozialer Kompetenzen im Kinder- und Jugendbereich eingesetzt. Es gibt eine Vielfalt methodischer Ansätze, wobei in den letzten Jahren die multimodalen Verfahren, insbesondere solche mit einem kognitiv-behavioralen Ansatz, dominieren. Belege für die Wirksamkeit gibt es sowohl in Bezug auf den präventiven Bereich als auch hinsichtlich therapeutischer Interventionen. Behavioral-kognitive Ansätze scheinen etwas wirksamer zu sein als andere, und im Präventionsbereich gibt es Vorteile für systematisch aufgebaute, gut strukturierte Trainings, die einen abgegrenzten Teil der Zeit für Verhaltensübungen reservieren und deren Zielsetzung eindeutig und transparent ist. Die in die Metaanalysen eingeflossenen Studien haben oft kleine Stichprobengrößen, Langzeiteffekte wurden zum Teil noch nicht untersucht. Dennoch geben die bisherigen Studien Hinweise auf die Effektivität der Verfahren, die mit größeren Stichprobenumfängen untersucht werden sollten.

II Praktische Handlungsanleitung

4 Das Gruppentraining sozialer Kompetenzen GSK-KJ

Barbara Jürgens

Das aus dem Erwachsenentraining abgeleitete »Gruppentraining sozialer Kompetenzen für Kinder und Jugendliche – GSK-KJ« ist ein kognitiv-behaviorales Training. Es wurde ähnlich wie das Erwachsenentraining für einen breiten Anwendungsbereich entwickelt. Es kann bei Kindern und Jugendlichen mit sozialen Kompetenzproblemen eingesetzt werden und eignet sich störungsübergreifend als (begleitende) therapeutische Intervention bei Kindern und Jugendlichen mit einer emotionalen oder Verhaltensstörung. Das Training genügt außerdem den von Durlak et al. (2010) genannten SAFE-Kriterien für präventive Interventionen. Die einzelnen Sequenzen des Trainings sind in ein theoretisches Konzept eingebunden und bauen systematisch aufeinander auf, das Training fokussiert auf einen deutlich umschriebenen Bereich sozialer Kompetenzen, es sieht Phasen aktiven Übens motorischer Verhaltensfertigkeiten vor, und seine Ziele sind klar und werden den Teilnehmern transparent gemacht.

In der Vergangenheit wurde das GSK für Erwachsene verschiedentlich für die Arbeit mit Kindern und Jugendlichen angepasst und bei unterschiedlichen Zielgruppen erprobt. Das hier vorgestellte Kinder- und Jugendtraining baut auf diesen Vorläufern auf, insbesondere den Konzepten von Lübben (Lübben, 2003; Pfingsten & Lübben, 2007) und Gagel (2007). Dabei hat es sich als sinnvoll erwiesen, getrennte Trainingsversionen für Kinder bzw. Jugendliche zu entwickeln. Der Aufbau des Trainings und die grundlegende Struktur der Sitzungen wurden in beiden Versionen aus dem GSK für Erwachsene übernommen, jedoch den besonderen Bedürfnissen von Kindern und Jugendlichen angepasst. In diesem Abschnitt wird die den beiden Trainingsversionen gemeinsame Logik und Struktur des Trainingskonzepts beschrieben. In den Kapiteln 5 und 6 folgen die Trainingsmanuale für das Kinder- bzw. das Jugendlichentraining.

4.1 Konzeption des GSK-KJ

Wie im Erwachsenentraining bestimmt das Kompetenzverständnis von Hinsch und Pfingsten (Pfingsten, 2015a, b) die Konzeption des Kinder- und Jugendlichentrainings (vgl. Kap. 1).

Diesem Kompetenzverständnis entsprechend sieht das GSK-KJ, wie übrigens andere störungsübergreifende Kinder- und Jugendtrainings auch (vgl. Maur & Schwenck, 2013; Wekenmann & Schlottke, 2011), Übungen auf kognitiver, emotionaler und motorischer Ebene im Trainingskonzept vor und lehnt sich dabei an etablierte kognitiv-behaviorale Vorgehensweisen an (vgl. Pfingsten und Bauer, 2015). Es unterscheidet sich aber in zweierlei Hinsicht von anderen Trainings.

Kriterium für soziale Kompetenz. Das GSK-KJ verzichtet in Übereinstimmung mit dem ihm zugrunde liegenden Kompetenzverständnis vollständig auf eine normative Festlegung sozial kompetenten Verhaltens. Kriterium für soziale Kompetenz ist auch bei Kindern und Jugendlichen ein langfristig günstiges Verhältnis positiver und negativer Konsequenzen im Umgang mit anderen. Konsequenzen sind aber nicht für sich genommen positiv oder negativ. Ihre Valenz hängt letztendlich von den Zielen der handelnden Person ab (vgl. Abschn. 1.2). Die Ziele, die ein Kind oder Jugendlicher in einer sozialen Situation verfolgt, haben demnach eine besondere Bedeutung und müssen im Training berücksichtigt werden. Dies geschieht durch das Konzept der »Situationstypen«.

Konzepte zur Gruppierung von sozialer Kompetenz. Ansätze zur Kategorisierung sozialer Situationen gibt es sowohl auf theoretischer als auch auf der praktischen Trainingsebene. Theoretische Konzepte zur Gruppierung von Social Skills orientieren sich an den Problemen oder »objektiven« Anforderungen, die eine soziale Situation mit sich bringt (z. B. Caldarella & Merrell, 1997; Dodge et al., 1985). Praktische Trainingsansätze ordnen Situationen häufig nach den in ihnen vorherrschenden Handlungsschwerpunkten (z. B. »Gefühle erkennen«; Maur & Schwenck, 2013; Wekenmann & Schlottke, 2011). Hinsch und Pfingsten gruppieren soziale Situationen ebenfalls, orientieren sich dabei aber an den Zielen, für deren Verfolgung sie sich eignen (Hinsch & Weigelt, 2015).

Ziele als Kriterium. Der Grundgedanke ist: Menschen können in sozialen Situationen unterschiedliche Ziele verfolgen (sich durchsetzen, sich mit jemandem einigen etc.), aber nicht jede Situation ist für jedes Ziel gleich gut geeignet.

Das bei aggressiven Kindern besonders beliebte Ziel »sich durchsetzen« eignet sich beispielsweise gut für Situationen, in denen eine andere Person ein etabliertes Recht des Kindes verletzt, z. B. wenn ein anderes Kind ihm das Handy wegnimmt. Es eignet sich aber nicht für Situationen, in denen unterschiedliche Wünsche aufeinander treffen und dem Kind etwas an der anderen Person liegt, z. B. wenn sich Freunde nicht einigen können, welches Video sie anschauen wollen. Unterschiedliche Ziele machen unterschiedliche Handlungsstrategien erforderlich. Um das Handy wiederzubekommen, ist es sinnvoll, laut und deutlich zu fordern, dass das andere Kind es zurückgibt, nicht lange zu diskutieren, die Forderung notfalls zu wiederholen, und wenn dies nichts hilft, mit einer (sozialverträglichen) Sanktion zu drohen (z. B. Lehrer einschalten) und diese notfalls auch umzusetzen. Wenn es um das Video geht und man es sich nicht mit dem Freund verscherzen möchte, nützt lautes Fordern und Drohen wenig. Man muss mit ihm verhandeln, und es unterstützt seine Kompromissbereitschaft mit Sicherheit, wenn man ihm erklärt, warum man gerade dieses Video so liebt.

Drei Situationstypen. Nach Hinsch und Weigelt (2015) gibt es unterscheidbare Klassen von Situationen (die Autoren nennen sie »Situationstypen«), die jeweils für die Realisierung bestimmter Ziele besonders gut geeignet sind. Für das Kinder- und Jugendlichentraining sind diese Situationstypen ebenfalls eine wichtige Basis. Die Teilnehmer lernen, die Situationstypen danach zu unterschieden, welche Ziele und welche Handlungsstrategien zu ihnen gehören, und sie erproben anhand von Beispielsituationen, die den Situationstypen zugeordnet sind, passende Verhaltensweisen. In Anlehnung an Hinsch und Weigelt (2015) unterscheidet das GSK-KJ drei Situationstypen (s. Kasten).

Info

Situationstyp R: Recht durchsetzen

- Situation: Das Kind hat Forderungen, die durch feste Vereinbarungen, Regeln, Gesetze o. Ä. legitimiert sind. Dabei geht es nicht um unausgesprochenes »Gewohnheitsrecht«, sondern die Vereinbarungen etc. müssen deutlich ausgesprochen und explizit sein. Es ist bei diesem Situationstyp unwichtig, wie der andere durch das Verhalten des Kindes in seinen Gefühlen berührt wird, d. h., ob ihm persönlich die Forderungen des Kindes gefallen oder nicht.
- Ziel in der Situation: Das Kind möchte, dass seine Forderungen erfüllt werden. Andere Ziele sind unbedeutend.
- Beispiel: Ein anderes Kind nimmt dem Kind die Trinkflasche weg. Die Situation ist eindeutig: Es gibt die feste Regel, dass niemand jemand anderem sein Eigentum wegnehmen darf. Das Kind hat ein Recht darauf, dass diese Regel eingehalten wird.
- Verhalten: Blickkontakt, laut und deutlich reden, keine Entschuldigungen und Rechtfertigungen.

Situationstyp B: Beziehungen

- Das Kind steht in einer persönlichen Beziehung zu der Person, an die es Wünsche, Forderungen etc. hat. Es hat keine rechtliche Legitimation zum Durchsetzen seiner Wünsche und Forderungen. Die beteiligten Personen unterscheiden sich einfach in ihren persönlichen Wünschen, Vorlieben und Bedürfnissen. Das Kind kann aber davon ausgehen, dass die andere Person an der Beziehung ebenso interessiert ist wie es selbst. Das Kind möchte nicht nur, dass seine Wünsche erfüllt werden, es ist für das Kind ebenso wichtig, die Beziehung zur anderen Person aufrechtzuerhalten oder zu verbessern.
- Ziel in der Situation: In dieser Situation wäre Durchsetzen kein angemessenes Ziel. Das Kind kann nur anstreben, dass so viel von seinen Wünschen erfüllt wird, wie möglich ist, ohne die Beziehung zur anderen Person zu beeinträchtigen. Ziel muss es also sein, sich mit der anderen Person zu einigen, gleichzeitig hat das Kind bei diesem Situationstyp das wichtige Ziel, die Beziehung zur anderen Person aufrechtzuerhalten.
- Beispiel: Streit mit dem Freund, welches Video man anschauen soll.
- Verhalten: Deutliches Aussprechen eigener Wünsche, Bedürfnisse, Gefühle; Verständnis für Wünsche, Gefühle etc. des anderen. Mit dem anderen zusammen nach Lösungen suchen.

Situationstyp S: Sympathie gewinnen

- Dieser Situationstyp umfasst zwei Gruppen von Situationen:
  - Bei der ersten Gruppe hat das Kind Wünsche, für deren Erfüllung es keine rechtliche Legitimation hat. Darüber hinaus muss die andere Person auf Rechte verzichten, wenn sie die Wünsche des Kindes erfüllen soll. Dies ist der Fall, wenn das Kind von einer anderen Person einen Gefallen erbittet.
  - Zur zweiten Gruppe gehören Situationen, in denen das Kind zu einer (ihm in der Regel nicht sehr gut bekannten) Person eine (kurzfristig) möglichst gute Beziehung herstellen möchte. Es kann aber nicht, wie es in den Situationen vom Typ B der Fall ist, davon ausgehen, dass die andere Person das gleiche Interesse hat.
- In beiden Situationsarten wird die andere Person den Wünschen des Kindes nur entgegenkommen, wenn sie das Kind sympathisch findet.
- Ziel des Verhaltens: Das Ziel des Verhaltens kann es nicht sein, dass die eigenen Wünsche auf jeden Fall erfüllt werden. Ziel muss es vielmehr sein, zumindest zu versuchen, ob man die andere Person dazu bewegen kann, einem entgegenzukommen. Dies gelingt nur, wenn das Kind das zweite wichtige Ziel nicht aus dem Auge verliert: Der andere soll das Kind möglichst sympathisch finden.
- Beispiele: Ein anderes Kind dazu bewegen, etwas von seiner Süßigkeit abzugeben; als »Neuer« in der Klasse ein Gespräch mit einem anderen Schüler beginnen.
- Verhalten: Den anderen verstärken, wenn er den eigenen Wünschen entgegenkommt, Interesse bekunden, nachfragen, Komplimente machen etc. Wichtig ist bei diesem Situationstyp flexibles Reagieren auf das Verhalten des anderen.

Mit den Situationstypen sollen nicht sämtliche in sozialen Alltagssituationen denkbaren Zielsetzungen erfasst werden. Situationstypen bilden vielmehr das Spektrum der Bereiche ab, die für den sozialen Umgang mit anderen Personen besonders wichtig sind, im Alltag oft vorkommen und in Kompetenztrainings üblicherweise bearbeitet werden (Hinsch & Weigelt, 2015). Die Zuordnung von Situation und Zielsetzung ist dabei nicht ganz so einfach, wie es auf den ersten Blick erscheint. Zwar kann man in den meisten Situationen die Zielsetzungen ausmachen, für deren Realisierung sie besonders gut geeignet sind, es gibt aber nur wenige Situationen, die nur eine einzige Zielsetzung zulassen. Welchem Typ eine konkrete Situation zugeordnet wird, hängt im Alltag daher auch von den persönlichen Zielen der handelnden Person ab. Im Unterschied zu den weniger eindeutigen Alltagssituationen wurden die Beispielsituationen im Training sozialer Kompetenzen für Kinder und Jugendliche bewusst prototypisch konstruiert, sodass sie jeweils einen Situationstyp möglichst gut repräsentieren. So fällt es den Teilnehmern leichter, die Grundidee des Zusammenhangs zwischen Situation, Zielsetzung und Handlungsstrategien nachzuvollziehen und in ihr kognitives Verarbeitungsrepertoire zu integrieren.

Erklärungsmodell als Grundlage. Das Prozessmodell sozial kompetenten Verhaltens (Pfingsten, 2015b; vgl. Abschn. 1.2) stellt den theoretischen Hintergrund und die Folie für die wesentlichen empirischen Erkenntnisse dar, auf denen das GSK-KJ basiert. Für die Trainingspraxis wurde aus diesem Prozessmodell ein Erklärungsmodell (s. Abb. 4.1) abgeleitet.

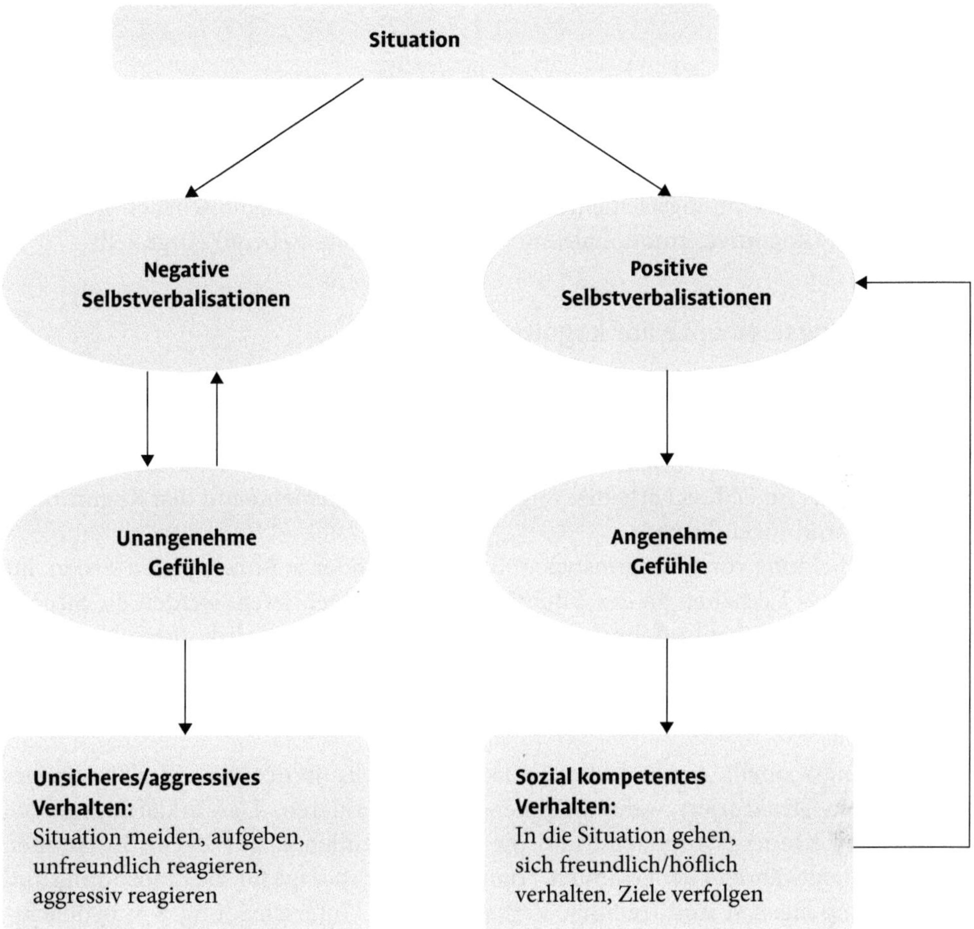

Abbildung 4.1 Erklärungsmodell

Die verschiedenen Ebenen sozial kompetenten Verhaltens, die im Erklärungsmodell beschrieben werden, und ihre Wechselwirkung beim Ablauf bzw. der Entstehung sozialen Verhaltens finden sich hier in veranschaulichter und unmittelbar auf eine konkrete Handlung bezogener Form wieder. Das Erklärungsmodell ist in seiner Komplexität so weit reduziert, dass Kinder und Jugendliche es gut verstehen und in ihre Alltagstheorien integrieren können. Sie verfügen damit über ein Schema zur Einordnung und Erklärung sozial kompetenten und inkompetenten Verhaltens, das sie auf Dauer selbständig, ohne fremde Hilfe auf ihre eigene Lebenssituation anwenden können. Damit erwerben sie eine sehr allgemeine Strategie zur Lösung sozialer Problemsituationen. Mithilfe des Erklärungsmodells lassen sich außerdem Ziele und Vorgehensweisen des GSK-KJ gut verdeutlichen, da sich die drei Ebenen des Erklärungsmodells (kognitiv, emotional, motorisch) in den Trainingselementen und Trainingsschritten des GSK-KJ wiederfinden.

4.2 Aufbau des GSK-KJ

Das GSK-KJ verwendet eine begrenzte Zahl von Trainingselementen, die aufeinander aufbauen. Der konkrete Trainingsablauf wird in Kapitel 5 und 6 beschrieben. An dieser Stelle werden die Trainingselemente geordnet nach den Verhaltensebenen im Erklärungsmodell (kognitive, emotionale, motorische Verhaltensebene) vorgestellt.

4.2.1 Trainingselemente auf kognitiver Ebene

Die kognitive Ebene hat einen nicht zu unterschätzenden Einfluss auf die Realisierung sozial kompetenten motorischen Verhaltens. Die Wahrnehmung der Situation und des eigenen Verhaltens, Absichtszuschreibungen und Konsequenzerwartungen spielen hier eine Rolle. Im GSK-KJ arbeiten folgende Trainingselemente mit den Kognitionen der Kinder und Jugendlichen:

- Unterscheidung von Situationstypen: Bevor die Kinder in Rollenspielen lernen, ihr motorisches Verhalten an den Situationstypen zu orientieren, werden die Situationstypen eingeführt und ihre jeweils spezifischen Merkmale diskutiert. Die Kinder sollen auf diesem Wege lernen, soziale Situationen differenziert wahrzunehmen und den Zusammenhang zwischen Situation, Ziel und motorischem Verhalten zu erkennen.
- Erklärungsmodell: Anhand des Erklärungsmodells lernen die Kinder, eigenes Verhalten strukturiert wahrzunehmen und zu erklären. Das Erklärungsmodell wird den Kindern vorgestellt, und die Kinder wenden es auf eigene Situationen an. Es dient während des gesamten Trainings als Grundlage für die Einordnung und Erklärung eigenen und fremden Verhaltens. Die Unterscheidung von beobachtbaren (Situation, motorisches Verhalten) und nur der handelnden Person unmittelbar zugänglichen Prozessen (Selbstverbalisationen, Gefühl) regt die Teilnehmer an, Absichtszuschreibungen zu hinterfragen.
- Übungen zum Unterscheiden von Gefühlen und Selbstverbalisationen: Bei Übungen zur Unterscheidung von Gefühlen und Selbstverbalisationen geht es darum, die beiden Ebenen anhand von Beispielsituationen voneinander zu trennen und so das eigene innere Erleben differenzierter wahrzunehmen. Den Kindern und Jugendlichen wird auf diesem Wege auch gezeigt, dass keineswegs die Situation oder die andere Person Verursacher ihrer unangenehmen Gefühle sind, sondern dass sie selbst diese durch negative Selbstverbalisationen hervorrufen oder beeinflussen können. Im Kinder- bzw. Jugendlichentraining werden dazu unterschiedliche Übungen eingesetzt.

- Übungen zur Wahrnehmung und Veränderung von Selbstverbalisationen: Schon bei Kindern tragen situationsbegleitende Kognitionen deutlich zum Entstehen und Aufrechterhalten von Kompetenzproblemen bei. Verschiedene Trainingselemente haben das Wahrnehmen und ggf. Verändern von Selbstverbalisationen zum Ziel. Dazu gehört das Anwenden des Erklärungsmodells auf eine eigene Situation, Hausaufgaben zum Erkennen eigener Selbstverbalisationen, die Selbstverbalisationsübung im Eingangsritual des Kindertrainings und das »Engelchen-Teufelchen-Spiel« im Training für Jugendliche.
- Übung zur Differenzierung zwischen aggressivem, unsicherem und sozial kompetentem Verhalten: Unpräzise oder unangemessene Konsequenzerwartungen sind bei Kindern und Jugendlichen mit sozialen Kompetenzproblemen sehr verbreitet. Damit sie das eigene Verhalten und seine Wirkung auf andere besser beurteilen können, lernen sie anhand von Beispielsituationen, zwischen den verschiedenen Verhaltenskategorien zu unterscheiden, deren Merkmale genauer zu erkennen und mögliche Konsequenzen zu berücksichtigen.
- Positive Selbstbewertung und positive Selbstrückmeldung: Positive Selbstbewertung in der Selbstlobe-Übung und das positive Selbstfeedback während des Rollenspiels haben verschiedene Funktionen. Sie sollen zum einen der Tendenz zur negativen Selbstbewertung entgegenwirken, die vielen wenig sozial kompetenten Kindern und Jugendlichen Probleme macht, und damit deren Selbstwirksamkeitsüberzeugung stärken. Häufig finden sich bei Kindern mit Kompetenzproblemen auch undifferenzierte pauschal positive oder pauschal negative Selbstbewertungen. Da sich positive Selbstbewertung und Selbstrückmeldung im Training immer auf einzelne konkrete Verhaltensweisen beziehen, unterstützen sie eine differenzierte Bewertung des eigenen Verhaltens.
- Perspektivenübernahme: Die Rollenspiele im GSK-KJ dienen nicht nur der Erprobung und Verbesserung sozial kompetenten Verhaltens. Die Gruppenmitglieder werden bewusst als Mitspieler eingesetzt. Es wird den Kindern und Jugendlichen auf diese Weise leichter gemacht, sich in die Situation einer anderen Person hinein zu versetzen. Weil v.a. jüngere Kinder noch Schwierigkeiten haben, die eigene Perspektive und die einer anderen Person flexibel zu koordinieren, enthält das Kindertraining eine spezifische Übung zur Unterstützung dieser Fähigkeit.

4.2.2 Trainingselemente auf emotionaler Ebene

Gefühle können nicht auf direktem Wege verändert oder beeinflusst werden, sondern nur durch den »Umweg« über physiologische (z.B. Entspannung) oder kognitive Prozesse. Im GSK-KJ werden Gefühle über die Veränderung von Selbstverbalisationen beeinflusst. Speziell junge Kinder profitieren außerdem davon, wenn sich ihre Fähigkeit zum Gefühlsausdruck und zur Gefühlswahrnehmung verbessert:

- Ausdrücken, Wahrnehmen und Benennen von Gefühlen: Manche Kinder mit Kompetenzproblemen haben Probleme beim Ausdrücken und Erkennen von

Gefühlen. Das Kindertraining sieht daher eigene Übungen zum Ausdrücken, Wahrnehmen und Erkennen von Gefühlen vor. Im Jugendlichentraining üben die Teilnehmer, die Gefühle hinter externalen verbalen Äußerungen wahrzunehmen und zu benennen.

4.2.3 Trainingselemente auf der Ebene motorischen Verhaltens

Das Einüben konkreten Verhaltens durch Rollenspiele mit Videofeedback beansprucht den größten Teil des Trainings. Kinder und Jugendliche sollen lernen, kompetente Verhaltensweisen orientiert an den Situationstypen zu zeigen. Grundprinzip dieser Übungen ist es, Erfolg zu gewährleisten, um so den Lernerfolg wahrscheinlicher zu machen. Damit soll nicht nur das konkrete Verhalten, sondern auch die Selbstwirksamkeitserwartung der Teilnehmer beeinflusst werden, was durch das Prinzip des Eigenfeedback unterstützt wird. Zwei Elemente werden bei den Verhaltensübungen eingesetzt:

- Modellierung des kompetenten Verhaltens durch die Trainer: Modellernen hat für das Sozialverhalten von Kindern und Jugendlichen eine große Bedeutung. Um es den Kindern und Jugendlichen zu erleichtern, bei den nachfolgenden Übungen angemessenes Verhalten zu zeigen, führen die Trainer zu Beginn jedes Situationstyps kompetentes Verhalten in einem Modell vor.
- Rollenspiel mit Videofeedback nach Situationstypen geordnet: Das Rollenspiel verläuft in Kleingruppen. Die Situationstypen werden der Reihe nach durchlaufen. Dabei steigt die Komplexität des Verhaltens, das gezeigt werden muss, immer mehr an. Da gezielt auf den jeweiligen Situationstyp bezogene Handlungsstrategien geübt werden sollen, werden nicht Alltagssituationen der Kinder und Jugendlichen, sondern »vorgefertigte« prototypische Rollenspielsituationen mit vorgegebenen Instruktionen verwendet. Die Kinder und Jugendlichen nehmen am Rollenspiel sowohl in der Rolle des Übenden als auch in der Funktion des Rollenspielpartners teil. Das Schwierigkeitsniveau der Rollenspiele wird immer an die Kompetenzen des einzelnen Kindes oder Jugendlichen angepasst. Das Rollenspiel im GSK-KJ folgt einem festen Muster, das unbedingt eingehalten werden muss.

Info

Rollenspiel im GSK-KJ

- Jeder Teilnehmer, der in der Rolle des Übenden ist, wählt für sein Rollenspiel die für ihn leichteste und subjektiv passende Situation aus. Der Rollenspielpartner ist verpflichtet, den Übenden »gewinnen« zu lassen. Das Rollenspiel wird auf Video aufgenommen.
- Nach dem Rollenspiel wird das Video nach jeder Interaktionssequenz des Übenden angehalten. Er gibt sich zunächst selbst Rückmeldung, wobei er immer mit den positiven Aspekten beginnen muss, anschließend darf er auch anmerken, was er verbessern möchte. Nach dem Übenden dürfen auch die

anderen Teilnehmer der Kleingruppe Rückmeldung geben, wobei die Reihenfolge »erst das Positive, dann das, was verbessert werden könnte« unbedingt eingehalten werden muss.

- Wenn der Übende Dinge gefunden hat, die er verbessern möchte, erfolgt unmittelbar im Anschluss ein zweiter Durchlauf, nach dem auf gleiche Weise die Rückmeldung erfolgt.
- Im GSK-KJ werden die Kinder und Jugendlichen bewusst auch in der Rolle des Spielpartners eingesetzt. Sie müssen in dieser Rolle nicht sich selbst, sondern eine (ihnen vom Verhalten her oft fremde) Person verkörpern. Um glaubhaft spielen zu können, müssen sie sich in die Situation einer anderen Person hineinversetzen, woraus aggressive und Kinder und Jugendliche mit einer Hyperaktivitätsstörung besonderen Nutzen ziehen. Die Notwendigkeit, den Übenden »gewinnen« zu lassen, erfordert eine genaue Abstimmung des eigenen Verhaltens und fordert insbesondere impulsive Kinder und Jugendliche heraus. Für sozial sehr ängstliche Teilnehmer ist es oftmals leichter, zunächst als Rollenspielpartner zu agieren, da sie sich in dieser Funktion weniger unter Bewertungsdruck setzen.

4.2.4 Transferübungen

Hausaufgaben sollen den Transfer in die Alltagssituation unterstützen. Sie werden während des gesamten Trainings eingesetzt und beziehen sich auf die Inhalte der jeweiligen Sitzung.

4.3 Trainerverhalten

Trainer sollten sich gründlich auf die Durchführung des GSK-KJ vorbereiten. Die Konzeption des Trainings und die besondere Klientel stellen hohe Anforderungen an die soziale Kompetenz und die Fähigkeit der Trainer, sich in die Situation von Kindern und Jugendlichen zu versetzen.

4.3.1 GSK-KJ als ressourcenorientierte Intervention

Wir verstehen das GSK-KJ als ein Training, das an die Fähigkeiten und Ressourcen der Kinder und Jugendlichen anknüpft, um diese zu verbessern und zu erweitern.

Voraussetzungen. Die Kinder und Jugendlichen bringen genügend Voraussetzungen dafür mit. Es gibt kein Kind, das nicht über soziale Kompetenzen und entsprechende Regulationsmechanismen verfügt, wenn auch nur in bestimmten Situationen oder unter günstigen Bedingungen. Auch haben alle Kinder und Jugendlichen, oft nur implizit, Vorstellungen, was soziale Kompetenz ausmacht, und wie Verhalten zustande kommt.

Lernprozess. Es ist für alle Menschen, auch Kinder und Jugendliche, nicht ganz einfach, eingefahrene Verhaltensgewohnheiten und kognitive Prozesse zu ändern. Es fällt ihnen leichter, ihr Verhaltens- und Regulationsrepertoire zu erweitern und Neues zu erproben, wenn sie sich der Fähigkeiten, die sie bereits haben, bewusst sind, und es fördert ihren Lernprozess, wenn sie in der Lage sind, ihre eigenen Fortschritte zu registrieren und sich dafür zu verstärken. Im Alltag erleben es die Kinder und Jugendlichen allzu oft, dass ihren Schwächen und Fehlern mehr Aufmerksamkeit geschenkt wird als ihren Fähigkeiten. Wir erleben in den Trainings immer wieder, dass sie dies auch in ihre Selbstbewertungsmuster übernommen haben. Sie wissen mehr über ihre Schwächen als über ihre Stärken. Selbstbewertungen im Alltag sind außerdem oft pauschal (»Das kann ich«, »Das kann ich nicht«).

Orientierung an vorhandenen Fähigkeiten und Fertigkeiten. Wir setzen mit dem Vorgehen im GSK-KJ bewusst ein Gegengewicht zu dieser Praxis. In allen Übungen wird die Aufmerksamkeit zunächst auf die Dinge gelenkt, die die Kinder und Jugendlichen bereits können. Sie werden dann dazu ermuntert, auf der Nicht-Können-Seite nicht Defizite zu formulieren (»Ich rede nie mit anderen«), sondern Dinge, die sie noch lernen möchten (»Ich möchte lernen, zu antworten, wenn Kinder mit mir reden wollen«). Fähigkeiten und Vorhaben sollen möglichst konkret formuliert werden. Es fördert den Lernprozess, wenn die Kinder und Jugendlichen konkrete Vorhaben formulieren anstatt in Defiziten zu sprechen. Sie wissen dann, was sie tun müssen, um Neues zu lernen und merken leichter, wann sich eine Gelegenheit dazu ergibt.

Es ist Aufgabe der Trainer, die Kinder und Jugendlichen bei diesem Prozess zu unterstützen. Sie sollten sich dessen bewusst sein, dass sie für die Teilnehmer als Modell dienen. Sie sollten ihre eigene Wortwahl streng kontrollieren und die Formulierung »Was kann ich schon / Was ist gut«, »Was möchte ich lernen / anders machen« konsequent durchhalten. Nach unserer Erfahrung übernehmen die Kinder und Jugendlichen diese Formulierungen dann sehr schnell und übertragen sie auch in ihre Berichte über ihre Hausaufgaben.

Induktives Vorgehen. Die kognitiven Trainingselemente wie Erklärungsmodell, Differenzierungsübung und Erkennen der Situationstypenmerkmale dürfen nicht als Phasen der Wissensvermittlung missverstanden werden. Das GSK-KJ knüpft hier an die kognitiven Strukturen der Kinder und Jugendlichen an. Wir haben das Verhalten der Trainer bei diesen Trainingselementen »induktives Vorgehen« genannt. Der Trainer sollte zunächst nur kurz das Erklärungsmodell präsentieren oder Fragen zur Differenzierungsübung oder zum Erkennen von Situationstypen stellen und die Antworten und Bemerkungen der Teilnehmer sammeln. Dabei ist es wünschenswert, dass die Kinder oder Jugendlichen auch untereinander diskutieren. Aufgabe des Trainers ist es, die Diskussion zu strukturieren und mit kleinen Bemerkungen und Zusammenfassungen diejenigen Aspekte zu betonen, die konzeptgemäß sind. Erst dann gibt es eine Zusammenfassung durch den Trainer und wenn nötig erfolgen weitere Erklärungen. Auf diesem Wege übernehmen die Kinder und Jugendlichen die kognitiven Elemente des Trainings leichter in ihre eigene kognitive Struktur und können sie so einpassen, wie es individuell erforderlich ist.

Non-direktive Gesprächsführung. Trainer benötigen für diese Vorgehensweise Geduld und sehr viel Konzentration. Eine Schulung in non-direktiver Gesprächsführung ist eine große Hilfe. Auf keinen Fall sollten die kognitiven Übungen als Frage-Antwort-Spiel durchgeführt werden. Kinder und Jugendliche haben einerseits gut gelernt, Erwachsenen das zu antworten, was diese hören wollen, und sind andererseits durch schulische Erfahrungen gewohnt, dass es »richtige« und »falsche« Antworten gibt. Das Ziel, sich mit den eigenen kognitiven Strukturen auseinanderzusetzen, würde damit verfehlt. Einige Teilnehmer werden möglicherweise auch zu sehr an Schulunterricht erinnert und verweigern die Teilnahme. Trainer, die keine Erfahrung mit der non-direktiven Strukturierung von Gruppendiskussionen haben, sollten dies unbedingt vorher üben.

4.3.2 Persönliches Erleben

Verschiedene Trainingselemente nehmen die persönlichen Erfahrungen und Gefühle der Kinder und Jugendlichen auf, etwa das Warming-up, die Bewertung des Schwierigkeitsgrades der Rollenspielübungen oder die Selbstlobe-Übung. Auch das videogestützte Rollenspiel in der Kleingruppe mit Eigenfeedback ist hier einzuordnen. Trainer müssen sich bewusst machen, dass dies von den Kindern und Jugendlichen erfordert, etwas von ihrem persönlichen Erleben preiszugeben und sich damit verwundbar zu machen. Die Teilnehmer können nur dann von diesen Übungen profitieren, wenn sie in einer schützenden Atmosphäre stattfinden.
Schützende Struktur. Das GSK-KJ schützt die Kinder und Jugendlichen, indem es für diese Übungen eine deutliche Struktur vorgibt. Bei Übungen, bei denen jeder etwas sagen muss (z. B. Warming-up), dürfen die anderen Teilnehmer nicht kommentieren. Bei »offenen« Übungen, die der Diskussion dienen (z. B. Differenzierungsübung) hat jeder die Freiheit etwas zu sagen oder nicht. Persönliche Bemerkungen sind für die Rollenspiele reserviert und dürfen nur in der Form von »Was war gut, was könnte man anders machen« gegeben werden (s. Manual).

Kinder und Jugendliche mit hoher sozialer Angst oder diejenigen, die zum Training »gezwungen« wurden, halten sich verständlicherweise zu Beginn des Trainings vor allem in den Plenumsphasen sehr zurück. Sie sind zwar in der Lage, wenigstens ein oder zwei Sätze zu sagen, wenn es »reihum« geht, beteiligen sich aber zu Beginn nicht oder kaum an den offenen Diskussionen. Wir gehen davon aus, dass die Kinder und Jugendlichen einen guten Instinkt haben, was sie sich zumuten können. Sie sollten auf keinen Fall zu mehr Aktivität gedrängt werden.
Tempo anpassen. Das Tempo, in dem die kognitiven Strukturen und die Verhaltensstrategien des GSK-KJ bei den einzelnen Kindern und Jugendlichen »ankommen« und umgesetzt werden können, ist individuell sehr unterschiedlich. Manche kommen sofort mit dem Erklärungsmodell zurecht oder können die im Training empfohlenen Verhaltensstrategien schnell realisieren. Andere haben viele Anfragen oder tun sich zunächst mit dem geforderten sozial-kompetenten Verhalten etwas schwerer. Trainer sollten bedenken, dass jede Person ihr eigenes Tempo hat und darauf verzichten, die

Teilnehmer unter Druck zu setzen. Nach unserer Erfahrung kommen im Verlauf des Trainings alle Teilnehmer mit der Konzeption des GSK-KJ gut zurecht, die einen schneller, die anderen etwas langsamer.

Die Trainer müssen also fähig sein, für die erforderlichen Strukturen zu sorgen und gleichzeitig ihren Teilnehmern akzeptierend, geduldig und nicht wertend zu begegnen.

4.3.3 Kinder und Jugendliche als Klientel

Auch die Klientel des GSK-KJ, Kinder und Jugendliche, stellt besondere Anforderungen an die professionellen Fähigkeiten der Trainer.

Kinder

Nach unseren Erfahrungen fällt manchen Trainern der konzeptgemäße Umgang mit Kindern deutlich schwerer als der mit Erwachsenen. Prozesse und Verhaltensweisen, die man bei Erwachsenen selbstverständlich voraussetzen kann, drücken insbesondere Grundschulkinder entweder anders aus oder sie beherrschen sie noch nicht vollständig. Dies beginnt beim Verhalten während der Sitzungen. Grundschulkinder haben eine deutlich kürzere Aufmerksamkeitsspanne als Erwachsene und ihr Bedürfnis nach Bewegung ist groß.

Differentielle Verstärkung. Trainer müssen in der Lage sein, deutliche Instruktionen zu geben und die Strategie der differentiellen Verstärkung konsequent und souverän anzuwenden, gleichzeitig aber auf die üblichen Ermahnungen, moralischen Appelle etc. vollständig zu verzichten, da dies gerade bei einem stark strukturierten Training sehr negative Auswirkungen hätte. Hinzu kommt, dass das Verhalten jüngerer Kinder noch relativ stark kontextgebunden ist. Finden Trainings im Umfeld von Schule oder Hort statt, so erwarten die Kinder von den Trainern, dass sie sich ähnlich wie Lehrer oder Erzieher verhalten. Ist dies nicht der Fall, muss man mit einer »Probierphase« rechnen, bis die Kinder die Regeln des Trainings verstanden haben. Es empfiehlt sich, wenn irgend möglich das Training auf »neutralem« Boden durchzuführen.

Verbalisation vermuteter Inhalte. Ein weiteres Problem der Grundschulkinder besteht in der Diskrepanz zwischen innerem Erleben und der Fähigkeit, dies auszudrücken. Sehr oft stehen hinter externalen Äußerungen (»Ist doof«, »Der spinnt!«) bestimmte Gefühle oder Selbstverbalisationen. Trainer sollten sehr gut in der Lage sein (und dies im Zweifelsfall üben), die Kinder durch Verbalisation vermuteter Inhalte in kurzen Bemerkungen (»Das passt nicht für dich?«; »Du hast dich über den geärgert«) dabei zu unterstützen, ihr Erleben differenzierter auszudrücken. Insbesondere jüngere Kinder und Kinder mit ausgeprägten emotionalen oder Verhaltensstörungen benötigen nach unserer Erfahrung diese Unterstützung.

Imitation. Für manche Trainer gewöhnungsbedürftig ist die starke Neigung jüngerer Kinder, andere zu imitieren. So kann es geschehen, dass alle Kinder in der Plenumsrunde über den gleichen Detektivjob berichten oder die gleichen positiven Selbstverbalisationen äußern. Der Trainer sollte hier nicht eingreifen. Die Äußerungen der Kinder werden im Verlauf des Trainings zunehmend individueller. Nach unseren

Erfahrungen haben die Kinder aller Altersstufen keine Probleme mit dem Erklärungsmodell, sie verstehen gut, was mit »Gedankengesprächen« gemeint ist und können dies auch anwenden. Allerdings vermischen manche Erst- und Zweitklässler noch die Selbstverbalisations- und Gefühlsebene, weswegen wir regelmäßige Übungen zu diesem Thema ins Training aufgenommen haben.

Zum Videorollenspiel werden manchmal im Vorfeld Bedenken geäußert. Sobald die Kinder merken, dass wirklich immer darauf geachtet wird, dass sie Erfolg haben, ist dies eines der beliebtesten Trainingselemente.

Jugendliche

Auf den ersten Blick unterscheiden sich Jugendliche in der Fähigkeit, sich auszudrücken und ihr Verhalten zu steuern, nur wenig von Erwachsenen. Mit den Inhalten des Trainings haben Jugendliche nach unserer Erfahrung wenig Probleme.

Spielraum lassen. Trainer sollten aber daran denken, dass in dieser Altersgruppe die Verbindung zu Gleichaltrigen und Freunden sehr stark ist, ein großes Bestreben nach Eigenständigkeit besteht und »das Gesicht wahren« viele Handlungen bestimmt, insbesondere bei Jugendlichen mit Störungen des Sozialverhaltens. Man muss damit rechnen, dass zu Beginn eines Trainings das Engagement sich in Grenzen hält. Es wäre ein Fehler, hier Druck zu machen oder durch zusätzliche Übungen intensiveres emotionales Erleben hervorzurufen. Die Jugendlichen würden sich exponiert fühlen und nun ernsthaft die Teilnahme verweigern. Akzeptieren die Trainer das vorsichtige Agieren und die zu Beginn zur Schau getragene Lässigkeit, erledigt sich das Problem des mangelnden Engagements sehr schnell von selbst.

Differentielle Verstärkung angemessenen Verhaltens. Eine weitere Schwierigkeit tritt in vielen Jugendlichentrainings auf. Einige Teilnehmer probieren aus, was geschieht, wenn sie ganz allgemein unfreundliche oder unflätige Bemerkungen machen oder die Äußerungen bzw. Verhaltensweisen anderer Teilnehmer entsprechend kommentieren. Trainer müssen sich immer dessen bewusst sein, dass sie als Modell fungieren. Sie müssen durch ihr Verhalten im Training vormachen, was das GSK-KJ unter sozialer Kompetenz versteht. Wenn der Trainer verhindern möchte, dass der betreffende Jugendliche das gesamte Training »aufmischt«, muss er höflich, akzeptierend und zugewandt bleiben. Konsequente, aber gesichtswahrende Regulationsstrategien wie differentielle Verstärkung (der Trainer sollte daran denken, dass auch Hinschauen, Argumentieren etc. ein Verstärker ist) oder in neutralem und höflichem Ton gehaltene kurze Instruktionen (»Bitte hier nicht kommentieren, wir diskutieren gleich im Anschluss«) helfen den Jugendlichen, sich an die Regeln zu halten. Manchmal verbergen sich hinter diesen Bemerkungen (»Was soll der Scheiß!!«) aber auch Anfragen ans Training. Diese sollten erkannt und höflich, kurz und in neutralem Ton beantwortet werden (»Zur Erklärung: Sinn dieser Übung ist ...«). Es ist nicht sinnvoll, in eine längere Diskussion über Sinn und Zweck des Trainings mit einem einzelnen Teilnehmer einzusteigen. Etwas anderes ist es, wenn die gesamte Gruppe Anfragen an das Training hat (Trainer sollten sich nicht dadurch irritieren lassen, dass der Tonfall der Jugendlichen dabei manchmal nicht ganz »stimmt«). Dann sollte der

Trainer die Fragen der Jugendlichen beantworten und sie über das Grundkonzept des Trainings informieren, ohne sie zu belehren.

Angebot. Nach unseren Erfahrungen kann man viele dieser Schwierigkeiten im Vorfeld entschärfen, indem man wiederholt betont, dass es sich bei den Handlungsstrategien des Trainings nicht um eine Verhaltensnorm, sondern um ein Angebot handelt, neue Verhaltensstrategien zu üben und sich dann zu entscheiden, ob man sie in die Alltagssituationen zu übernehmen möchte, die bis jetzt unbefriedigend verliefen. Nach unseren Erfahrungen beginnen die Jugendlichen dann von sich aus, Trainingselemente im Alltag auszuprobieren.

Videorollenspiel. Beim Videorollenspiel haben viele Jugendliche Bedenken, teilweise wegen unerfreulicher Erfahrungen in anderen Kontexten. Hier ist es wichtig, einerseits Verständnis für die Bedenken zu äußern, andererseits darauf hinzuweisen, dass das Videorollenspiel im GSK-KJ nach besonderen Regeln verläuft und der Erfolg immer sichergestellt ist. Auch würden die meisten Menschen ihr Verhalten schlechter einschätzen, als es tatsächlich sei. Das Videorollenspiel helfe, verstärkt die positiven Seiten des eigenen Verhaltens zu bemerken. Sozial hochängstliche Jugendliche haben weniger Angst, wenn in der Kleingruppe der Reihe nach gespielt wird und sie nicht selbst entscheiden müssen, wann sie sich zum Rollenspiel melden. Man sollte aber darauf achten, dass sich die Reihenfolge im Verlauf des Trainings ändert, damit nicht immer die gleiche Person lange warten muss, bis sie an der Reihe ist.

Videofeedback. Beim Videofeedback besteht eine generelle Herausforderung für den Trainer in Situationen, in denen die Kinder oder Jugendlichen entweder kaum oder gar nichts Positives in ihrem Verhalten finden oder auf der anderen Seite sich für inkompetentes (oft aggressives) Verhalten loben. In ersterem Fall (zu wenig positives Eigenfeedback) sollten die Trainer die Kinder oder Jugendlichen durch kleine Prompts unterstützen (»Guck mal deine Körperhaltung an«, »Wie war es mit der Stimme?«). Im zweiten Fall (positives Eigenfeedback für inkompetentes Verhalten) sollten Trainer auf keinen Fall das Verhalten der Kinder oder Jugendlichen kritisieren. Die Kinder und Jugendlichen sind nach unseren Erfahrungen durchaus bereit, Verhaltensstrategien zu verändern, wenn man die positiven Aspekte des Verhaltens hervorhebt (»Du hast es an der Stelle gut geschafft, deutlich zu sagen, was du möchtest«), um dann vorzuschlagen, in einem weiteren Versuch zusätzlich weitere Akzente auszuprobieren (»Könntest du mal probieren, wie es ist, wenn du es etwas freundlicher sagst?«). Oft berichtet auch der Mitspieler, was das Verhalten des Jugendlichen bei ihm ausgelöst hat.

4.3.3 Evaluation des GSK-KJ

Evaluationsergebnisse geben Hinweise, dass ähnlich wie das Erwachsenen-GSK die Kinder- und Jugendlichenversion des Gruppentrainings sozialer Kompetenzen effektiv eingesetzt werden kann.

Training mit Kindern. Lübben führte eine Kinderversion des Kompetenztrainings mit sozial ängstlichen Grundschulkindern durch. Zur Überprüfung der Wirkung verglich sie die Trainingsgruppe ($N = 10$) mit einer Wartekontrollgruppe ($N = 6$). Zur Messung möglicher Veränderungen befragte sie die Kinder und deren Mütter. Bei den Kindern setzte sie die Skalen »Selbstwertgefühl« des Fragebogens zum Selbstkonzept (FSK; Wagner, 1977), »Sozialangst«, »Sozialinteresse«, »Kontaktbereitschaft« und in verkürzter Form »Sozialerfahrungen mit Mitschülern« des Sozialfragebogens für Schüler (SFS4-6; Petillon, 1984) ein. Die Mütter beantworteten alle Skalen der Marburger Verhaltensliste zur Erfassung kindlichen Problemverhaltens (MVL; Ehlers et al., 1978). Während sich in der Trainingsgruppe im Vergleich zur Kontrollgruppe bei der Kinderbefragung nur in Bezug auf Sozialangst und den Sozialerfahrungen mit den Mitschülern tendenzielle Verbesserungen ergaben, berichteten die Mütter in allen Skalen hochsignifikante Veränderungen (Pfingsten & Lübben, 2007). Herlitz und Merz (1986) führten das Kindertraining als präventive Maßnahme bei zwei Gruppen (sechs und neun Kinder) von Grundschulkindern durch. Sie befragten die Kinder mit dem Attribuierungsfragebogen für Erfolg und Misserfolg in der Schule (AEM; Widdel & Ingenkamp, 1977) und dem Angstfragebogen (AFS; Wiescerkowski et al., 1981). Die Werte im AEM änderten sich nicht, im AFS wiesen beide Gruppen tendenziell positive (allerdings nicht signifikante) Veränderungen in die erwartete Richtung auf (vgl. Jürgens, 2007). Zum Zweck einer ersten Evaluation wurde die modifizierte, in diesem Buch vorliegende Version des Kindertrainings als präventive Maßnahme mit einer Gruppe von 35 Grundschulkindern durchgeführt. Zur Überprüfung der Effektivität wurden die Kinder in einem Wartekontrollgruppen-Trainingsgruppen-Vergleich mit den Skalen »aggressives Verhalten«, »kognitives Problemlösen«, »problemorientiertes Handeln«, »Rückzug«, »Selbstabwertung« und »Umbewerten« des Feel-KJ (Grob & Smolenski, 2009), der Skala »manifeste Angst« des Angstfragebogens AFS (Wieczerkowski et al., 1981) und dem Fragebogen zur Selbstwirksamkeitserwartung im Umgang mit sozialen Anforderungen (Satow & Mittag 1999) befragt. Bis auf die Skala Selbstabwertung ergaben sich bei der Trainingsgruppe im Vergleich zur Kontrollgruppe Veränderungen in die erwartete Richtung, allerdings nur mit kleinen, nicht-signifikanten Effekten. Die Akzeptanz des Trainings war hoch.

Präventives Training mit Jugendlichen. Affeldt führte die Jugendlichenversion des Trainings mit dreizehn 17-bis 18-jährigen Schülern einer Gesamtschule durch (Affeldt & Redlich, 1984). Er setzte zur Überprüfung der Ergebnisse den Unsicherheitsfragebogen (U-Fragebogen; Ullrich de Muynck & Ullrich, 1977), den Problemfragebogen und den Attributionsfragebogen IE-SV-F von Hinsch und Doormann (Hinsch, 2007) ein. Er fand signifikante Veränderungen in allen Skalen des U-Fragebogens bis auf die Skala »Fordern können«; ebenso signifikante Veränderungen im Problemfragebogen. Die Veränderungen in den Attributionen waren eher geringfügig. Gagel (2007) führte das Training mit 21 Schülern im Alter von 16 bis 23 Jahren in einem Wartekontrollgruppendesign durch. Die Gruppe wies positivere Ausgangswerte auf als die Gruppe von Affeldt. Sie veränderte sich signifikant in den Skalen »Fehlschlagangst«, »Kontaktangst« und »Nicht-Nein-Sagen-Können« ebenso wie im Problemfragebogen. Im IE-SV-F wurden nach dem Training Erfolge stärker auf in der eigenen Person liegende Ursachen zurückgeführt, Misserfolge stärker auf mangelnde Anstrengung.

Zusammenfassung

Das GSK-KJ ist eine für die Anwendung bei Kindern und Jugendlichen modifizierte Form des Gruppentrainings sozialer Kompetenzen von Hinsch und Pfingsten. Es hat einen breiten Anwendungsbereich. Bestimmend für Struktur und Aufbau des Trainings sind das Konzept der Situationstypen und das Erklärungsmodell. Die Interventionsformen des Trainings lehnen sich an etablierte Vorgehensweisen der kognitiven Verhaltenstherapie an und finden auf kognitiver, emotionaler und motorischer Verhaltensebene statt.

5 Manual zum GSK-KJ für Kinder

Gesa Uhde • Barbara Jürgens

Das folgende Manual beschreibt den Ablauf des GSK-KJ für Kinder von der ersten bis zur sechsten Klasse. Der beschriebene Ablauf kann je nach Rahmenbedingungen, Gruppengröße und Gruppenzusammensetzung leicht variiert werden. Insbesondere die Dauer der einzelnen Elemente kann nicht genau vorhergesagt werden, sodass sich dadurch Verschiebungen ergeben können. Wichtig ist jedoch, die Reihenfolge der zentralen Elemente so beizubehalten, wie es im Trainingsablauf beschrieben wird. Übungen bzw. Elemente, die variabel eingesetzt werden können, sind im Text gekennzeichnet. Das GSK-KJ für Kinder arbeitet mit so wenig schriftlichem Material wie möglich. Bilder und Symbole sollen es den Kindern erleichtern, die Struktur des Erklärungsmodells und die Funktion von Selbstverbalisationen zu verstehen. Um dem Bewegungsdrang jüngerer Kinder gerecht zu werden, wurden in einige Übungen Phasen eingebaut, in denen einzelne oder alle Kinder herumlaufen müssen.

5.1 Rahmenbedingungen

Zielgruppe. Das GSK-KJ für Kinder richtet sich an Schulkinder der 1. bis zur 6. Klasse. Die Zusammensetzung der Gruppen sollte relativ jahrgangshomogen sein. Bewährt haben sich das gemeinsame Trainieren von Kindern des 1. und 2. Jahrgangs, des 3. und 4. Jahrgangs sowie des 5. und 6. Jahrgangs. Eine Mischung aller Jahrgänge hat sich als eher ungünstig herausgestellt, da u. a. die Unterschiede in der Fähigkeit zu Perspektivenübernahme und Metakognitionen zu groß waren. Bei den einzelnen Elementen gibt es je nach Altersstufe einige Besonderheiten zu beachten, die wir dann hervorheben werden.

Als wichtig und förderlich hat es sich auch erwiesen, wenn Gruppen gemischtgeschlechtlich zusammengesetzt sind. Das Training sollte also, wenn die Wahl besteht, nicht in einer Gruppe durchgeführt werden, in der es nur Mädchen oder Jungen gibt. Das Training richtet sich sowohl an Kinder, die eher zurückhaltend und unsicher sind, als auch an Kinder, die eher aufbrausend, unruhig oder aggressiv sind. Für das Training ist es von Vorteil, wenn es auch in diesem Zusammenhang eine heterogene Gruppenzusammensetzung gibt. Daher sollte auch dem teilweise nachvollziehbaren Wunsch von Schulen und Tageseinrichtungen, »die ganzen schwierigen Schülerinnen mal in so ein Training zu stecken«, nicht entsprochen werden. Hilfreich ist es, wenn die Kinder in den Entscheidungsprozess für die Teilnahme am Training einbezogen werden. Wenn über ihren Kopf hinweg entschieden wird oder die Teilnahme nicht freiwillig ist, muss man mit größeren Schwierigkeiten während des Trainings rechnen.

Gruppengröße. Acht bis zehn Kinder sind ideal, wenn man das Training mit einer Trainerin und einer Kotrainerin durchführen kann. Steht nur eine Trainerin zur Verfügung, ist es sinnvoll, die Teilnehmerinnenzahl auf fünf bis sechs zu begrenzen, da die Übungsmöglichkeiten bei den Rollenspielen sonst zu sehr eingeschränkt würden. Nehmen am Training nur Kinder mit deutlichen internalisierenden bzw. externalisierenden Problemen teil, sollten auf jeden Fall zwei Trainerinnen das Training leiten und nicht mehr als vier Kinder pro Trainerin mitmachen.
Materialien. Beim GSK-KJ für Kinder wird so wenig wie möglich an schriftlichem Material eingesetzt. Grundschulkinder sind in der Regel damit überfordert, die einzelnen Arbeitsblätter sicher zu verwahren und wieder zur Sitzung mitzubringen. Es hat sich daher bewährt, alle Arbeitsblätter im Vorfeld bereits zu binden oder in einem Hefter zusammenzufassen, sie am Beginn der Sitzung zu verteilen und am Ende der Sitzung wieder einzusammeln. Erst am letzten Trainingstag bekommen die Kinder das gesamte Material mit nach Hause. Zusätzlich zu den Arbeitsblättern wird eine kleine Pappschachtel (die sogenannte Schatzkiste) für jedes Kind benötigt, eine größere Schatztruhe mit Glasedelsteinen, einige Arbeitsmaterialien, die laminiert werden, Karten mit den Detektivjobs sowie ein bis zwei Videoanlagen (pro Trainerin eine), bestehend aus jeweils einem Bildschirm und einer Videokamera, die direkt an den Bildschirm angeschlossen werden kann.
Räumlichkeiten. Es wird ein größerer Raum für die Plenumsphasen benötigt und ein weiterer kleiner Raum, der für die Kleingruppenarbeit genutzt werden kann. Die Räume sollten relativ nah beieinander liegen. Im Plenumsraum sollte möglichst eine Tafel oder Metaplanwand vorhanden sein.
Organisatorisches. Das GSK-KJ besteht aus insgesamt sieben Sitzungen von jeweils ca. 90 Minuten Dauer. Diese Sitzungen finden im wöchentlichen Abstand statt, sodass eine gewisse Zeitspanne für die Durchführung der Detektivjobs zur Verfügung steht. Erfahrungsgemäß ist es für viele Kinder schwierig, länger als 90 Minuten durchzuhalten, da das Training doch recht anstrengend ist. Darüber hinaus lässt sich das Training für Schulen, an denen Trainings häufig am Nachmittag angeboten werden, auf diese Art am einfachsten organisieren. Die Durchführung als Kompakttraining (beispielsweise im Rahmen einer Projektwoche) halten wir nicht für sehr empfehlenswert, weil die Kinder zeitlich überfordert werden und die Möglichkeit für den Transfer durch die Detektivjobs nicht ausreichend gegeben ist.

Da die Abkürzung »GSK-KJ« für die wenigsten Teilnehmerinnen oder Eltern aussagekräftig sein wird, bietet es sich an, dem Training je nach Kontext einen eingängigeren Titel zu geben. Wir haben das Training beispielsweise »So-Ko-Kinder« genannt.

5.2 Durchführung des Trainings

Übersicht

Der Trainingsablauf

Einführungsveranstaltung, Organisation im Vorfeld (Abschn. 5.2.1)

(1) Grundannahmen des Trainings
(2) Für wen ist das Training geeignet?
(3) Inhalte des Trainings (Rollenspiele, Unterscheidung von sicherem, unsicherem und angreiferischem Verhalten etc.)
(4) Wirksamkeit des Trainings
(5) Trainingsbedingungen (Freiwilligkeit, Zusammensetzung der Trainingsgruppe, Vertraulichkeit, evtl. Datenerhebung)

Erste Sitzung (Abschn. 5.2.2)

(1) Begrüßung, Ablauf vorstellen
(2) evtl. Befragung durchführen
(3) Warming-up
(4) Einführen des Erklärungsmodells
(5) Verteilen des Detektivjobs »Eine Situation finden mit nützlichen Gedanken«
(6) Abschlussspiel

Zweite Sitzung (Abschn. 5.2.3)

(1) Begrüßung
(2) Ritual zum Beginn: Rückblick, Vorschau, »Gedankengespräche«
(3) Schatzkistchen einführen
(4) Detektivjob »Eine Situation finden mit nützlichen Gedanken« berichten
(5) Differenzierungsübung: Unterscheiden von sicherem, unsicherem und angreiferischem Verhalten
(6) Differenzierung vertiefen
(7) Verteilen des Detektivjobs »Eine In-Ordnung-Situation finden«
(8) Abschlussspiel

Dritte Sitzung (Abschn. 5.2.4)

(1) Begrüßung
(2) Ritual zum Beginn: Rückblick, Vorschau, »Gedankengespräche«
(3) Detektivjob »Eine In-Ordnung-Situation finden« berichten
(4) Selbstlobe-Übung
(5) Einführen von Situationstyp R »Recht durchsetzen«
(6) Modellrollenspiel zum Situationstyp R
(7) Rollenspiele mit Videofeedback in Kleingruppen
(8) Verteilen des Detektivjobs »Etwas finden, wofür ich mich selbst loben kann«
(9) Abschlussspiel

Vierte Sitzung (Abschn. 5.2.5)

(1) Begrüßung
(2) Ritual zum Beginn: Rückblick, Vorschau, »Gedankengespräche«
(3) Detektivjob »Etwas finden, wofür ich mich selbst loben kann« berichten
(4) evtl. Rollenspiele in Kleingruppen zum Situationstyp R »Recht durchsetzen« beenden
(5) Selbstlobe-Übung
(6) Einführen von Situationstyp W »Wünsche äußern«
(7) Gefühle-Spiele
(8) Verteilen des Detektivjobs »Klar und höflich sagen, was ich möchte«
(9) Abschlussspiel

Fünfte Sitzung (Abschn. 5.2.6)

(1) Begrüßung
(2) Ritual zum Beginn: Rückblick, Vorschau, »Gedankengespräche«
(3) Detektivjob »Einmal klar und höflich sagen, was ich möchte« berichten
(4) Situationstyp W »Wünsche äußern« kurz wiederholen
(5) Modellrollenspiel zum Situationstyp W
(6) Rollenspiele mit Videofeedback in Kleingruppen
(7) Verteilen des Detektivjobs »In einer Situation sagen, welches Gefühl ich habe«
(8) Abschlussspiel

Sechste Sitzung (Abschn. 5.2.7)

(1) Begrüßung
(2) Ritual zum Beginn: Rückblick, Vorschau, »Gedankengespräche«
(3) Detektivjob »In einer Situation sagen, welches Gefühl ich habe« berichten
(4) Einführen von Situationstyp G »Gefallen erbitten«
(5) Modellrollenspiel zum Situationstyp G
(6) Rollenspiele mit Videofeedback in Kleingruppen
(7) Verteilen des Detektivjobs »Einmal zu jemand anderem etwas Nettes sagen«
(8) Abschlussspiel

Siebte Sitzung (Abschn. 5.2.8)

(1) Begrüßung
(2) Ritual zum Beginn: Rückblick, Vorschau, »Gedankengespräche«
(3) Detektivjob »Einmal zu jemand anderem etwas Nettes sagen« berichten
(4) evtl. Rollenspiele in Kleingruppen zum Situationstyp G »Gefallen erbitten« beenden
(5) Differenzierung von Situationstypen R, W und G
(6) Abschlussrunde
(7) Evtl. Durchführung der Befragung
(8) Abschlussspiel

5.2.1 Einführungsveranstaltung, Organisation im Vorfeld

Es ist wünschenswert, eine Einführungsveranstaltung für die Kinder durchzuführen. Wird das GSK-KJ an einer Schule, einer Tageseinrichtung oder einer ähnlichen Einrichtung durchgeführt, ist dies oft nicht möglich. Sinnvoll wäre dann eine Informationsveranstaltung für die Eltern, in der über die im Folgenden aufgeführten Punkte (1) bis (4) kurz informiert werden sollte. Falls dies nicht möglich ist, kann die Information auch schriftlich, z. B. in Form eines Elternbriefs erfolgen. Findet eine Einführungsveranstaltung für die Kinder statt, sollte mit ihnen über die Punkte (1) bis (3) gesprochen werden. Die Informationen von Seiten der Trainerinnen sollten knapp gehalten werden. Eltern bzw. Kindern muss genügend Zeit gegeben werden, um Fragen zu stellen.

Ziel der Einführungsveranstaltung bzw. des Elternbriefs ist es, Eltern und Kindern eine Vorstellung davon zu geben, was die Grundideen des Trainings sind. Es ist nicht nötig, den Ablauf des Trainings in allen Einzelheiten zu schildern oder auf einzelne Übungen einzugehen. Die Einführungsveranstaltung sollte nicht länger als ca. 30 Minuten dauern.

(1) Grundannahmen des Trainings. Sozial kompetentes Verhalten kann ebenso gelernt werden wie anderes Verhalten auch (z. B. Schwimmen, Radfahren). Alle Kinder verfügen bereits über ein Repertoire sozialkompetenten Verhaltens. Im Training sollen sie für die Situationen, in denen sie immer wieder Schwierigkeiten haben, neue Verhaltensstrategien ausprobieren. Aus diesem Grund steht im Training das Ausprobieren und Üben im Vordergrund. Dies geschieht zum größten Teil in Rollenspielen im Training und zur Unterstützung des Transfers in die Realität durch die sogenannten Detektivjobs. Es ist wichtig, zu betonen, dass die Kinder im Training keine neue Vorschrift für »Wohlverhalten« lernen, sondern Verhaltensweisen ausprobieren und üben, die sie, wenn *sie* es für sinnvoll halten, im Alltag anwenden können. Diese Information sollte auch den Kindern selbst in der ersten Trainingssitzung gegeben und während des Trainings öfter wiederholt werden.

(2) Für wen ist das Training geeignet? Das Training richtet sich an Kinder, die lernen wollen, sich selbstsicherer zu verhalten. Es wirkt insbesondere unterstützend für Situationen, in denen es darum geht, sein Recht einzufordern, anderen eigene Wünsche und Bedürfnisse angemessen mitzuteilen oder andere um einen Gefallen zu bitten.

(3) Inhalte und Methoden des Trainings. Bei den Inhalten des Trainings geht es mehr darum, die Ideen hinter den Übungen des Trainings zu erklären, als den genauen Ablauf oder einzelne Übungen vorzustellen. Wichtig ist: Im Training übt man nicht nur, sich sozial kompetent zu verhalten. Kurze gedankliche Kommentare, die wir oft nicht bemerken, begleiten ständig unser Verhalten und beeinflussen, was wir tun. Im Training lernt man, diese Kommentare zu registrieren und sich selbst möglichst hilfreiche Kommentare zu geben. Man lernt außerdem, wie man merken kann, welche Verhaltensweisen in welchen Situationen angemessen sind. Dazu gibt es neben den Rollenspielen Diskussionen, Fragen, die beantwortet werden müssen und Übungen. Die Trainingsinhalte bauen aufeinander auf. Man muss daher möglichst an jeder Sitzung teilnehmen.

(4) Wirksamkeit des Trainings. Hier können Hinweise auf die Ergebnisse der Evaluationen (s. Abschn. 4.3.3) gegeben werden.

(5) Trainingsbedingungen. Einige Dinge müssen mit den zuständigen Personen im Vorfeld zwingend geklärt werden, um die Voraussetzungen für ein wirksames Training zu gewährleisten:

- Freiwilligkeit: Wenn irgend möglich, sollten die Kinder an der Entscheidung für die Teilnahme an dem Training beteiligt werden. Werden sie gegen ihren Willen für das Training angemeldet, fällt es ihnen deutlich schwerer, sich auf die Trainingsinhalte zu konzentrieren, da sie lieber etwas anderes tun würden. Auch sollte nicht von Lehrer- oder Erzieherseite dazu gedrängt werden, dieses Training zu absolvieren, weil das Kind beispielsweise »immer so schwierig« sei. Das kann leicht dazu führen, dass die Teilnahme am Training als Strafaktion wahrgenommen wird, was nicht förderlich für den Trainingserfolg ist.
- Zusammensetzung der Trainingsgruppe: Es ist natürlich verlockend, vorrangig die Kinder für die Trainingsteilnahme auszuwählen, die als besonders störend auffallen. Kinder, die schüchtern oder sozial ängstlich sind, profitieren aber ebenfalls vom Training und kämen auf diese Weise nicht zum ihrem Recht. Für den Trainingsverlauf ist es deutlich erfolgsversprechender, wenn auf eine heterogene Zusammensetzung geachtet wird, also in einer Gruppe neben störenden auch schüchterne und zurückhaltende Kinder sind. Nach unseren Erfahrungen ergänzen sich die beiden Gruppen im Training sehr gut. Die zurückhaltenden Kinder lernen von den »lauten«, sich zu beteiligen und auch mal drauflos zu reden; die störenden lernen von den zurückhaltenden Kindern, sich zu regulieren und Situationen ruhiger anzugehen. Durch die größere Bandbreite von Verhaltensweisen ist gegenseitiges Modelllernen gut möglich. Kinder, für die Deutsch eine Fremdsprache ist, sollten nicht vom Training ausgeschlossen werden. Allerdings darf die Teilnahme am Training nicht als Mittel zur »besseren Integration« missverstanden oder gar angekündigt werden.
- Vertraulichkeit: Das Training sollte von »neutralen« Trainerinnen durchgeführt werden, d. h. von Trainerinnen, die nicht mit den Kindern in einem Bewertungskontext stehen oder in einer anderen Funktion mit ihnen Kontakt haben. Dementsprechend sollten Lehrkräfte oder Betreuerinnen einer Tageseinrichtung nicht hospitieren oder als Kotrainerinnen eingesetzt werden. Die Trainerinnen müssen unbedingt für die Durchführung des Trainings ausgebildet sein. Dass nicht über Teilnehmerinnen des Trainings und deren Verhaltensweisen im Training mit Außenstehenden gesprochen wird, versteht sich von selbst.
- Datenerhebung: Sollen Daten zur Erfolgskontrolle erhoben werden, muss je nach Untersuchungsdesign im Vorfeld geklärt werden, wann diese Befragungen durchgeführt werden sollen. Unserer Erfahrung nach kann ein Vortest direkt in der ersten Sitzung durchgeführt werden.

(6) Grundsätzliches, kulturelle Unterschiede. Die Kinder, mit denen Trainerinnen es in der Praxis zu tun haben, kommen oft aus sehr unterschiedlichen Kulturen. Das

GSK-KJ ist ein Kompetenztraining, welches in seinem Grundkonzept und seinen Übungen auf westliche individualisierte Kulturen zugeschnitten ist. Es ist daher nicht ohne Weiteres mit anderen kulturellen Selbstverständlichkeiten vereinbar. Um nur zwei Beispiele zu nennen: Die Betonung der individuellen Wünsche und Bedürfnisse wird für Kinder, die aus Kulturen kommen, die Verbundenheit und Zusammengehörigkeit stark betonen, nicht ganz einfach sein, und die im GSK-KJ vermittelten sehr direkten Interaktionsformen können Höflichkeitsregeln verletzen, die erfordern, dass man Wünsche und Absagen eher indirekt ausdrückt. Dies kann zur Folge haben, dass manche Kinder sich im Training nicht wohl fühlen, nur zögerlich oder gar nicht an Übungen teilnehmen oder bei den Rollenspielen »aus der Rolle fallen«. Manche Detektivaufgaben, bei denen die Kinder das Gelernte auf ihre private Situation übertragen sollen, könnten ebenfalls für sie schwierig sein. Den Kindern dürfte oft nicht einmal bewusst sein, warum ihnen die Teilnahme Probleme bereitet. Trainerinnen können diesen Kindern das Leben sehr erleichtern, wenn sie zeigen, dass ihnen bewusst ist, dass die im GSK-KJ vermittelten Strategien kulturabhängig sind. Sie können z. B. darauf verweisen, dass die Kinder im Training ausprobieren können, sich so zu verhalten, wie es Menschen in Deutschland miteinander tun, z. B. in der Schule, dass man sich aber nicht immer so verhalten muss, z. B. zuhause. Die Trainerinnen sollten darauf achten, dass die Kinder sich Detektivaufgaben vornehmen, bei denen sie nicht in Konflikte kommen. Sie können außerdem an geeigneter Stelle kurze Übungen einfügen, bei denen alle Kinder reihum sagen, wo sie das gerade in Frage kommende Verhalten ausprobieren wollen und wo lieber nicht. Dies hilft allen Kindern, zwischen den Anforderungen und Regeln ihrer verschiedenen Umwelten zu differenzieren.

Alle Trainingssitzungen beginnen im Plenumsraum in einem Sitzkreis. Tische sind, wenn überhaupt vorhanden, an den Rand geschoben. Falls die Trainerin von einer oder mehreren Kotrainerinnen unterstützt wird, ist es sinnvoll, sich verteilt im Sitzkreis zu platzieren, um weniger wie eine Front zu wirken. Außerdem kann schneller durch kleine Signale eingegriffen werden, sollte es zu Unruhe oder Ablenkung kommen. Kamera und Fernseher sollten möglichst erst aufgebaut werden, wenn sie benötigt werden. Das verhindert, dass sich die Kinder von der »Magie eines Fernsehers« ablenken lassen.

Es gibt Übungen bei denen die Teilnehmerinnen reihum gebeten werden, einen Beitrag zu liefern. Bei anderen Übungen wird diskutiert oder die Kinder sollen Fragen beantworten. Hier hat jedes Kind die Freiheit, etwas zu sagen oder nicht. Trainerinnen sollten auf keinen Fall Kinder »drannehmen«, wenn sie sich nicht aktiv beteiligen. Sie lernen auch etwas, wenn sie nur zuhören. Auch die Trainingsgruppen sind nach unserer Erfahrung sehr unterschiedlich aktiv. Die Trainerinnen sollten jeder Gruppe ihr eigenes Tempo und ihren eigenen Grad an Aktivität und Beteiligung zubilligen.

Einige Übungen finden in Kleingruppen statt. In diesen Kleingruppen sollten nach Möglichkeit Kinder zusammen kommen, die im Alltag eher weniger miteinander zu tun haben. Die Kinder können auf diese Weise unbefangener Neues ausprobieren. Zudem ist die Versuchung zu schwatzen geringer.

Das KSK-KJ für Kinder orientiert sich am Entwicklungsstand der Kinder und ist stark handlungsorientiert. Dies bedeutet aber nicht, dass man auf Diskussionen über Kognitionen und Gefühle verzichten kann. Es fällt den Kindern nur leichter, über innere Prozesse zu sprechen, wenn dies von aktivem Handeln begleitet oder davon eingeleitet wird.

Im Folgenden wird der Ablauf der inhaltlichen Sitzungen genauer beschrieben. Zu Beginn wird jeweils eine Übersicht über die Trainingsschritte und die Materialien gegeben. Die Arbeitsblätter zum Manual für Kinder sind in Anhang A aufgeführt. Anhang B enthält die Abbildungen (z. B. Detektivjobs) und einzelne Elemente der Abbildungen zum Ausdrucken (aus dem E-Book).

5.2.2 Erste Sitzung

Neben der Einstimmung in die Thematik des Trainings und dem Kennenlernen steht in der ersten Sitzung das Erklärungsmodell für sicheres und unsicheres Verhalten im Vordergrund.

Trainingsschritt	Benötigtes Material
(1) Begrüßung, Ablauf vorstellen	
(2) evtl. Befragung durchführen (wenn eine Erfolgskontrolle erfolgen soll)	▶ ggf. Fragebögen
(3) Warming-up	
(4) Einführen des Erklärungsmodells	▶ Plakat mit Erklärungsmodell und Beispielsituation (Abb. 5.1) ▶ Plakat mit leerem Erklärungsmodell (Abb. 5.2)
(5) Verteilen des Detektivjobs »Eine Situation finden mit nützlichen Gedanken«	▶ Karten mit Detektivjob »Eine Situation finden mit nützlichen Gedanken« (Abb. 5.3)
(6) Abschlussspiel	▶ evtl. »Nachts im Museum«

(1) Begrüßung, Ablauf vorstellen. Um den Anfang der Sitzung zu markieren und um als freundliches Modell zu dienen, werden die Kinder zu Beginn jeder Sitzung freundlich und deutlich begrüßt: z. B. »Guten Morgen! Herzlich willkommen zur ersten Sitzung des GSK-KJ« (bzw. »der So-Ko-Kinder«) oder »Ich begrüße euch zur ersten Sitzung des GSK-KJ«. Anschließend stellen sich die Trainerin und wenn vorhanden die Kotrainerinnen den Kindern jeweils in maximal drei Sätzen vor. Nach dieser Vorstellung erklärt die Trainerin kurz, worum es beim GSK-KJ inhaltlich geht. Dabei ist es sehr wichtig, die Inhalte so alltagssprachlich wie möglich auszudrücken, damit die Kinder sich etwas darunter vorstellen können. Anschließend beschreibt sie den Ablauf der ersten Sitzung in kurzen Stichworten.

(2) Evtl. Durchführung der Befragung. Soll eine Datenerhebung zur Erfolgskontrolle durchgeführt werden, kann sie zu diesem Zeitpunkt eingeschoben werden. Dazu bietet es sich an, die Kinder die Fragebögen in kleineren Gruppen in verschiedenen Räumen ausfüllen zu lassen. Für jeden Raum sollte dabei eine Trainerin bzw. Kotrainerin zur Verfügung stehen.
(3) Warming-up. Das Warming-up dient der Einstimmung in die Thematik des Trainings. Die Kinder werden gebeten, sich zu überlegen, was sie schon im Umgang mit anderen gut können und was sie noch lernen möchten im Umgang mit anderen. Hilfreich ist es dabei, wenn die Trainerin jeweils ein oder zwei Beispiele für die beiden Bereiche nennt. Die Kinder sollen dies aber nicht für sich allein überlegen, sondern sich zu zweit zusammenfinden. Bei der Pärchenbildung wird darauf hingewiesen, dass sie sich eine Partnerin suchen sollen, mit der sie sonst nicht so viel zusammen machen. Dabei muss zum Teil recht kleinschrittig unterstützt und angeleitet werden, z. B.: »Steht mal alle auf, stellt euch bitte paarweise zusammen mit jemandem, den ihr nicht so gut kennt. Verteilt euch paarweise im Raum, setzt euch hin und erzählt euch gegenseitig, was ihr schon gut könnt und was ihr noch lernen möchtet im Umgang mit anderen.«

Für den Austausch stehen den Kindern ca. 10 Minuten zur Verfügung. Die Trainerinnen gehen dabei nicht aus dem Raum, sondern gehen herum, um mitzubekommen, ob der Austausch bei allen Paaren läuft. Falls es Startschwierigkeiten gibt, weil die Kinder nicht recht wissen, was sie erzählen sollen, kann die Trainerin durch eine kurze Frage einen Anstoß geben, z. B. wie gut das Kind mit anderen Kindern spielen oder wie gut es mit seinen Freunden reden kann.

Nach maximal 10 Minuten (früher, wenn die Trainerin den Eindruck hat, dass die Kinder sich paarweise genügend ausgetauscht haben) bittet die Trainerin die Kinder, ins Plenum zurückzukommen und sich möglichst neben ihre Gesprächspartnerin zu setzen. Dann folgt das »Verkehrte-Welt-Spiel«. Die Trainerin instruiert die Kinder, dass sie bei diesem Spiel so tun sollen, als ob sie ihre Partnerin wären, und diese in Ich-Form den anderen Teilnehmerinnen vorstellen sollen. Um das zu veranschaulichen, macht die Trainerin das einmal als Modell vor und stellt sich in Ich-Form und mit zwei fiktiven Beispielen als entweder ihre Kotrainerin vor oder als eine der Teilnehmerinnen. Wichtig ist es hierbei, zu betonen, dass es nicht darum geht, einen Gedächtnistest zu machen, sondern nur das zu sagen, woran man sich noch erinnert. Die Trainerin fragt dann, wer anfangen möchte. Es ist am einfachsten, danach der Sitzreihe nach fortzufahren. Sollte einem Kind bei der Vorstellung nichts einfallen, darf die Partnerin vorsagen.

Wichtig bei dieser Übung ist es, dass die Äußerungen der Kinder nicht von anderen kommentiert werden dürfen. Für sozial ängstliche Kinder ist es nicht einfach, im Plenum zu sprechen. Wenn alle nur zuhören und niemand kommentiert, erleichtert dies ihnen die Situation. Impulsive Kinder lernen, sich zu zügeln.
(4) Einführung des Erklärungsmodells. Die Einführung des Erklärungsmodells erfolgt in drei Schritten. Zunächst wird den Kindern anhand eines vorbereiteten Plakats eine Beispielsituation erzählt, bei der das Kind einmal günstiges Verhalten und einmal

ungünstiges Verhalten zeigt (s. Abb. 5.1). Mit den Kindern wird über das Beispiel gesprochen, wobei zunächst der linke Strang mit dem ungünstigen Ausgang vorgestellt wird und anschließend der rechte Strang mit dem sicheren Verhalten.

Das verwendete Erklärungsmodell entspricht mit wenigen Modifikationen dem von Hinsch und Pfingsten (2015). Verändert wurde dabei, dass die nicht sichtbaren, also in der Person ablaufenden Ebenen der Selbstverbalisationen und Gefühle durch rundliche Formen dargestellt werden und die sichtbaren Elemente wie Situation und Verhalten in eckigen Formen abgebildet werden (s. Abb. 5.1). Dies soll den Kindern helfen zu verstehen, dass es Dinge gibt, die man beobachten kann (Situation, Verhalten) und Dinge, die im Kopf der Menschen vor sich gehen und nicht direkt beobachtbar sind (Selbstverbalisationen, Gefühle) und dass nicht allein die (sichtbare) Situation verhaltensauslösend wirkt, sondern auch die in der Person ablaufenden Bewertungen der Situation.

Eine weitere Modifikation des Modells ist, dass der Begriff »Selbstverbalisation« für die Kinder durch die Ausdrücke »schädliche Gedanken« und »nützliche Gedanken« bzw. »Gedankengespräche« ersetzt wurde. Hier ist bei der Einführung darauf zu achten, mit den Kindern zu klären, was »schädlich« und »nützlich« genau bedeuten. Nach unserer Erfahrung sind diese Begriffe einem Teil der Kinder bereits bekannt, für die anderen sind sie schnell zu verstehen. Die anderen Begriffe wie Situation, Gefühle und Verhalten werden beibehalten. Wenn über das Modell bzw. das Beispiel gesprochen wird, ist es dennoch hilfreich, diese Begriffe zusätzlich zu umschreiben; z. B. bei »Gefühle« zu sagen »was du fühlst«. Insbesondere bei Kindern aus dem 1. und 2. Jahrgang kann die Kenntnis dieser Begriffe noch nicht vorausgesetzt werden. Mit der zusätzlichen Umschreibung kommen sie jedoch schnell zurecht.

Zusätzlich zu diesen beiden Modifikationen ist der größte Unterschied zum Originalmodell der zusätzliche Einsatz von Symbolen und kleinen Bildchen (s. Abb. 5.1; Anhang B):

- Das Symbol für die nützlichen bzw. schädlichen Gedanken ist eine wolkenartige Denkblase, wie man sie aus Comics kennt. Um jedoch die Unterscheidung zwischen schädlichen und nützlichen Gedanken zu ermöglichen, hat die Wolke einen entsprechenden Gesichtsausdruck. Dabei wurde bewusst darauf geachtet, bei den schädlichen Gedanken den Gesichtsausdruck als eine Mischung aus Traurigkeit, Schüchternheit und Ärger/Unzufriedenheit zu zeichnen. Ebenso wurde der Gesichtsausdruck für das Wolkensymbol der nützlichen Gedanken als eine Mischung aus Zufriedenheit, Freude, Entspannung und Zuversicht gezeichnet.
- Das Symbol für die Gefühlsebene ist ein personifiziertes Herz. Auch dieses wurde je nach Strang des Erklärungsmodells mit einem negativen oder positiven Gesichtsausdruck gezeichnet.
- Für die Ebene des Verhaltens wurde als Symbol eine personifizierte Sprechblase gewählt, die ebenfalls entsprechend des Strangs des Erklärungsmodells einen negativen oder positiven Gesichtsausdruck hat.

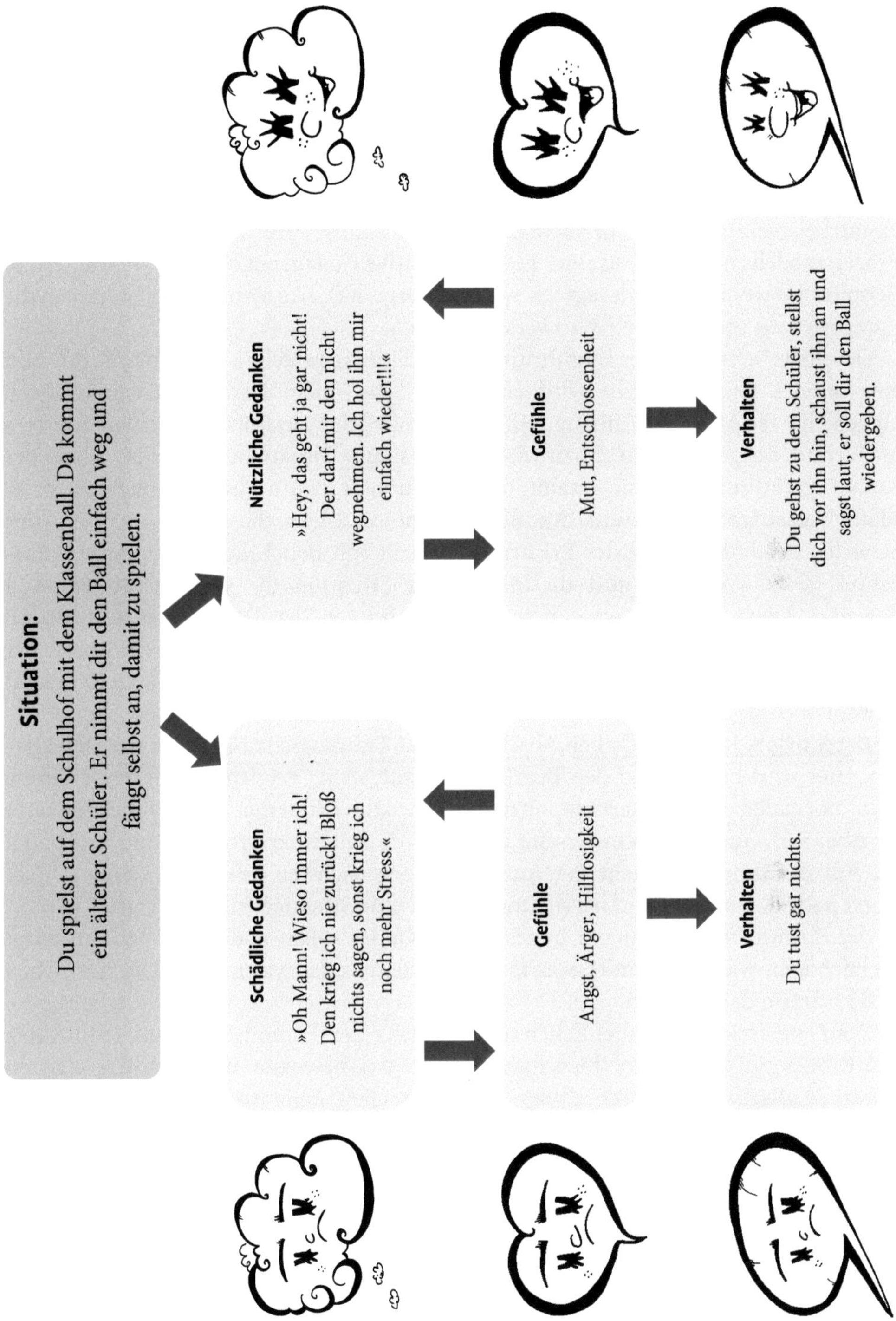

Abbildung 5.1 Einführung des Erklärungsmodells anhand eines Beispiels auf einem Plakat

Im zweiten Schritt werden die Symbole den Kindern vorgestellt. Die Trainerin erklärt die Systematik der Symbole (Gedanken, Gefühle, Verhalten). Die Kinder beschreiben jeweils bei den »traurigen« und »fröhlichen« Symbolen, was sie denken, was die Bilder bedeuten. Dann werden zusammen mit den Kindern die Symbole den Phasen des Erklärungsmodells in der Beispielsituation zugeordnet. Nach unserer Erfahrung können die Kinder mit den Symbolen gut etwas anfangen. Sie nehmen sie tatsächlich als Verkörperung von Gedanken, Gefühlen und Situation wahr. Oft fallen ihnen gleich eigene Beispiele dazu ein. Vor allem die jüngeren Kinder sprechen über die Phasen des Prozessmodells nicht in abstrakter Form (»negative Gedankengespräche«), sondern in Beispielen (»wenn man sich sagt der will mich ärgern«). Die Symbole helfen ihnen, die Kategorien als solche kognitiv zu verankern.

Der dritte Schritt bei der Einführung des Erklärungsmodells ist die Übertragung auf ein weiteres Beispiel. Dazu wird ein Plakat mit einem leeren Erklärungsmodell aufgehängt (s. Abb. 5.2; Anhang B), das anschließend zusammen mit den Kindern im Plenum ausgefüllt wird. Dazu wird zunächst eine Situation, wie sie im Alltag der Kinder vorkommen kann, erzählt (z. B.: »Du hast heute einen riesigen Berg an Mathehausaufgaben auf und draußen scheint so schön die Sonne.«). Nun wird zunächst der linke Strang des Erklärungsmodells mit den Kindern gemeinsam ausgefüllt (z. B.: »Was könntest du in so einer Situation für schädliche Gedanken haben?«). Die Antworten werden gesammelt und von der Trainerin in das Modell eingetragen. Wenn die linke Seite ausgefüllt ist, wird über die rechte Seite mit der selbstsicheren Verhaltenssequenz gesprochen und Selbstverbalisationen, Gefühle und Verhalten eingetragen.

(5) Detektivjob. Den inhaltlichen Abschluss jeder Trainingssitzung bildet der Detektivjob. Hier wird bewusst auf den Begriff »Hausaufgaben« verzichtet, um das Training vom normalen Schulunterricht abzugrenzen. Die Kinder erhalten eine Faltkarte (s. Abb. 5.3), auf deren Vorderseite ein Detektiv mit einer großen Lupe abgebildet ist. Auf der Innenseite steht der Auftrag bis zur nächsten Trainingssitzung. Dieser lautet nach der ersten Trainingssitzung: »Suche eine Situation in der nächsten Woche, in der du nützliche Gedanken hattest.« Die Kinder sollen malen oder aufschreiben (je nachdem, wie alt sie sind), was für eine Situation das war und welche nützlichen Gedanken sie dabei hatten.

Der Detektivjob soll dabei helfen, den Transfer der Trainingsinhalte in den Alltag der Kinder zu erleichtern, hier insbesondere das bewusste Beachten der eigenen Selbstverbalisationen. Durch dieses Bewusstmachen kann später in für das Kind schwierigen Situationen gezielter mit hilfreichen Selbstverbalisationen gegengesteuert werden.

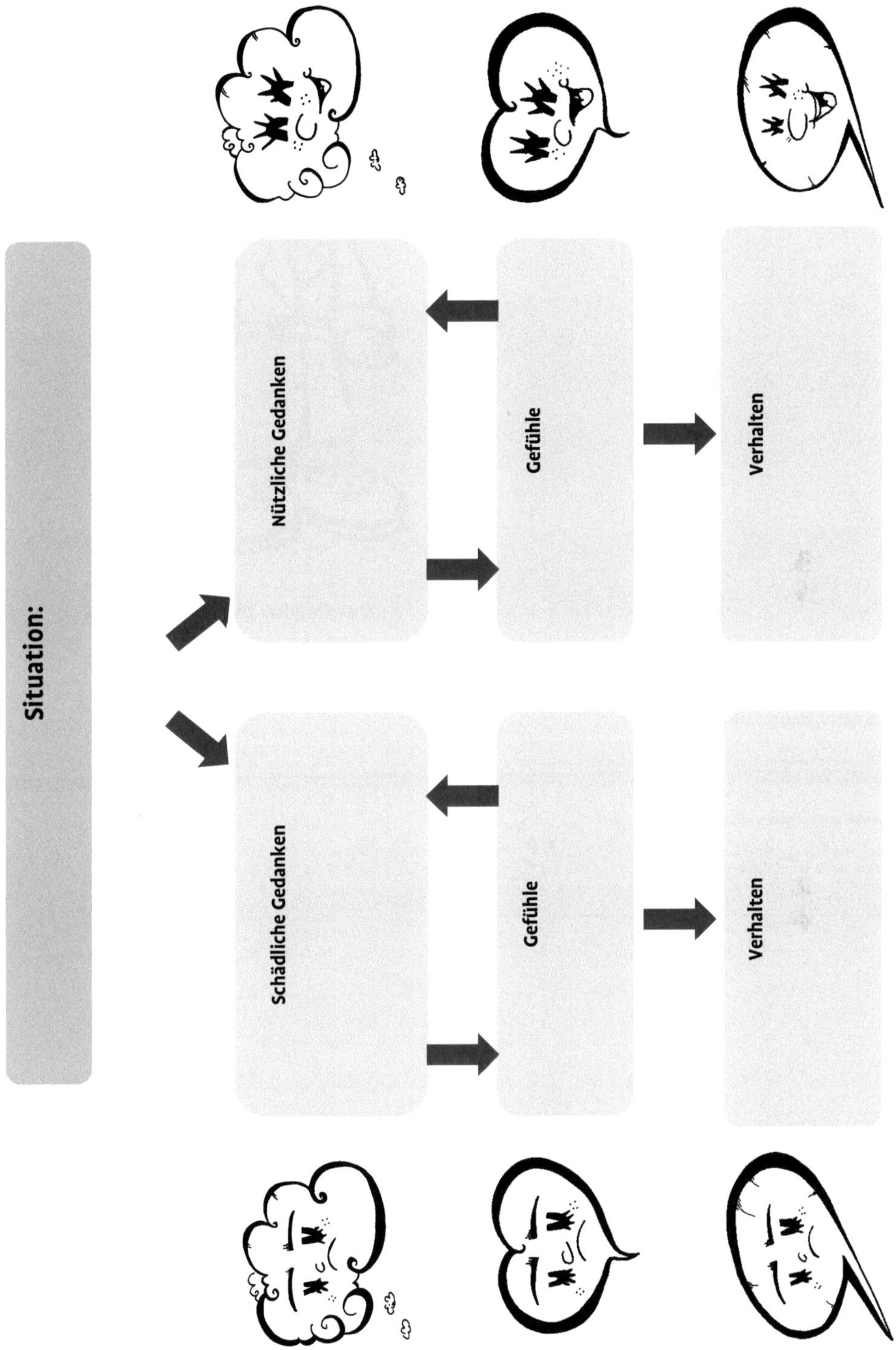

Abbildung 5.2 Leeres Erklärungsmodell

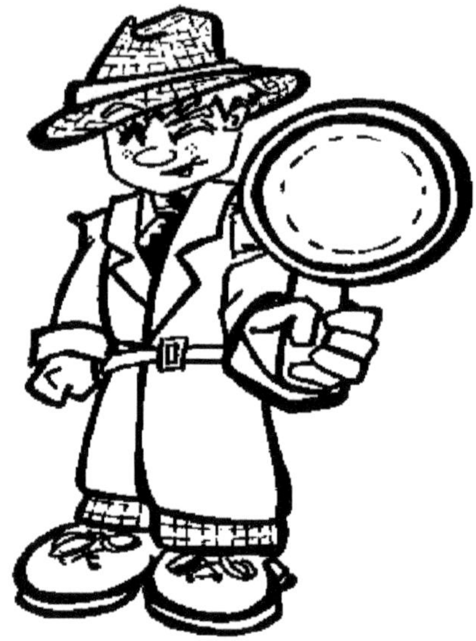

Detektivjob bis zum 2. Treffen

Detektivjob bis zum 2. Treffen

Suche eine Situation in der nächsten Woche, in der du nützliche Gedanken hast:

Schreibe kurz auf oder male auf:

Was war das für eine Situation?
Welche nützlichen Gedanken hattest du da?

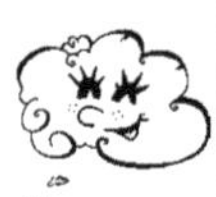

Abbildung 5.3 Faltblatt Detektivjob 1. Oben: Vorderseite, unten: Innenseite. Die Kinder sollen bis zum nächsten Treffen die entsprechende Hausaufgabe – den Detektivjob – machen

(6) Abschlussspiel. Für die Kinder ist es häufig sehr anstrengend, eineinhalb Stunden konzentriert im Training mitzumachen. Es ist sinnvoll, den Trainingsablauf so zu steuern, dass am Schluss jeder Sitzung ein Spiel mit den Kindern gemacht werden kann. Bei der Auswahl des Spiels ist jedoch darauf zu achten, dass es kein Spiel ist, bei dem die Förderung der Gruppendynamik im Vordergrund steht oder das sehr ich-nah ist und Kinder leicht exponieren könnte. Ebenso sollten keine Vertrauensübungen durch geführt werden (beispielsweise sich mit geschlossenen Augen fallenlassen). Das Spiel »Nachts im Museum« ist sehr gut mit dem Konzept des GSK-KJ vereinbar und kann leicht entsprechend der Inhalte der jeweiligen Trainingssitzung modifiziert werden. Es wurde von den Kindern über das gesamte Training eingefordert. Der Ablauf ist folgender: Die Kinder sollen sich wie Statuen in einem Museum aufstellen und dürfen dabei nicht reden oder sich bewegen. Die Trainerin ist die Museumswärterin, die nachts die Statuen abstauben muss. Dazu kommt sie mit einem Staubwedel in den Raum und fängt an, die Kinder vorsichtig zu putzen. Aufgabe der Kinder ist es, ihre Haltung zu verändern, ohne dabei von der Museumswärterin gesehen zu werden. Sobald die Museumswärterin sieht, wie sich jemand bewegt (die Bewegung an sich; nicht, dass jemand hinterher anders steht als vorher), muss das Kind an die Seite gehen und dort still sitzen bleiben. Das Kind, das als letzte Statue noch übrig bleibt, hat das Spiel gewonnen.

Um einen Bezug zu den Inhalten des Trainings herzustellen, haben wir den Kindern Themen vorgegeben, was die Statuen darstellen sollen, z. B. Museum der Gefühle: fröhliche / traurige/ mutige ... Statuen. Dadurch kann auf spielerische Art ausprobiert werden, welche Körpersprache bzw. Körperhaltung welches Gefühl ausdrücken kann und so das Gefühlsverständnis der Kinder gefördert werden.

5.2.3 Zweite Sitzung

Im Mittelpunkt der zweiten Sitzung stehen einerseits die Differenzierung von angreiferischem, unsicherem und sicherem Verhalten und andererseits die positive Verstärkung von erwünschten Verhaltensweisen.

Trainingsschritt	Benötigtes Material
(1) Begrüßung	
(2) Ritual zum Beginn: Rückblick, Vorschau, »Gedankengespräche«	▶ laminierte Karten mit Symbolen für nützliche und schädliche Gedanken (Abb. 5.4 und 5.5) ▶ AB 1 K: Beispielsituationen für Selbstverbalisationen
(3) Schatzkistchen einführen	▶ kleine Pappschachteln als Schatzkistchen ▶ Schatztruhe mit Edelsteinen
(4) Detektivjob »Eine Situation finden mit nützlichen Gedanken« berichten	▶ Detektivkarten, die die Kinder zuhause bearbeitet haben ▶ Schatzkistchen, Schatztruhe mit Edelsteinen

Trainingsschritt	Benötigtes Material
(5) Differenzierungsübung: Unterscheiden von sicherem, unsicherem und angreiferischem Verhalten	▶ je eine laminierte DIN-A4-Karte mit angreiferischer, unsicherer und sicherer Figur (Abb. 5.6) ▶ für jedes Kind einen Satz laminierte DIN-A5-Karten mit angreiferischer, unsicherer und sicherer Figur (Abb. 5.6) ▶ AB 2 K: Differenzierungsübung
(6) Differenzierung vertiefen	▶ DIN-A4-Karten mit angreiferischer, unsicherer und sicherer Figur (Abb. 5.6) ▶ Daumen-hoch-Daumen-runter-Karten (Abb. 5.7) für jedes Kind
(7) Verteilen des Detektivjobs »Eine In-Ordnung-Situation finden«	▶ Karten mit Detektivjob »Eine In-Ordnung-Situation finden« (Abb. 5.9)
(8) Abschlussspiel	▶ evtl. »Nachts im Museum«

(1) Begrüßung. Die Trainerin begrüßt die Kinder freundlich zur zweiten Sitzung des GSK-KJ (bzw. der So-Ko-Kinder).

(2) Ritual zum Beginn: Rückblick, Vorschau, »Gedankengespräche«. Zur deutlichen Strukturierung folgt der Beginn des Trainings einem festen Ritual. Direkt nach der Begrüßung erfolgt der Rückblick auf die letzte Sitzung. Hier werden die Kinder gefragt, woran sie sich noch aus der vorherigen Sitzung erinnern können. Die Erfahrung hat gezeigt, dass den Kindern noch vieles einfällt, sodass sie sich schnell wieder gedanklich auf das Training einstellen können. Anschließend folgt die Vorschau auf das, was in der aktuellen Sitzung geplant ist, danach wird die Übung »Gedankengespräche« durchgeführt.

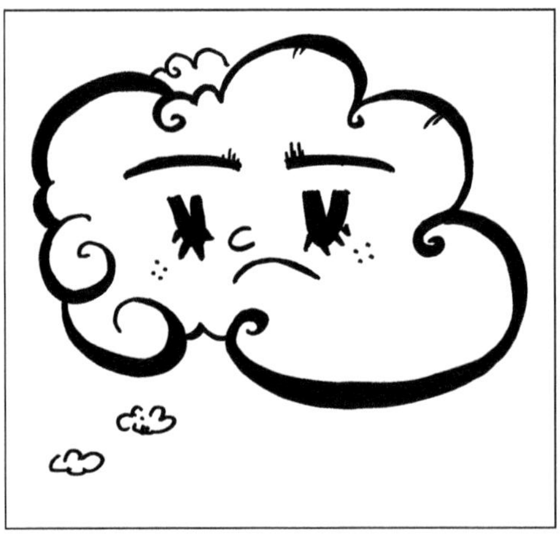

Abbildung 5.4 Wolkensymbolkarte zu schädlichen Gedanken. Die Trainerin nennt eine Situation aus Arbeitsblatt AB 1 K und hält diese Karte hoch. Die Kinder sollen schädliche Gedanken benennen

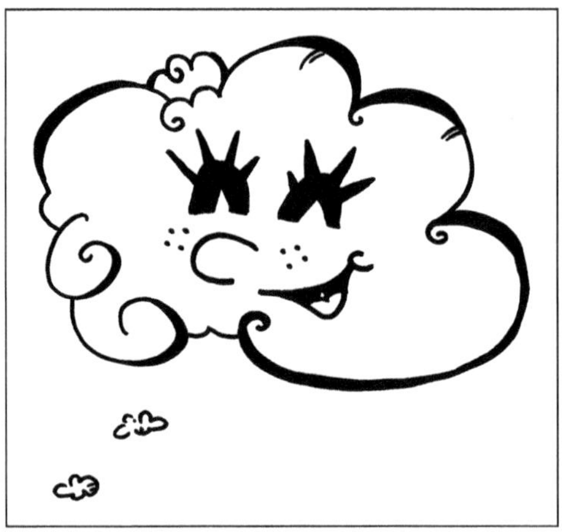

Abbildung 5.5 Wolkensymbolkarte zu nützlichen Gedanken. Die Trainerin hält diese Karte hoch und die Kinder überlegen sich nützliche Gedanken zu den Beispielsituationen im Arbeitsblatt (AB 1 K)

Besonders jüngere Grundschulkinder verstehen zwar durchaus, was mit »Gedankengesprächen« gemeint ist, sie benötigen aber Unterstützung, um sie zu einem regulären Teil ihres Alltagsverhaltens zu machen. Wir führen deswegen immer am Beginn der Trainingssitzung die Übung »Gedankengespräche« durch. Bei der Übung »Gedankengespräche« nennt die Trainerin eine kurze Situation (aus Arbeitsblatt AB 1 K) und bittet die Kinder zunächst zwei bis drei dazu passende schädliche Gedanken zu äußern. Um das visuell zu unterstützen, wird dabei die Wolkensymbolkarte mit dem negativen Gesichtsausdruck hochgehalten (s. Abb. 5.4; Anhang B). Anschließend werden die Kinder gebeten, nützliche Gedanken für die entsprechende Situation zu äußern. Hier wird zur Unterstützung dann die Wolkensymbolkarte mit dem positiven Gesichtsausdruck präsentiert (s. Abb. 5.5). AB 1 K

Diese Übung soll dazu dienen, einerseits das Bewusstmachen von Selbstverbalisationen bei den Kindern zu unterstützen und andererseits das Umlenken von schädlichen zu nützlichen Gedanken zu fördern. Die Übung soll kurz sein, daher reicht es aus, sie mit ein bis zwei Beispielsituationen durchzuführen.

(3) Schatzkistchen einführen. Ein wichtiges Element im GSK-KJ ist die Selbstverstärkung. Die Kinder sollen sich an unterschiedlichen Stellen während des Trainings selbst Rückmeldungen zu ihrem Verhalten geben oder von Verhaltensweisen berichten, die sie gut geschafft haben. Die Kinder gewöhnen sich leichter an diese Selbstverstärkung, wenn sie durch Handeln und einen äußeren Verstärker betont wird. Sie können während des Trainings Edelsteine (Glas-Dekosteinchen) bekommen, die sie in einem eigenen kleinen Schatzkistchen sammeln. Dazu erhält jedes Kind eine kleine Pappschachtel mit Deckel, die mit seinem Namen versehen ist. (Man sollte Pappschachteln nehmen. In einem Training haben wir Schraubdeckelgläser als Schatzkistchen verwendet, was zu einem erheblich höheren Lärmpegel führte, weil die Kinder die Gläser inklusive Edelsteinen gerne geschüttelt haben. Einige Gläser gingen auch kaputt.) Neben der Pappschachtel gibt es eine größere Schatztruhe, die mit einer größeren Menge Edelsteinen gefüllt ist. Bei der Einführung der großen und kleineren Schatzkisten wird den Kindern erklärt, dass sie im Laufe des Trainings jede Menge Edelsteine sammeln können und die auch am letzten Tag zusammen mit ihrem Schatzkistchen mit nach Hause nehmen dürfen. Wir haben die Erfahrung gemacht, dass diese Steine und Schatzkistchen sogar noch für Kinder aus dem 4. Jahrgang sehr attraktiv sind und sie gerne viele davon sammeln möchten. Die Schatzkistchen kommen direkt im Anschluss an deren Einführung bei den Berichten über den Detektivjob zum Einsatz.

(4) Detektivjob berichten. Die große Schatztruhe mit den Edelsteinen wird offen in die Mitte des Stuhlkreises gestellt. Die Trainerin bittet die Kinder, die Ergebnisse ihres Detektivjobs vorzustellen und erklärt den Ablauf, wie sie sich einen Edelstein nehmen können: Zunächst soll das Kind erzählen, welche nützlichen Gedanken es in welcher Situation hatte, danach darf es zur Schatztruhe in der Mitte des Stuhlkreises gehen, sich einen Edelstein nehmen, zurück zu seinem Platz gehen und ihn dort in sein Schatzkistchen legen. Anschließend soll das Kind sein Schatzkistchen unter den Stuhl stellen. Diesen Ablauf macht die Trainerin einmal deutlich vor und achtet auch danach darauf, dass er von allen Kindern eingehalten wird. Erfahrungsgemäß übernehmen die Kinder diesen Ablauf innerhalb kürzester Zeit und halten sich eisern daran. Wichtig bei den Berichten über den Detektivjob ist es, gleich zu Beginn der Sitzung, wenn der Ablauf für den aktuellen Trainingstag vorgestellt wird, den genauen Detektivauftrag noch einmal kurz zu nennen. Dadurch können auch Kinder, die die Aufgabe nicht erledigt haben oder ihre Detektivkarte vergessen haben, sich noch kurzfristig etwas Passendes überlegen.

Nachdem die Trainerin den Ablauf einmal modellhaft demonstriert hat, fragt sie die Kinder, wer damit beginnt, seine Situation und die nützlichen Gedanken vorzustellen. Danach berichtet jedes Kind reihum. Die anderen Kinder hören zu und kommentieren nicht. Es ist unbedingt wichtig, dass die Trainerin darauf achtet, dass diese Regel eingehalten wird. Nach unserer Erfahrung gewöhnen sich die Kinder schnell an diese Regel. Jüngere Kinder neigen sehr dazu, andere zu imitieren. Es kann daher geschehen, dass die Mehrzahl der Kinder über den gleichen Detektivjob wie das erste Kind berichtet. Die Trainerin sollte dies akzeptieren und keinesfalls auf »individuelle« Beiträge dringen. Nach unserer Erfahrung beginnen die Kinder im Verlauf des Trainings von sich aus, immer mehr über ihre eigenen Erfahrungen zu berichten.

(5) Differenzierungsübung. Bei dieser Übung sollen die Kinder den Unterschied erkennen zwischen sicherem, angreiferischem und unsicherem Verhalten. Im ersten Schritt werden drei laminierte DIN-A4-Karten mit je einer Figur an die Tafel gehängt (s. Abb. 5.6), und die Kinder werden gebeten, herauszufinden, welche davon angreiferisch, welche unsicher und welche sicher (»in Ordnung«) wirkt. Dies bereitet den Kindern in aller Regel keine größeren Schwierigkeiten.

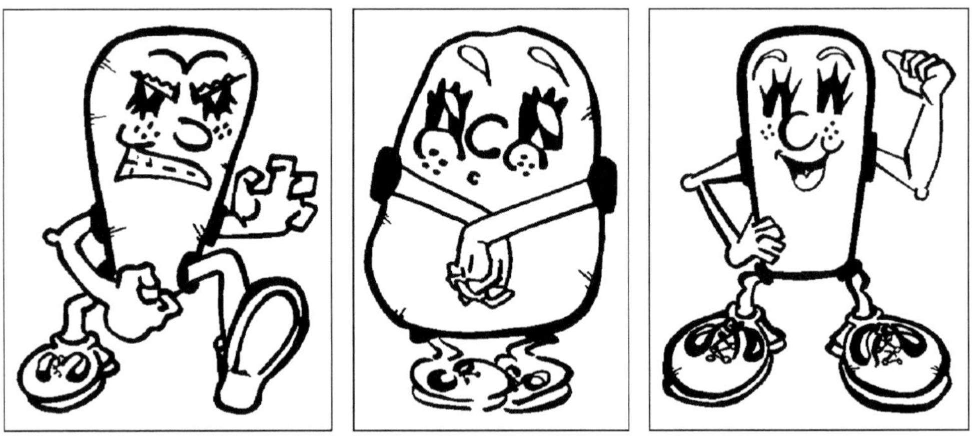

Abbildung 5.6 Differenzierungsübung. Die Kinder sollen erraten, welche Figur angreiferisch (links), unsicher (Mitte) und sicher (rechts) ist

Der zweite Schritt erfolgt in Kleingruppen. Die Kinder erhalten jeweils einen Satz laminierter DIN-A5-Karten mit einer angreiferischen, einer unsicheren und einer sicheren Figur (s. Abb. 5.6). In den Kleingruppen liest die Trainerin oder Kotrainerin den Kindern verschiedene Situationen inklusive des Verhaltens, das eine fiktive Person in der Situation zeigt, vor (Arbeitsblatt AB 2 K). Die Kinder sollen dann einschätzen, ob das erwähnte Verhalten angreiferisch, unsicher oder sicher ist. Diese Einschätzung sollen sie anhand der Karten anzeigen, d. h. die unsichere Figur hochhalten, wenn sie denken, dass das Verhalten unsicher ist usw. Die Trainerin fragt die Kinder immer nach einer Begründung für ihre Einschätzung. Dadurch findet die Gruppe gemeinsam die Merkmale der verschiedenen Verhaltenskategorien heraus. Es bietet sich bei der Besprechung der Einschätzungen an, die Kinder gelegentlich (nicht jedes Mal) bei angreiferischen bzw. unsicheren Einschätzungen nach alternativen Verhaltensweisen zu fragen, sodass sie sichere Verhaltensweisen für die jeweilige Situation überlegen müssen. Sind sich die Kinder nicht einig, strukturiert die Trainerin durch entsprechende Fragen (Was will das Kind? Was fühlt es? Sagt es das?). Am Schluss wird noch einmal gemeinsam zusammengefasst, woran man angreiferisches, unsicheres und sicheres Verhalten erkennt. Die älteren Kinder diskutieren oft bei dieser Übung anhand der Beispiele, wann ein Verhalten angreiferisch, unsicher oder sicher ist. Diese Diskussionen sind sehr sinnvoll und helfen den Kindern, Verhaltensstrategien differenziert wahrzunehmen. Aufgabe der Trainerin ist es, die Diskussion durch kurze Bemerkungen und Zusammenfassungen sowie Verstärkung der konzeptgemäßen Äußerungen zu strukturieren. Die jüngeren Kinder diskutieren weniger. Wir haben die Erfahrung gemacht, dass es bei dieser Übung sehr wichtig ist, auf die eigene Wortwahl zu achten, damit Kinder merken, dass es wirklich auf ihre persönliche Einschätzung ankommt. Sie schalten sonst auf Schule und versuchen zu erraten, was die Trainerin hören will. Einordnung des Verhaltens auf dem Arbeitsblatt: 1. Situation: angreiferisch, 2. Situation: unsicher, 3. Situation: sicher, 4. Situation: angreiferisch, 5. Situation: unsicher, 6. Situation: sicher.

AB 2 K

Anmerkung zu den Begrifflichkeiten: Für das Kinder-GSK-KJ wurde der Begriff »aggressives Verhalten«, wie er im klassischen GSK benutzt wird, abgewandelt zu »angreiferisches Verhalten«. Die Erfahrung zeigt, dass die Kinder zwar teilweise den Begriff »aggressiv« kennen, sich aber aufgrund seiner Abstraktheit darunter keine konkreten Verhaltensweisen vorstellen konnten oder darunter alle Verhaltensweisen verstehen, mit denen man den Unmut der Erwachsenen erregt. Durch den recht alltagssprachlichen Begriff »angreiferisch« bekommen sie eine präzise Vorstellung davon, was gemeint ist. Des Weiteren wird der Begriff »sicheres« Verhalten auch immer wieder mit »in Ordnung« umschrieben, um den Kindern eine greifbarere Beschreibung anzubieten.

(6) Differenzierung vertiefen. Die Unterscheidung zwischen angreiferischem, unsicherem und sicherem Verhalten fällt den Kindern unserer Erfahrung nach relativ leicht. Sie sind aber noch in einem Alter, in dem sie zum Teil Schwierigkeiten haben, den Perspektivenwechsel zu vollziehen, d. h. sich in die Situation des Gegenübers hineinzuversetzen. Mit dem sogenannten Daumen-hoch-Daumen-runter-Spiel sollen sie dafür sensibilisiert werden, wie sich das Gegenüber bei entsprechenden Verhaltensweisen fühlt. Die Kinder erhalten zunächst jeweils eine grüne Karte mit einem nach oben zeigenden Daumen und eine rote Karte mit einem nach unten zeigenden Daumen (s. Abb. 5.7, auf farbigem Papier ausgedruckt).

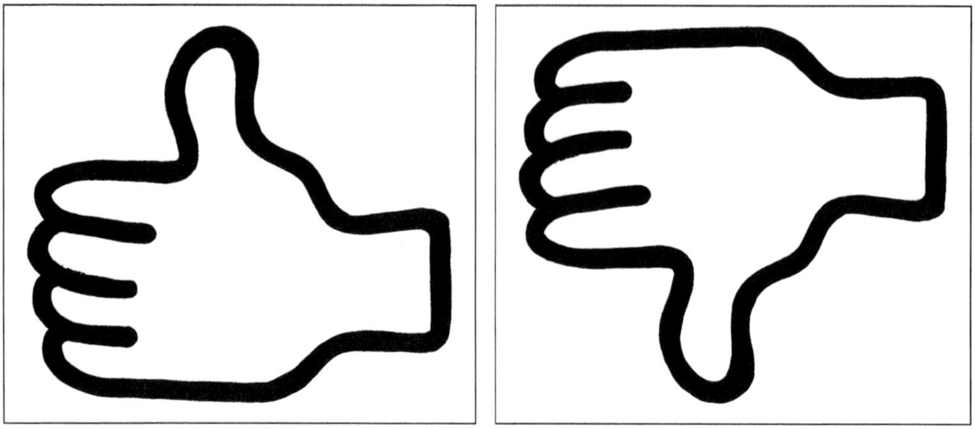

Abbildung 5.7 Daumen-hoch-Daumen-runter-Spiel als Differenzierungsübung. Die Kinder schätzen ein Verhalten als für die betreffende Person bzw. Ihr Gegenüber »gut« (Daumen hoch) oder »schlecht« (Daumen runter) ein

An der Tafel hängt jeweils eine Karte mit einer angreiferischen, einer unsicheren und einer sicheren Figur. Die Trainerin liest nun jeweils eine Beispielsituation aus der Differenzierungsübung in Arbeitsblatt AB 2 K erneut im Plenum vor und bittet die Kinder, zuerst mit den Daumenkarten anzuzeigen, wie das Verhalten für die aktiv handelnde Person aus dem Beispiel ist. Die grüne Daumenkarte bedeutet »gut« und die rote Daumenkarte »blöd / schlecht«. Die Antworten werden gesammelt, es wird nach Begründungen gefragt und anschließend eine entsprechende Daumenkarte unterhalb der zur Situation gehörenden Figur an der Tafel angebracht. Im nächsten Schritt werden die Kinder gefragt, wie sich das Gegenüber in dieser gerade besprochenen Situation wohl fühlen würde bzw. ob das für das Gegenüber »gut« oder »blöd / schlecht« wäre. Ihre Einschätzung sollen sie wieder mit den Daumenkarten anzeigen. Auch hier wird wieder nach der Begründung gefragt und abschließend die entsprechende Daumenkarte an der Tafel angebracht. Auf diese Weise wird jeweils einmal eine Situation mit angreiferischem, sicherem und unsicherem Verhalten eingeschätzt, sodass am Schluss an der Tafel bei jeder Figur eine Kombination der Daumenkarten zu sehen ist (s. Abb. 5.8).

Bei der Bewertung des angreiferischen Verhaltens fällt es den Kindern erfahrungsgemäß nicht leicht, eindeutig zu bewerten, ob das angreiferische Verhalten für die handelnde Person gut oder schlecht ist. Daher kann es je nach Beispiel angebracht sein, unter der angreiferischen Figur für die Handelnde sowohl eine nach oben als auch eine nach unten zeigende Daumenkarte aufzuhängen. Bei der Diskussion über diesen Aspekt merken die Kinder, dass das angreiferische Verhalten sich vielleicht für die Handelnde zunächst gut anfühlt, dann aber doch sogar für beide Seiten schlecht ist.

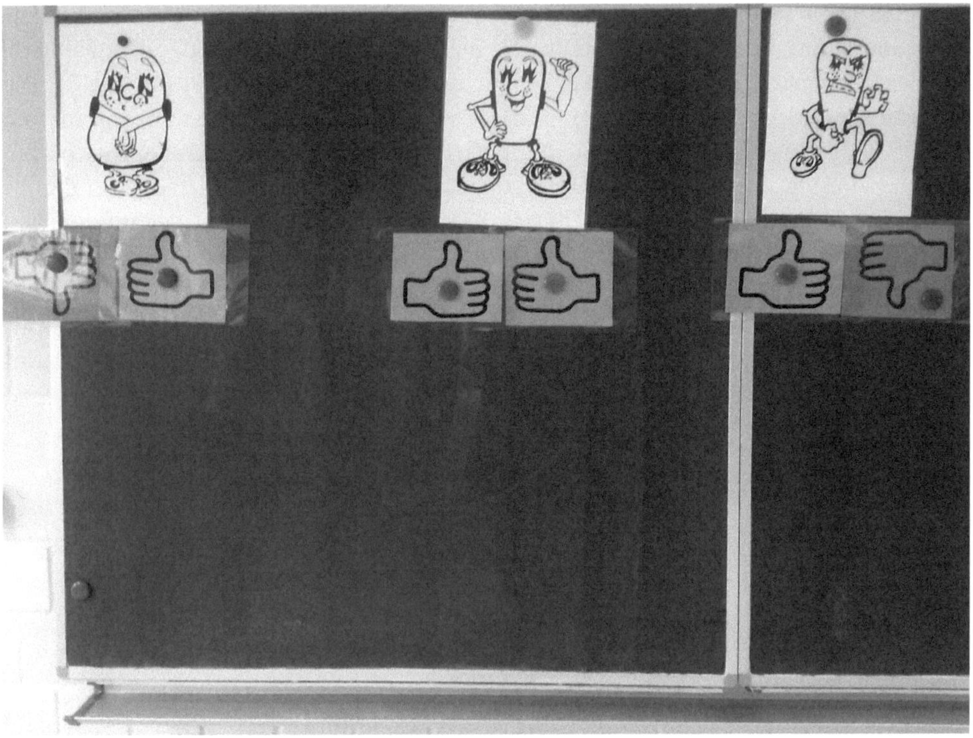

Abbildung 5.8 Daumen-hoch-Daumen-runter-Spiel als Differenzierungsübung (Foto aus einem Training)

Die Kinder erfahren durch diese Übung auch, dass sich bei sicherem Verhalten beide Seiten gut fühlen. Wenn die Kinder große Schwierigkeiten haben, sich in die Person des Gegenübers hineinzuversetzen oder zwischen den Perspektiven der Beteiligten zu trennen (bei den jüngeren Kindern muss man damit rechnen), kann diese Übung abwechselnd mit der Übung zu den Gedankengesprächen in das Anfangsritual übernommen werden.

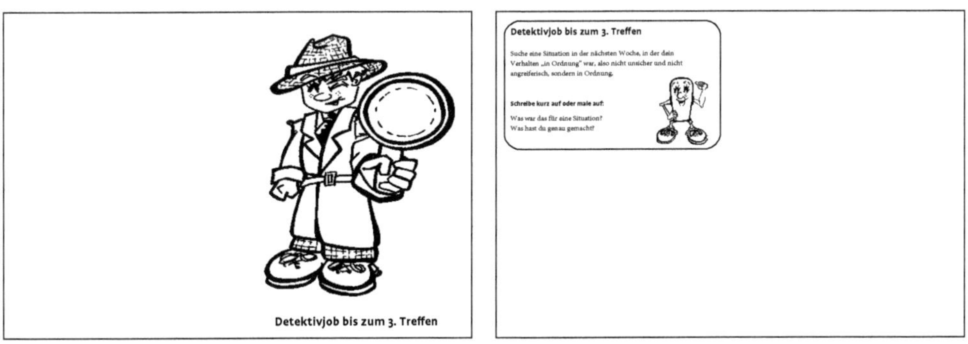
Detektivjob bis zum 3. Treffen
Detektivjob bis zum 3. Treffen
Suche eine Situation in der nächsten Woche, in der dein Verhalten „in Ordnung" war, also nicht unsicher und nicht angreiferisch, sondern in Ordnung.
Schreibe kurz auf oder male auf:
Was war das für eine Situation?
Was hast du genau gemacht?

Abbildung 5.9 Faltkarte Detektivjob »Eine In-Ordnung-Situation finden«

(7) Detektivjob verteilen. Am Ende der Trainingssitzung wird der Detektivjob »Eine In-Ordnung-Situation finden« verteilt. Das heißt, dass die Kinder wieder eine Faltkarte mit der Detektivaufgabe bis zur nächsten Sitzung erhalten (s. Abb. 5.9; Anhang B). Die Aufgabe zum dritten Trainingstag greift das zentrale Thema der zweiten Sitzung auf und zielt darauf ab, dass die Kinder lernen, ihr Verhalten zu beobachten und einzuschätzen und zu bewerten. Sie sollen konkret darauf achten, eine Situation zu finden, in der ihr Verhalten »in Ordnung« bzw. »sicher« war. Dies sollen sie wieder entweder aufschreiben oder etwas dazu malen.

(8) Abschlussspiel. Je nachdem, wie weit fortgeschritten die Zeit ist, wird zum Abschluss des Trainings wieder ein Spiel mit allen gespielt. Wird ein anderes Spiel als »Nachts im Museum« gewählt, sollte darauf geachtet werden, dass es im Zusammenhang mit den Inhalten des Trainings steht.

5.2.4 Dritte Sitzung

Im Mittelpunkt der dritten Sitzung stehen die Einführung des Situationstyps R (Recht durchsetzen) und die dazugehörigen Rollenspiele der Teilnehmerinnen.

Trainingsschritt	Benötigtes Material
(1) Begrüßung	
(2) Ritual zum Beginn: Rückblick, Vorschau, »Gedankengespräche«	▶ laminierte Karten mit Symbolen für nützliche und schädliche Gedanken (Abb. 5.4 und 5.5 in Abschn. 5.2.3)
(3) Detektivjob »Eine In-Ordnung-Situation finden« berichten	▶ Detektivkarten, die die Kinder zuhause bearbeitet haben ▶ Schatzkistchen ▶ Schatztruhe mit Edelsteinen
(4) Selbstlobe-Übung	▶ Schatzkistchen ▶ Schatztruhe mit Edelsteinen
(5) Einführen von Situationstyp R(»Recht durchsetzen«)	▶ Mappe mit Arbeitsblättern (AB 3 K; AB 4 K) ▶ laminierte DIN-A4-Karte mit ▶ Thermometer (Abb. 5.10)
(6) Modellrollenspiel zum Situationstyp R	▶ Videokamera und TV ▶ Schatztruhe mit Edelsteinen
(7) Rollenspiele mit Videofeedback in Kleingruppen	▶ Videokameras und TVs; Mappe mit Arbeitsblättern ▶ Schatztruhe mit Edelsteinen ▶ Schatzkistchen
(8) Verteilen des Detektivjobs »Etwas finden, wofür ich mich selbst loben kann«	▶ Karten mit Detektivjob »Etwas finden, wofür ich mich selbst loben kann« (Abb. 5.11)
(9) Abschlussspiel	▶ evtl. »Nachts im Museum«

(1) Begrüßung. Die Trainerin begrüßt die Kinder freundlich zur dritten Sitzung des GSK-KJ.
(2) Ritual zum Beginn: Rückblick, Vorschau, »Gedankengespräche«. Zunächst werden die Kinder gefragt, was sie noch von den Inhalten der letzten Sitzung wissen. Im Anschluss daran gibt die Trainerin einen Überblick über die Inhalte der dritten Trainingssitzung und erwähnt dabei auch schon, was genau die Aufgabe des Detektivjobs war, um den Kindern, die ihn möglicherweise nicht gemacht haben, Zeit zu geben, sich etwas zu überlegen. Danach wird wieder eine kurze Übung »Gedankengespräche« durchgeführt. Dabei nennt die Trainerin eine Situation und bittet die Kinder, zunächst zwei bis drei schädliche, dann nützliche Gedanken zu der Situation zu nennen. Dies wird visuell unterstützt durch das Zeigen der Wolkensymbolkarten (s. Abb. 5.4 und 5.5). Dies wird mit ein bis zwei Beispielsituationen durchgeführt.

Abhängig davon, welchen Eindruck die Trainerin davon hat, wie gut die Unterscheidung zwischen angreiferischem, unsicherem und sicherem Verhalten von den Kindern beherrscht wird, kann statt der Übung zu den Gedankengesprächen eine kurze Übung zur Differenzierung (ähnlich wie die Differenzierungsübung vom zweiten Sitzungstag) durchgeführt werden.

Dabei nennt die Trainerin eine Situation und fragt die Kinder, was jemand in einer solchen Situation machen würde, der sich angreiferisch, unsicher oder sicher verhält.
(3) Detektivjob berichten. Die Trainerin stellt die Schatztruhe mit den Edelsteinen offen in die Mitte des Stuhlkreises. Die Detektivjob-Aufgabe wird noch einmal wiederholt, und dann werden die Kinder gebeten, reihum ihre Ergebnisse bzw. Erfahrungen zu berichten. Dabei muss darauf geachtet werden, dass sie die Reihenfolge einhalten, sich den Edelstein zu nehmen, *nachdem* sie von ihrer In-Ordnung-Situation (einer Situation, in der sie sich sicher verhalten haben) berichtet haben. Auch hier ist wieder wichtig, dass die anderen Kinder das Erzählte nicht kommentieren.
(4) Selbstlobe-Übung. Diese Übung dient dazu, eine Veränderung der Selbstverbalisationen in eine günstige Richtung zu unterstützen, indem die Kinder sich ihre eigenen Stärken bewusst machen und aussprechen. Dies wird zusätzlich noch unterstützt durch die positive Verstärkung mit Edelsteinen. Im GSK-KJ wird die Übung »Schatzkistenspiel« genannt, da die Kinder wieder Edelsteine aus der großen Schatztruhe sammeln können. Im ersten Schritt werden die Kinder gebeten, sich eine Sache zu überlegen, die sie gut können oder auf die sie stolz sind. Die Trainerin gibt dafür auch Beispiele (»Ich kann gut malen« oder »Ich bin stolz darauf, dass ich schon alleine zum Bäcker gehen kann«). Im nächsten Schritt sollen die Kinder diese Sache reihum laut im Plenum sagen, ohne die Aussage abzuschwächen (also ohne Wörter wie »manchmal«, »meistens« oder »eigentlich« zu gebrauchen), nachdem sie sich vorher einen Edelstein aus der in der Mitte stehenden Schatztruhe genommen haben. Die Trainerin macht auch diesen Ablauf einmal deutlich vor und achtet bei den Äußerungen der Kinder darauf, dass sie ganze Sätze ohne Abschwächung sagen und dass es keine Kommentare von den anderen Kindern gibt. Wir wollten die Aufmerksamkeit der Kinder auf die

Tätigkeit des Sich-Selbst-Lobens lenken. Die Kinder bekommen deshalb bei dieser Übung den Edelstein, bevor sie sich selbst loben.

Die Erfahrung zeigt, dass es den Kindern im Vergleich zum ersten Tag bei der Warming-up-Übung leichter fällt, eine Sache zu finden, für die sie sich loben können. Manchmal gefällt den Kindern die Übung so gut, dass sie sich noch eine Runde wünschen. Das ist selbstverständlich möglich.

Diese Selbstlobe-Übung kann zusätzlich auch an anderen Stellen des Trainings eingesetzt werden. Insbesondere wenn die Trainerin den Eindruck hat, dass es der Gruppe gut täte, wenn sie etwas »Positives« erlebt oder wenn die Gruppe eine Auflockerung benötigt, bietet sich diese Übung an. Die Kinder sind erfahrungsgemäß sehr begeistert davon und finden mit fortschreitender Übung immer leichter Lobenswertes an sich. Bei den jüngeren Kindern kann es beim ersten Mal geschehen, dass beinahe alle dasselbe berichten. Dies sollte von der Trainerin akzeptiert und auf keinen Fall korrigiert werden. Jüngere Kinder neigen in solchen Situationen zum Imitieren. Unsere Erfahrung zeigt, dass die Äußerungen im Verlauf des Trainings individueller werden.

(5) Einführen von Situationstyp R: »Recht durchsetzen«. Die Einführung des Situationstyps R »Recht durchsetzen« erfolgt in Kleingruppen. Die Kinder finden sich in Gruppen zu je vier Kindern zusammen, die normalerweise nicht so viel miteinander zu tun haben. Die Trainerin sollte darauf verzichten, die Gruppen selbst einzuteilen. Sie sollte den Kindern die Instruktion geben, sich zu viert zusammen zu tun, mit Kindern, mit denen man normalerweise nicht ganz so viel zu tun hat. Die Kinder schaffen es in der Regel ganz gut, diese Gruppen zu bilden, die Trainerin muss höchsten etwas unterstützen. Kinder, die normalerweise nicht so viel miteinander zu tun haben, können unbefangener miteinander arbeiten und neue Dinge ausprobieren (die Anmerkung »aber sonst machst du doch ...« entfällt). Sie geraten weniger in Versuchung zu schwatzen. Wenn es möglich ist, sollten immer die gleichen Kinder in einer Kleingruppe zusammenarbeiten und üben. Die Kinder kennen sich und ihre jeweiligen trainingsbezogenen Verhaltensweisen schnell sehr gut. Sie brauchen dadurch weniger Zeit um sich zu koordinieren. Bei den Rollenspielen ist es für sie leichter, sich die passende Mitspielerin auszusuchen.

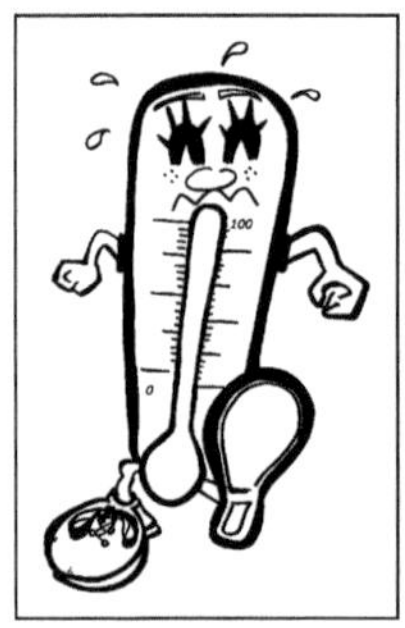

Abbildung 5.10 Thermometer. Die Kinder sollen hier angeben, wie schwer ihnen ein bestimmtes Verhalten fallen würde

Die einzelnen Gruppen gehen mit je einer Trainerin in einen separaten Raum. Dort erhalten sie ihre Mappen, in denen alle Arbeitspapiere bereits zusammengeheftet sind. Beim GSK-KJ werden den Kindern pro Situationstyp nur ungefähr sechs bis acht Beispielsituationen mit einer Instruktion für sicheres Verhalten gegeben (Arbeitsblatt AB 3 K: »Beispielsituationen vom Typ R«).

AB 3 K

Die Einschätzung des individuellen Schwierigkeitsgrades des beschriebenen Verhaltens erfolgt anhand eines Thermometers. Dabei sollen die Kinder die Säule des Thermometers so weit anmalen, wie es ihrem Schwierigkeitsempfinden entspricht.

Die Trainerin erklärt den Kindern den Ablauf der Übung und demonstriert, wie die Einschätzung des Schwierigkeitsgrades vorgenommen wird: Zunächst liest sie die erste Situation und das danebenstehende sichere Verhalten vom Arbeitsblatt vor. Dann sagt sie, wie schwer es ihr fallen würde, sich genau so zu verhalten, und malt auf einer laminierten Abbildung (s. Abb. 5.10) die Säule des Thermometers entsprechend weit an. Je nach Alter der Kinder kann man an der Stelle auch noch einmal nachfragen, wie weit sie das Thermometer denn anmalen würden, wenn ihnen das Verhalten ganz schwer oder ganz leicht fiele.

Daran anschließend werden die Situationen und die dazugehörigen Verhaltensinstruktionen gemeinsam gelesen. Bei Kindern des 1. und 2. Jahrganges sollte die Trainerin das Vorlesen übernehmen, ältere Kinder mögen es häufig gerne, reihum vorzulesen. Die subjektive Schwierigkeit schätzt jedes Kind danach allein für sich ein und malt die Säule des Thermometers entsprechend weit an. Diese Schwierigkeitseinschätzung bleibt privat. Sie kommt nicht ins Plenum. Danach wird die nächste Situation nach dem gleichen Muster vorgestellt. Sind alle Situationen vorgelesen und der Schwierigkeitsgrad eingeschätzt, stellt die Trainerin die Frage nach den Gemeinsamkeiten. So finden die Kinder gemeinsam heraus, was das Besondere an diesem Situationstyp ist. Sie fragt dann, welche Situationen den Kindern besonders leicht und welche ihnen sehr schwer fallen würden und warum (hier antwortet nur, wer will!). Erfahrungsgemäß unterscheiden sich die Einschätzungen der Kinder. Sie erfahren so, dass verschiedene Personen die gleiche Situation unterschiedlich erleben. Anschließend wird das Arbeitsblatt »Gebrauchsanweisung für Recht-Haben-Situationen« (AB 4 K) gemeinsam gelesen und mögliche Fragen geklärt. Wenn es keine Fragen mehr gibt, kehren die Gruppen in den Plenumsraum zurück.

AB 4 K

(6) Modellrollenspiel zum Situationstyp R. Im Plenum erklärt die Trainerin zunächst, wie später in Kleingruppen die Rollenspiele durchgeführt werden sollen. Um den Ablauf zu demonstrieren und den Kindern als Modell zu dienen, führt die Trainerin zusammen mit einer Kotrainerin ein Rollenspiel mit Videoauswertung vor. Die Trainerin kündigt an, dass sie sich die Situation aussucht, die für sie am leichtesten ist und gut passt. Sie sagt, worauf sie beim Spielen achten möchte (z. B. laut sprechen, den anderen ansehen, nicht diskutieren, sondern wiederholen, was man möchte) und wie schwer oder leicht es ihr die Mitspielerin machen soll (gleich nachgeben oder nach zwei bis drei Runden einlenken).

Wichtig und unverzichtbar ist: Die Mitspielerin muss auf jeden Fall irgendwann einlenken!

Das Modellrollenspiel wird auf Video aufgenommen und direkt im Anschluss angesehen.

Die Videoauswertung erfolgt nach einem strikten Procedere, das sehr deutlich von der Trainerin demonstriert wird. Das Video wird sequenzweise jeweils nach einer Äußerung (in der Regel ein bis zwei Sätze) der Übenden gestoppt. Dann wird sie gefragt: »Was hast du hier gut gemacht?« Die Übende soll darauf möglichst auch mit der Formulierung »Ich habe gut gemacht, dass ...« oder »Gut war, dass ich ...« antworten. Für jeden Aspekt, den die Übende selbst nennt, darf sie sich einen Edelstein aus der Schatztruhe nehmen und in ihr Schatzkistchen legen. Nachdem die Übende geäußert hat, was sie gut gemacht hat, kann sie – sofern es notwendig ist – sagen, was sie an dieser Stelle möglicherweise anders hätte machen oder sagen können. Nach diesem Procedere wird das gesamte Video ausgewertet. Am Ende fasst die Übende noch einmal zusammen, was sie insgesamt gut gemacht hat und was sie bei einem zweiten Durchgang verändern würde. Zu beachten ist beim Modellrollenspiel, dass es zwar nicht zu perfekt ist, jedoch auch nicht sehr viele Fehler gemacht werden. Nach unserer Erfahrung übernehmen die Kinder sehr stark (und deutlich stärker als erwachsene Trainingsteilnehmerinnen) das, was sie im Modellrollenspiel gesehen haben. Daher sollte es ein gutes Modell für sicheres Verhalten in Situationen dieses Typs sein. Rückmeldungen von Mitspielerinnen und Beobachterinnen dürfen auch gegeben werden, aber immer erst nach der Übenden und nur nach dem gleichen Muster wie das Feedback der Übenden: erst das Positive, dann das, was verändert werden könnte.

Das Modellrollenspiel kann die Trainerin auch mit einer Teilnehmerin durchführen, wenn keine Kotrainerinnen beim Training dabei sind. Beim Modellrollenspiel der Trainerin können je nach Situation Kinder als stumme »Statisten« mitspielen. Dies hat den Vorteil, dass sie eine eventuelle Scheu vor den Rollenspielen abbauen können. Aus demselben Grund bietet es sich auch an, ein Kind mit der Bedienung der Videokamera zu betrauen. Nach unserer Erfahrung reißen sich die Kinder häufig geradezu darum, die Kamera zu halten. Dabei muss dann nur darauf hingewiesen werden, dass sie nicht zoomen, sondern einfach nur die ganze Szene filmen sollen.

Nach der Durchführung des Modellrollenspiels gehen die Kinder mit der Trainerin wieder in ihre Kleingruppe und üben dort selbst in Form von Rollenspielen.

(7) Rollenspiele mit Videofeedback in Kleingruppen. Jede Kleingruppe wird von einer Trainerin angeleitet, die darauf achtet, dass die »Spielregeln« eingehalten werden. Jedes Kind überlegt, welche Situation, die es als leicht eingeschätzt hat, es gerne spielen möchte. Die Trainerin fragt, wer mit dem Spielen anfangen will. Das betreffende Kind sucht sich eine Mitspielerin aus und klärt, wie schwer oder leicht diese die Reaktionen gestalten soll. Dabei ist es wichtig, dass die Trainerin evtl. die Angaben konkretisiert, da Aussagen wie »Mach es mal mittelschwer« zu viel Spielraum lassen, was zu einem frustrierenden Ausgang des Rollenspiels für die Übende führen könnte. Bevor das Rollenspiel losgehen kann, fragt die Trainerin das übende Kind, worauf es bei sich achten möchte bzw. was es sich vornimmt, und möglicherweise auch, welche nützlichen Gedanken es sich für diese Situation geben könnte. Sie erinnert die Mitspielerin noch einmal daran, dass sie einlenken muss. Es ist oft hilfreich, wenn das Filmen von einem Kind übernommen wird oder die Kamera auf einem Stativ steht, sodass sie nur an und ausgeschaltet werden muss. Dadurch kann sich die Trainerin leichter auf das Rollenspiel konzentrieren und auch helfen, wenn es nötig ist. Nach unserer Erfahrung brauchen insbesondere die jüngeren Kinder (aus den 1. und 2. Jahrgängen) noch häufiger Hilfe im Rollenspiel, in dem z. B. die Trainerin souffliert (leise und »nebenbei«), was die Übende wörtlich sagen soll, oder noch einmal instruiert, wie sie sich verhalten soll (»Sag noch mal, was du möchtest«, »Sag das noch mal lauter/freundlicher ...«). Zum Teil muss die Trainerin gerade bei den ersten Rollenspielen auch den Mitspielerinnen Zeichen geben, wenn sie nachgeben oder weniger heftig reagieren sollen. Das richtige Maß zu finden, ist anfangs für die Mitspielerinnen teilweise noch etwas schwer, gelingt aber sehr schnell deutlich besser.

Im Anschluss an das Rollenspiel wird dieses dann nach dem gleichen Procedere ausgewertet wie das Modellrollenspiel. Von Vorteil ist es hierbei, wenn die Trainerin die Kamera bedient, um sequenzweise stoppen zu können. Die Übende darf sich dann für jede selbstverstärkende Äußerung darüber, was sie in dieser Sequenz gut gemacht hat, einen Edelstein aus der großen Schatztruhe nehmen. Nach unserer Erfahrung lernen die Kinder dabei sehr schnell, auch auf Kleinigkeiten zu achten, wie das Anschauen des Gegenübers, die Lautstärke oder die eigene Mimik.

Ist das Kind mit seinem Verhalten in der Situation zufrieden, muss das Rollenspiel nicht wiederholt werden. Gibt es jedoch Punkte, die das Kind als nicht zufriedenstellend beurteilt, bekommt es die Möglichkeit, das Rollenspiel direkt im Anschluss zu wiederholen, und zwar so oft, bis es selbst damit zufrieden ist.

Ist ein Kind mit seinem Rollenspiel zufrieden, ist das nächste Kind an der Reihe, eine Situation auszuprobieren. Dabei ist es nicht wichtig, dass jede der Beispielsituationen nur einmal gespielt wird, sondern, dass die Kinder sich diejenige Situation aussuchen, die sie persönlich als relativ leicht eingeschätzt haben. Es kommt also vor, dass ein und dieselbe Situation mehrmals gespielt wird.

Haben alle Kinder der Kleingruppe einmal als Übende ein Rollenspiel durchgeführt, treffen sich die Gruppen wieder im Plenum. Sollte noch genügend Zeit sein, können natürlich auch noch weitere Rollenspiele in den Kleingruppen gespielt werden. Da es sehr unterschiedlich sein kann, wie lange für die Durchführung der Rollenspiele gebraucht wird, ist es auch denkbar, dass nicht alle Kinder in dieser Sitzung eine Situation ausprobieren können. Diese sind damit dann in der nächsten Sitzung an der Reihe. Das sollte ihnen auf jeden Fall auch gleich mitgeteilt werden, damit sie sich nicht zurückgesetzt fühlen.

Zurück im Plenum können noch Anmerkungen, Rückmeldungen oder Fragen zu den Rollenspielen geklärt werden, bevor der Detektivjob bis zur nächsten Sitzung verteilt wird.

(8) Detektivjob verteilen. Am Ende der Trainingssitzung wird der Detektivjob verteilt. Die Kinder bekommen wieder eine Faltkarte mit der Detektivaufgabe (s. Abb. 5.11) bis zur nächsten Sitzung. Hier wird dieses Mal die Selbstlobe-Übung vom Beginn der Sitzung aufgegriffen. Die Aufgabe lautet, eine Situation zu finden, in der die Kinder stolz auf sich sein können oder für die sie sich loben können. Dies sollen sie je nach Alter entweder aufschreiben oder etwas dazu malen.

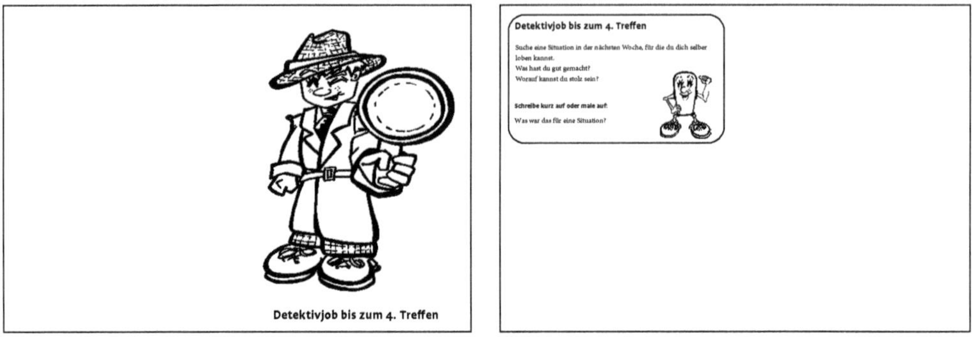
Detektivjob bis zum 4. Treffen
Detektivjob bis zum 4. Treffen
Suche eine Situation in der nächsten Woche, für die du dich selber loben kannst.
Was hast du gut gemacht?
Worauf kannst du stolz sein?
Schreibe kurz auf oder male auf:
Was war das für eine Situation?

Abbildung 5.11 Faltkarte Detektivjob. Diesmal besteht die Aufgabe darin, sich selbst zu loben

(9) Abschlussspiel. Je nachdem, wie weit fortgeschritten die Zeit ist, wird zum Abschluss des Trainings wieder ein Spiel mit allen gespielt.

5.2.5 Vierte Sitzung

Im Mittelpunkt der vierten Sitzung steht die Einführung des Situationstyps W (»Wünsche und Gefühle äußern«) und damit verbunden die Beschäftigung mit Gefühlen.

Trainingsschritt	Benötigtes Material
(1) Begrüßung	
(2) Ritual zum Beginn: Rückblick, Vorschau, »Gedankengespräche«	▶ laminierte Karten mit Symbolen für nützliche und schädliche Gedanken (Abb. 5.4 und 5.5 in Abschn. 5.2.3)
(3) Detektivjob »Etwas finden, wofür ich mich selbst loben kann« berichten	▶ Detektivkarten, die die Kinder zuhause bearbeitet haben ▶ Schatzkistchen ▶ Schatztruhe mit Edelsteinen
(4) evtl. Rollenspiele in Kleingruppen zum Situationstyp R beenden	▶ Mappe mit Arbeitsblättern (AB 3 K; AB 4 K) ▶ Kameras und TVs ▶ Schatztruhe mit Edelsteinen ▶ Schatzkistchen
(5) Selbstlobe-Übung	▶ Schatzkistchen ▶ Schatztruhe mit Edelsteinen
(6) Einführen von Situationstyp W (»Wünsche und Gefühle äußern«)	▶ Mappe mit Arbeitsblättern (AB 5 K; AB 6 K) ▶ laminierte DIN-A4-Karte mit Thermometer (Abb. 5.10 in Abschn. 5.2.4)
(7) Gefühle-Spiele	▶ Karten mit Gefühlen

Trainingsschritt	Benötigtes Material
(8) Verteilen des Detektivjobs »Klar und höflich sagen, was ich möchte«	▶ Karten mit Detektivjob »Klar und höflich sagen, was ich möchte« (Abb. 5.12)
(9) Abschlussspiel	▶ evtl. »Nachts im Museum«

(1) Begrüßung. Die Trainerin begrüßt die Kinder freundlich zur vierten Sitzung des GSK-KJ.

(2) Ritual zum Beginn: Rückblick, Vorschau, »Gedankengespräche«. Zunächst werden die Kinder gefragt, was sie noch von den Inhalten der letzten Sitzung wissen. Im Anschluss daran gibt die Trainerin einen Überblick über die Inhalte der vierten Trainingssitzung und erwähnt dabei auch schon, was genau die Aufgabe des Detektivjobs war, um den Kindern, die ihn möglicherweise nicht gemacht haben, Zeit zu geben, sich etwas zu überlegen. Danach wird wieder eine kurze Übung »Gedankengespräche« durchgeführt. Dabei nennt die Trainerin eine Situation und bittet die Kinder, zunächst zwei bis drei schädliche, dann nützliche Gedanken zu der Situation zu nennen. Dies wird visuell unterstützt durch das Zeigen der Wolkensymbolkarten. Dies wird mit ein bis zwei Beispielsituationen durchgeführt. Alternativ wird die Übung »Daumen-hoch-Daumen-runter« aus der zweiten Sitzung durchgeführt.

(3) Detektivjob berichten. Die Trainerin stellt die Schatztruhe mit den Edelsteinen offen in die Mitte des Stuhlkreises. Die Detektivjobaufgabe wird noch einmal wiederholt, und dann werden die Kinder gebeten, reihum ihre Erfahrungen zu berichten. Dabei muss darauf geachtet werden, dass sie die Reihenfolge einhalten, sich den Edelstein zu nehmen, *nachdem* sie von ihrer Selbstlobe-Situation (eine Situation, in der sie sich selbst loben konnten oder in der sie stolz auf sich waren) berichtet haben. Auch hier ist wieder wichtig, dass die anderen Kinder das Gesagte nicht kommentieren.

(4) Evtl. Rollenspiele in Kleingruppen zum Situationstyp R beenden. Sollte in der vorherigen Sitzung nicht jedes Kind einmal als Übende ein Rollenspiel durchgeführt haben, wird dazu in dieser Sitzung noch Zeit eingeräumt. Dazu finden sich die Kinder in die gleichen Kleingruppen zusammen wie in der letzten Sitzung und üben nach dem bereits bekannten Ablauf die Rollenspiele. Nicht immer ist es möglich, die Gruppen einigermaßen zu synchronisieren. Das ist nicht weiter problematisch, da man sich dann nach der langsamsten Gruppe richtet und den schnelleren Gruppen anbietet, weitere Rollenspiele durchzuführen. Nachdem alle Kinder mit ihren Rollenspielen fertig sind, trifft sich die ganze Gruppe wieder im Plenum und klärt mögliche Fragen oder bespricht Anmerkungen zu den Rollenspielen.

(5) Selbstlobe-Übung. Es wird ein weiteres Mal die Selbstlobe-Übung mit den Kindern durchgeführt. Dies geschieht nach dem gleichen Muster wie in der dritten Trainingssitzung. Die Schatztruhe mit den Edelsteinen wird wieder in die Mitte des Stuhlkreises gestellt, und die Kinder werden gebeten, sich eine Sache zu überlegen, die sie gut können oder auf die sie stolz sind. Reihum nimmt sich jedes Kind zuerst einen Edelstein aus der großen Schatztruhe und sagt anschließend das, was es sich überlegt hat ohne relativierende Formulierungen.

(6) Einführen von Situationstyp W: »Wünsche und Gefühle äußern«. Ein Hinweis zum Vergleich mit der Erwachsenenversion des GSK: Kinder können sich unter dem Begriff »Beziehungssituation« nichts vorstellen. Wir haben daher den zweiten Situationstyp B für das Kindertraining in »Wünsche und Gefühle äußern« (Situationstyp W) umbenannt. Die Einführung des zweiten Situationstyps erfolgt nach dem gleichen Procedere wie beim ersten Situationstyp. Dazu werden die Kinder wieder in die gleichen Kleingruppen aufgeteilt wie vorher. Dort lesen sie zusammen mit der Trainerin die Situationen und schätzen den persönlichen Schwierigkeitsgrad des dort beschriebenen Verhaltens ein. Dazu wird das Arbeitsblatt »Beispielsituationen vom Typ W«(AB 5 K) aus den Mappen benötigt und die laminierte Abbildung des Thermometers (Abb. 5.10 in Abschn. 5.2.4). Je nach Alter der Kinder liest entweder die Trainerin die Situationen und das dazugehörige kompetente Verhalten vor, oder sie bittet die Kinder, die Situationen einzeln vorzulesen. Nach jeder Situation werden die Kinder gebeten, zu überlegen, wie schwer oder leicht sie das gerade gehörte Verhalten persönlich finden und dementsprechend die Säule des Thermometers anzumalen. Anschließend fragt die Trainerin, was das möglicherweise Schwierige an dem Verhalten ist.

AB 5 K

Sind alle Situationen vorgelesen und der Schwierigkeitsgrad eingeschätzt, stellt die Trainerin die Frage nach den Gemeinsamkeiten. So finden die Kinder gemeinsam heraus, was das Besondere an dem zweiten Situationstyp ist. Anschließend wird das Arbeitsblatt »Gebrauchsanweisung für Unterschiedliche-Wünsche-Situationen« (AB 6 K) gemeinsam gelesen und mögliche Fragen geklärt. Wenn es keine Fragen mehr gibt, kehren die Gruppen in den Plenumsraum zurück.

AB 6 K

Bei diesem Situationstyp stehen die Wünsche, Gefühle und Bedürfnisse aller an einer Situation beteiligten Personen im Vordergrund, sodass die Strategien komplexer sind als bei den »Recht-haben-Situationen«. Es reicht nicht aus, nur mehrfach zu sagen, was man gern möchte, bis das Gegenüber einlenkt. Hier ist es wichtig, genau zuzuhören und nachzufragen, wie der andere die Situation sieht, und auch die eigenen Wünsche und Gefühle zu äußern.

(7) Gefühlespiele. Da das Äußern und Erkennen von Gefühlen für diese Art von Situationen sehr wichtig ist, werden an dieser Stelle verschiedene Übungen mit den Kindern gespielt, um sie genau dafür zu sensibilisieren. Zudem ist die Zeit in der vierten Sitzung meist zu knapp, um das Modellrollenspiel und die direkt anschließenden Rollenspiele in Kleingruppen durchzuführen, sodass es sich anbietet, diese Elemente auf den nächsten Termin mit mehr Zeit zu legen.

Gefühle darstellen. In der ersten Variante nennt die Trainerin ein Gefühl und die Kinder sollen es nonverbal umsetzen. Zu Beginn ist es wichtig, dass *alle* Kinder die Gefühle darstellen. Die Trainerin bittet sie, dafür aufzustehen und mit dem ganzen Körper und der Mimik das jeweilige Gefühl darzustellen.

Die Trainerin beginnt mit einem positiven Gefühl (z. B. sich freuen). Insgesamt sollten mindestens so viele positive wie negative Gefühle dargestellt werden, denn die Kinder übernehmen die Stimmungen der Gefühle, die sie darstellen. Es fördert auch die Stimmung der Kinder, wenn das *letzte* dargestellte Gefühl ein positives ist. Nach unserer Erfahrung sollte man die Kinder ausdrücklich bitten, das Gefühl ohne Worte und Geräusche darzustellen, sie ersetzen sonst Körperhaltung und Mimik insbesondere bei Wut oder Ärger durch Geräusche wie Schreien, Knurren etc.

Gefühle raten. Bei der zweiten Variante des Gefühlespiels kommt immer ein Kind einzeln nach vorne, schaut sich eine Karte an, auf der ein Gefühlsausdruck steht, und zeigt diesen dann nonverbal der restlichen Gruppe. Die anderen Kinder sollen erraten, welches Gefühl dargestellt wird. Das Kind, das das Gefühl richtig erkannt hat, ist als nächstes an der Reihe. Die Trainerin macht das Zeigen des Gefühls einmal vor. Bei diesem Spiel agieren nur die Kinder vor der Gruppe, die sich freiwillig melden (als erste oder mit der richtigen Antwort). Auf keinen Fall sollten Kinder zum Mitmachen »ermuntert« werden.

Diese Variante sollte niemals als erste eingesetzt werden und kann bei sehr unsicheren Gruppen auch weggelassen werden. Für unsichere Kinder ist das Agieren vor der Gruppe nicht ganz einfach.

Anmerkung zu beiden Varianten der Gefühlespiele: Bei jüngeren Kindern sollten nur Basisgefühle (z.B. Freude, Ärger) ausgewählt werden, da sie sich zum Teil noch nicht unter allen Gefühlsbegriffen etwas vorstellen können.

(8) Detektivjob verteilen. Am Ende der Trainingssitzung wird der Detektivjob »Klar und höflich sagen, was man möchte« verteilt (s. Abb. 5.12). Die Kinder bekommen wieder eine Faltkarte mit der Detektivaufgabe bis zur nächsten Sitzung. Hier wird dieses Mal der erste Situationstyp R (Recht durchsetzen) aufgegriffen. Die Aufgabe lautet, in einer Situation klar und höflich zu sagen, was man möchte. Dies sollen die Kinder je nach Alter entweder aufschreiben oder malen.

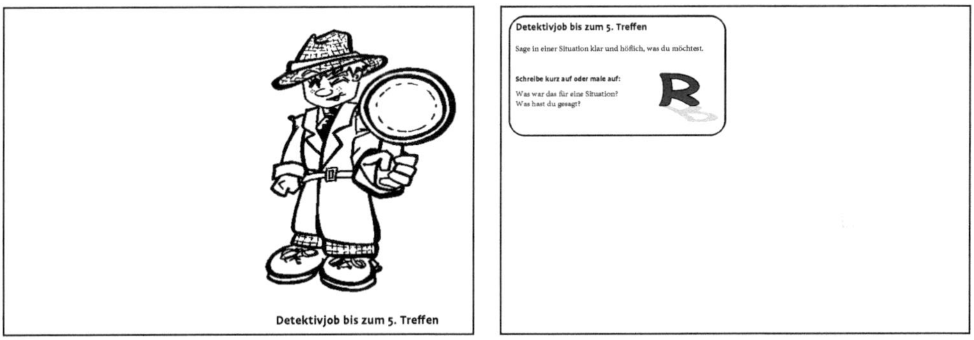
Detektivjob bis zum 5. Treffen
Detektivjob bis zum 5. Treffen
Sage in einer Situation klar und höflich, was du möchtest.
Schreibe kurz auf oder male auf:
Was war das für eine Situation?
Was hast du gesagt?
R

Abbildung 5.12 Faltkarte Detektivjob. Diesmal besteht die Hausaufgabe darin, klar und höflich zu sagen, was man möchte

(9) Abschlussspiel. Je nachdem, wie weit fortgeschritten die Zeit ist, wird zum Abschluss des Trainings wieder ein Spiel mit allen gespielt.

5.2.6 Fünfte Sitzung

In der fünften Sitzung stehen die Rollenspiele der Kinder zum Situationstyp W im Mittelpunkt.

Trainingsschritt	Benötigtes Material
(1) Begrüßung	
(2) Ritual zum Beginn: Rückblick, Vorschau, »Gedankengespräche«	▶ laminierte Karten mit Symbolen für nützliche und schädliche Gedanken (Abb. 5.4 und 5.5 in Abschn. 5.2.3)
(3) Berichten von Detektivjob »Einmal klar und höflich sagen, was ich möchte«	▶ Detektivkarten, die die Kinder zuhause bearbeitet haben ▶ Schatzkistchen ▶ Schatztruhe mit Edelsteinen
(4) Situationstyp W (»Wünsche und Gefühle äußern«) kurz wiederholen	
(5) Modellrollenspiel zum Situationstyp W	▶ Videokamera und TV ▶ Schatztruhe mit Edelsteinen
(6) Rollenspiele mit Videofeedback in Kleingruppen	▶ Videokameras und TVs ▶ Mappe mit Arbeitsblättern (AB 5 K; AB 6 K) ▶ Schatztruhe mit Edelsteinen ▶ Schatzkistchen
(7) Verteilen des Detektivjobs »In einer Situation sagen, welches Gefühl ich habe«	▶ Karten mit Detektivjob »In einer Situation sagen, welches Gefühl ich habe« (Abb. 5.13)
(8) Abschlussspiel	▶ evtl. »Nachts im Museum«

(1) Begrüßung. Die Trainerin begrüßt die Kinder freundlich zur fünften Sitzung des GSK-KJ (bzw. zu den So-Ko-Kindern).

(2) Ritual zum Beginn: Rückblick, Vorschau, »Gedankengespräche«. Zunächst werden die Kinder gefragt, was sie noch von den Inhalten der letzten Sitzung wissen. Im Anschluss daran gibt die Trainerin einen Überblick über die Inhalte der fünften Trainingssitzung und erwähnt dabei auch schon, was genau die Aufgabe des Detektivjobs war, damit die Kinder, die ihn möglicherweise nicht gemacht haben, Zeit haben, sich etwas zu überlegen. Danach wird wieder eine kurze Übung »Gedankengespräche« durchgeführt. Dabei nennt die Trainerin eine Situation und bittet die Kinder, zunächst zwei bis drei schädliche, dann nützliche Gedanken zu der Situation zu nennen. Visuell unterstützend wirkt dabei das Zeigen der Wolkensymbolkarten. Dies wird mit ein bis zwei Beispielsituationen durchgeführt. Alternativ wird die Übung Daumen-hoch, Daumen-runter aus der zweiten Sitzung durchgeführt.

(3) Detektivjob berichten. Die Trainerin stellt die Schatztruhe mit den Edelsteinen offen in die Mitte des Stuhlkreises. Die Detektivjobaufgabe wird noch einmal wiederholt, und dann werden die Kinder gebeten, reihum ihre Erfahrungen zu berichten. Dabei muss darauf geachtet werden, dass sie die Reihenfolge einhalten, sich den Edelstein zu nehmen, *nachdem* sie von ihrer Situation berichtet haben, in der sie klar und höflich gesagt haben, was sie möchten. Auch hier ist wieder wichtig, dass die anderen Kinder die Äußerungen nicht kommentieren.

(4) Situationstyp W kurz wiederholen (»Wünsche und Gefühle äußern«). Die Trainerin erinnert an den zweiten Situationstyp. Sie fragt die Kinder worum es da ging und was wichtig ist bei den Verhaltensstrategien. Dabei kann möglicherweise gut aufgegriffen werden, was schon beim Rückblick auf die letzte Sitzung von den Kindern geäußert wurde.

(5) Modellrollenspiel zum Situationstyp W. Die Trainerin führt gemeinsam mit einer Kotrainerin das Modellrollenspiel vor, das auf Video aufgezeichnet wird. Direkt im Anschluss daran erfolgt die Auswertung des Videos, bei der die Trainerin wieder sequenzweise das Video stoppt und sich selbst Rückmeldung darüber gibt, was sie gut gemacht hat und was sie eventuell beim nächsten Mal anders machen würde. Für jede positive Rückmeldung nimmt sie sich einen Edelstein aus der Schatztruhe.

(6) Rollenspiel mit Videofeedback in Kleingruppen. Nach dem Modellrollenspiel gehen die Kinder wieder in die gleichen Kleingruppen wie in den vorherigen Sitzungen. Dort werden die Rollenspiele zum Situationstyp »Wünsche und Gefühle äußern« durchgeführt. Das Procedere der Vorbereitung, Durchführung und Auswertung ist identisch mit dem des ersten Situationstyps (s. Abschn. 5.2.4, Punkt 7). Wichtig ist, darauf zu achten, dass jedes Kind sich wieder die leichteste passende Situation zum Üben aussucht.

Die Erfahrung zeigt, dass die Kinder bei diesem Typ zum Teil Schwierigkeiten haben, auf den anderen einzugehen. Die Strategie, mehrfach deutlich von den eigenen Wünschen und Gefühlen zu sprechen, gelingt ihnen meist sehr gut, doch das Eingehen auf das Gegenüber, ihm Zuhören und Nachfragen fällt ihnen beim ersten Versuch oft noch schwer. Sie benötigen manchmal die Unterstützung der Trainerin, weil sie zwar wissen, was sie tun wollen, nicht aber wie und dann verstummen. Die Phase der Rollenspiele dauert bei diesem Situationstyp oft etwas länger, da es mehr Durchgänge gibt, bis die Kinder mit ihrem Rollenspiel zufrieden sind.

Haben alle Kinder der Kleingruppe einmal als Übende ein Rollenspiel durchgeführt, treffen sich die Gruppen wieder im Plenum. Sollte noch genügend Zeit sein, können natürlich auch noch weitere Rollenspiele in den Kleingruppen gespielt werden. Zurück im Plenum werden Anmerkungen, Rückmeldungen oder Fragen zu den Rollenspielen geklärt, bevor der Detektivjob bis zur nächsten Sitzung verteilt wird.

(7) Detektivjob verteilen. Am Ende der Trainingssitzung wird der Detektivjob »In einer Situation sagen, welches Gefühl ich habe« verteilt (s. Abb. 5.13). Die Kinder bekommen wieder eine Faltkarte mit der Detektivaufgabe bis zur nächsten Sitzung. Hier wird dieses Mal der zweite Situationstyp W (»Wünsche und Gefühle äußern«) aufgegriffen. Die Aufgabe lautet, in einer Situation die eigenen Gefühle zu äußern. Je nach Alter sollen die Kinder die Situation und das Gefühl entweder aufschreiben oder malen.

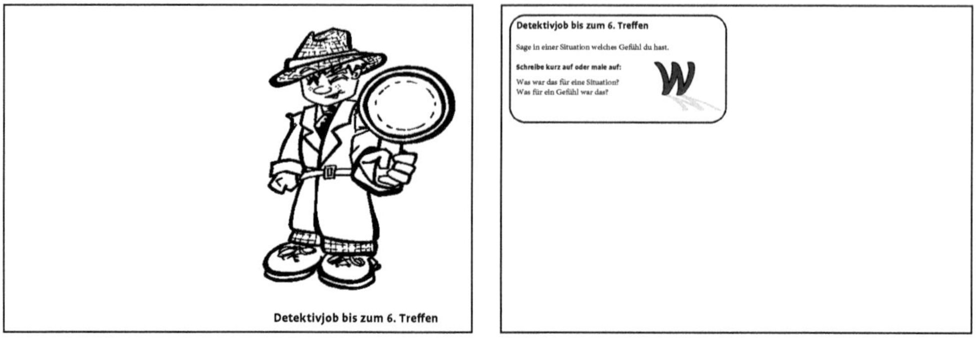
Detektivjob bis zum 6. Treffen
Detektivjob bis zum 6. Treffen
Sage in einer Situation welches Gefühl du hast.
Schreibe kurz auf oder male auf:
Was war das für eine Situation?
Was für ein Gefühl war das?
W

Abbildung 5.13 Faltkarte Detektivjob »In einer Situation sagen, welches Gefühl ich habe«

(8) Abschlussspiel. Je nachdem, wie weit fortgeschritten die Zeit ist, wird zum Abschluss des Trainings wieder ein Spiel mit allen gespielt.

5.2.7 Sechste Sitzung

In der sechsten Sitzung steht das Einführen und Üben des Situationstyps G, das Bitten um einen Gefallen, im Mittelpunkt.

Trainingsschritt	Benötigtes Material
(1) Begrüßung	
(2) Ritual zum Beginn: Rückblick, Vorschau, »Gedankengespräche«	▶ laminierte Karten mit Symbolen für nützliche und schädliche Gedanken (Abb. 5.4 und 5.5 in Abschn. 5.2.3)
(3) Detektivjob »In einer Situation sagen, welches Gefühl ich habe« berichten	▶ Detektivkarten, die die Kinder zuhause bearbeitet haben ▶ Schatzkistchen ▶ Schatztruhe mit Edelsteinen
(4) Einführen von Situationstyp G (»Gefallen erbitten«)	▶ Mappe mit Arbeitsblättern (AB 7 K, AB 8 K) ▶ laminierte DIN-A4-Karte mit Thermometer (Abb. 5.10 in Abschn. 5.2.4)
(5) Modellrollenspiel zum Situationstyp G	▶ Videokamera und TV ▶ Schatztruhe mit Edelsteinen
(6) Rollenspiele mit Videofeedback in Kleingruppen	▶ Videokameras und TVs ▶ Schatztruhe mit Edelsteinen ▶ Schatzkistchen
(7) Verteilen des Detektivjobs »Einmal zu jemand anderem etwas Nettes sagen«	▶ Karten mit Detektivjob »Einmal zu jemand anderem etwas Nettes sagen« (Abb. 5.14)
(8) Abschlussspiel	▶ evtl. »Nachts im Museum«

(1) Begrüßung. Die Trainerin begrüßt die Kinder freundlich zur sechsten Sitzung des GSK-KJ.

(2) Ritual zum Beginn: Rückblick, Vorschau, »Gedankengespräche«. Zunächst werden die Kinder gefragt, was sie noch von den Inhalten der letzten Sitzung wissen. Im Anschluss daran gibt die Trainerin einen Überblick über die Inhalte der sechsten Trainingssitzung und erwähnt dabei auch schon, was genau die Aufgabe des Detektivjobs war. So haben die Kinder, die ihn möglicherweise nicht gemacht haben, genügend Zeit, sich etwas zu überlegen. Danach wird wieder eine kurze Übung »Gedankengespräche« durchgeführt. Dabei nennt die Trainerin eine Situation und bittet die Kinder, zunächst zwei bis drei schädliche, dann nützliche Gedanken zu der Situation zu nennen. Visuell unterstützend wirkt dabei das Zeigen der Wolkensymbolkarten. Dies wird mit ein bis zwei Beispielsituationen durchgeführt. Alternativ wird das Daumen-hoch, Daumen-runter-Spiel aus der zweiten Sitzung durchgeführt.

(3) Detektivjob berichten. Die Trainerin stellt die Schatztruhe mit den Edelsteinen offen in die Mitte des Stuhlkreises. Die Detektivjobaufgabe wird noch einmal wiederholt, und dann werden die Kinder gebeten, reihum ihre Ergebnisse zu berichten. Dabei muss darauf geachtet werden, dass sie die Reihenfolge einhalten, sich den Edelstein zu nehmen, *nachdem* sie von ihrer Situation berichtet haben, in der sie ihre Gefühle geäußert haben. Auch hier ist wieder wichtig, dass die anderen Kinder das Gesagte nicht kommentieren.

(4) Einführen von Situationstyp G: »Gefallen erbitten«. Aus den gleichen Gründen wie beim Situationstyp B (Beziehungen) haben wir auch den Situationstyp S (Sympathie gewinnen) für das Kindertraining umbenannt. Kinder können sich unter dem Etikett »Jemanden um einen Gefallen bitten« sofort etwas vorstellen und verbinden es ohne Schwierigkeiten mit dem ursprünglichen Situationstyp S. Die Einführung des dritten und letzten Situationstyps erfolgt nach dem gleichen Procedere wie bei den vorherigen Situationstypen. Dazu gehen die Kinder wieder in die gleichen Kleingruppen wie vorher. Dort lesen sie zusammen mit der Trainerin die Situationen und schätzen den persönlichen Schwierigkeitsgrad des dort beschriebenen Verhaltens ein. Dazu wird das Arbeitsblatt »Beispielsituationen vom Typ G« (AB 7 K) aus den Mappen benötigt und die laminierte Abbildung des Thermometers (s. Abb. 5.10 in Abschn. 5.2.4). Je nach Alter der Kinder liest entweder die Trainerin die Situationen und das dazugehörige kompetente Verhalten vor oder sie bittet die Kinder, die Situationen einzeln vorzulesen. Nach jeder Situation werden die Kinder gebeten, jedes für sich zu überlegen, wie schwer oder leicht sie das gerade gehörte Verhalten persönlich finden und dementsprechend die Säule des Thermometers anzumalen. Anschließend fragt die Trainerin, was das möglicherweise Schwierige an dem Verhalten ist. AB 7 K

Sind alle Situationen gelesen und der Schwierigkeitsgrad eingeschätzt, stellt die Trainerin die Frage nach den Gemeinsamkeiten. So finden die Kinder gemeinsam heraus, was das Besondere an dem dritten Situationstyp ist. Anschließend wird das Arbeitsblatt »Gebrauchsanweisung für Gefallen-erbitten-Situationen« (Arbeitsblatt

AB 8 K

AB 8 K) gemeinsam gelesen und mögliche Fragen geklärt. Wenn es keine Fragen mehr gibt, kehren die Gruppen in den Plenumsraum zurück.

Bei diesem Situationstyp geht es darum, eine andere Person um einen Gefallen zu bitten. Die Kinder müssen daher erkennen, dass sie im Gegensatz zum ersten Situationstyp kein Recht darauf haben, etwas vom Gegenüber zu bekommen oder zu verlangen. Sie haben aber ein Recht darauf, es zu versuchen. Um die Wahrscheinlichkeit zu erhöhen, dass die Angesprochene auf die Wünsche eingeht, ist es wichtig, möglichst sympathisch zu erscheinen und gut auf das Gegenüber einzugehen.

(5) Modellrollenspiel zum Situationstyp G. Die Trainerin führt gemeinsam mit einer Kotrainerin das Modellrollenspiel vor, das auf Video aufgezeichnet wird. Anschließend erfolgt die Auswertung, bei der die Trainerin wieder sequenzweise das Video stoppt und sich selbst Rückmeldung darüber gibt, was sie gut gemacht hat und was sie eventuell beim nächsten Mal anders machen würde. Für jede positive Rückmeldung nimmt sich die Trainerin einen Edelstein aus der Schatztruhe.

(6) Rollenspiel mit Videofeedback in Kleingruppen. Nach dem Modellrollenspiel gehen die Kinder wieder in die gleichen Kleingruppen wie in den vorherigen Sitzungen. Dort werden die Rollenspiele zum Situationstyp G: »Gefallen erbitten« durchgeführt. Das Procedere der Vorbereitung, Durchführung und Auswertung ist identisch mit dem der bereits eingeführten Situationstypen (s. Abschn. 5.2.4, Punkt 7). Wichtig ist, darauf zu achten, dass die Kinder sich auch hier die für sie leichteste Situation zum Üben aussuchen.

Teilweise fällt es den Kindern bei diesem Typ recht schwer, nicht zu drängeln und zu insistieren, sondern freundlich zu bleiben und auf Äußerungen des Gegenübers sensibel einzugehen. Es hilft ihnen, wenn man ihnen rät, zunächst eine kurze Pause zu machen (»bis zehn zählen«) und dann nur wenige Sätze (»maximal zwei Sätze«) zu sagen. Bei den jüngeren Kindern sollten diese Rollenspiele relativ kurz sein. Es reicht, wenn sie ein- bis zweimal sich konzeptgemäß verhalten haben. Längere Passagen durchzuhalten, fällt den meisten von ihnen schwer.

Einige der älteren Kinder benötigen, ähnlich wie beim Situationstyp »Wünsche und Gefühle äußern«, mehrere Durchgänge, bis sie mit ihrem Rollenspiel zufrieden sind. Haben alle Kinder der Kleingruppe einmal als Übende ein Rollenspiel durchgeführt, treffen sich die Gruppen wieder im Plenum. Sollte noch genügend Zeit sein, können natürlich auch noch weitere Rollenspiele in den Kleingruppen gespielt werden. Zurück im Plenum werden Anmerkungen, Rückmeldungen oder Fragen zu den Rollenspielen geklärt, bevor der Detektivjob bis zur nächsten Sitzung verteilt wird.

(7) Detektivjob verteilen. Am Ende der Trainingssitzung wird der Detektivjob »Einmal zu jemand anderem etwas Nettes sagen« verteilt (s. Abb. 5.14). Die Kinder bekommen wieder eine Faltkarte mit der Detektivaufgabe bis zur letzten Sitzung. Hier wird dieses Mal der Situationstyp G (»Gefallen erbitten«) aufgegriffen. Die Aufgabe lautet, jemand anderem einmal etwas Nettes zu sagen. Je nach Alter sollen die Kinder das, was sie Nettes zu jemandem gesagt haben, entweder aufschreiben oder malen.

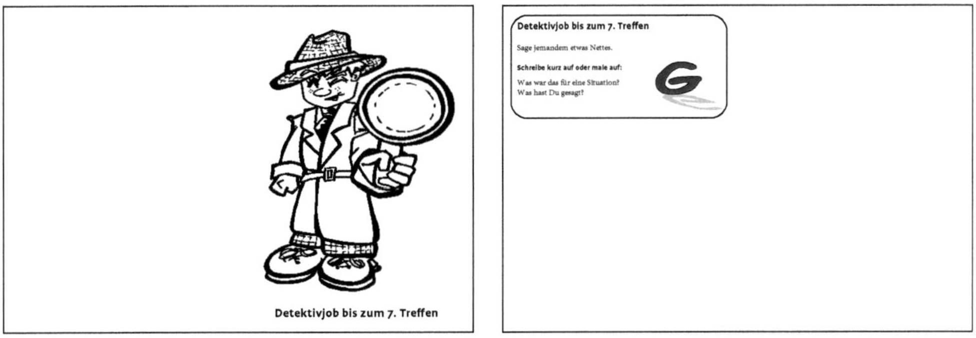
Detektivjob bis zum 7. Treffen
Detektivjob bis zum 7. Treffen
Sage jemandem etwas Nettes.
Schreibe kurz auf oder male auf:
Was war das für eine Situation?
Was hast Du gesagt?
G

Abbildung 5.14 Faltkarte Detektivjob. Der letzte Detektivjob des Trainings ist, einmal zu jemand anderem etwas Nettes zu sagen

(8) Abschlussspiel. Je nachdem, wie weit fortgeschritten die Zeit ist, wird zum Abschluss des Trainings wieder ein Spiel mit allen gespielt.

5.2.8 Siebte Sitzung

In der siebten und damit letzten Sitzung stehen das Unterscheiden der verschiedenen Situationstypen und das Zuordnen von Situationen zu den Typen im Mittelpunkt.

Trainingsschritt	Benötigtes Material
(1) Begrüßung	
(2) Ritual zum Beginn: Rückblick, Vorschau, »Gedankengespräche«	▶ laminierte Karten mit Symbolen für nützliche und schädliche Gedanken (Abb. 5.4 und 5.5 in Abschn. 5.2.3)
(3) Detektivjob »Einmal zu jemand anderem etwas Nettes sagen« berichten	▶ Detektivkarten, die die Kinder zuhause bearbeitet haben ▶ Schatzkistchen ▶ Schatztruhe mit Edelsteinen
(4) evtl. Rollenspiele in Kleingruppen zum Situationstyp G »Gefallen erbitten« beenden	▶ Kameras und TVs; Mappe mit Arbeitsblättern ▶ Schatztruhe mit Edelsteinen ▶ Schatzkistchen
(5) Differenzierung von Situationstyp R, W und G	▶ laminierte DIN-A4-Karten mit Symbolen der verschiedenen Situationstypen (Abb. 5.15)
(6) Abschlussrunde	▶ Schatzkistchen ▶ Schatztruhe mit Sonderedelsteinen
(7) evtl. Durchführung der Befragung	▶ Fragebögen
(8) Abschlussspiel	▶ evtl. »Nachts im Museum«

(1) Begrüßung. Die Trainerin begrüßt die Kinder freundlich zur siebten und letzten Sitzung des GSK-KJ.

(2) Ritual zum Beginn: Rückblick, Vorschau, »Gedankengespräche«. Zunächst werden die Kinder gefragt, was sie noch von den Inhalten der letzten Sitzung wissen. Im Anschluss daran gibt die Trainerin einen Überblick über die Inhalte der siebten Trainingssitzung und benennt, was genau die Aufgabe des Detektivjobs war, um den Kindern, die ihn möglicherweise nicht gemacht haben, Zeit zu geben, sich aktuell etwas zu überlegen. Danach wird wieder eine kurze Übung »Gedankengespräche« durchgeführt. Dabei nennt die Trainerin eine Situation und bittet die Kinder, zunächst zwei bis drei schädliche, dann nützliche Gedanken zu der Situation zu nennen. Visuell unterstützend wirkt dabei das Zeigen der Wolkensymbolkarten. Dies wird mit ein bis zwei Beispielsituationen durchgeführt. Alternativ wird die Daumen-hoch, Daumen-runter Übung aus der zweiten Sitzung durchgeführt.

(3) Detektivjob berichten. Die Trainerin stellt die Schatztruhe mit den Edelsteinen offen in die Mitte des Stuhlkreises. Die Detektivjob-Aufgabe »Einmal zu jemand anderem etwas Nettes sagen« wird noch einmal wiederholt, und dann werden die Kinder gebeten, reihum ihre Ergebnisse bzw. Erfahrungen zu berichten. Dabei muss darauf geachtet werden, dass sie die Reihenfolge einhalten, sich den Edelstein zu nehmen, *nachdem* sie von ihrer Situation berichtet haben, in der sie jemand anderem etwas Nettes gesagt haben. Auch hier ist wieder wichtig, dass die anderen Kinder nichts kommentieren.

(4) Evtl. Rollenspiele zum Situationstyp G beenden. Sollte in der vorherigen Sitzung nicht jedes Kind einmal als Übende ein Rollenspiel durchgeführt haben, wird dazu in dieser Sitzung noch Zeit eingeräumt. Dazu werden die Kinder in die gleichen Kleingruppen wie in den letzten Sitzungen aufgeteilt, und sie üben nach dem bereits bekannten Ablauf die Rollenspiele. Nachdem alle Kinder mit ihren Rollenspielen fertig sind, trifft sich die ganze Gruppe wieder im Plenum und klärt mögliche Fragen oder bespricht Anmerkungen zu den Rollenspielen.

(5) Differenzierung von Situationstyp R, W und G. Im Raum werden an drei Stellen Karten mit den Symbolen für die verschiedenen Situationstypen ausgelegt (R = Recht durchsetzen, W = Wünsche und Gefühle äußern, G = Gefallen erbitten) (s. Abb. 5.15).

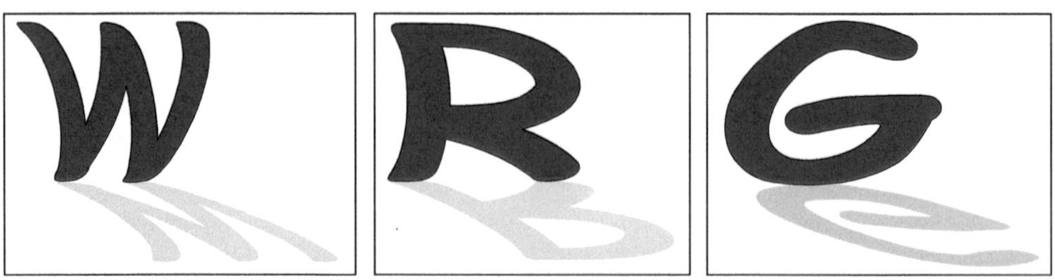

Abbildung 5.15 Differenzierung von Situationstypen. Diese drei Situationstypen-Karten hängen an der Tafel und liegen an drei Stellen im Raum: W für »Wünsche und Gefühle äußern« (Situationstyp W), R für »Recht durchsetzen« (Situationstyp R) und G für »Gefallen erbitten« (Situationstyp G). Die Kinder sollen Situationen den Situationstypen nach ihrer subjektiven Einschätzung zuordnen

Die Trainerin schildert eine Situation aus dem Alltag der Kinder, und die Kinder sollen überlegen, welchem Situationstyp sie persönlich diese Situation zuordnen würden. Entsprechend ihrer Zuordnung sollen sie sich zu der jeweiligen Symbolkarte stellen. Anschließend fragt die Trainerin, warum die Kinder die Zuordnung vorgenommen haben. Sie fragt nach den Zielen der Kinder entsprechend den Situationstypen (z. B. »Wolltet ihr sagen was ihr euch wünscht, oder wolltet ihr dass das andere Kind tut was ihr wollt, weil ihr im Recht seid?«).

Anhand dieser Übung soll einerseits der Transfer unterstützt werden, sodass die Kinder unterschiedliche Alltagssituationen den verschiedenen Situationstypen zuordnen können. Die Kinder merken außerdem, dass nicht alle Situationen eindeutig dem einen oder anderen Typ zuzuordnen sind, sondern dass es darauf ankommt, welche Ziele man hat, man aber auch nicht beliebig irgendwelche Ziele wählen kann. Dieser Aspekt ist für die Kinder anfangs etwas schwieriger nachzuvollziehen, wird aber gut verstanden, wenn die Trainerin ihnen durch Fragen hilft, sich an den Zusammenhang zwischen Situation, Zielen und Verhalten zu erinnern.

(6) Abschlussrunde. Die Abschlussrunde findet im Sitzkreis statt. Die Trainerin stellt die Schatztruhe mit besonderen Edelsteinen (z. B. größere oder solche, die aussehen wie Diamanten) in die Mitte und bittet die Kinder, sich zu überlegen, was sie im Training gern gemacht haben. Die Kinder kommen reihum dran und dürfen sich dafür einen der Sonderedelsteine aus der Schatztruhe nehmen.

Wenn alle Kinder an der Reihe waren, bedankt sich die Trainerin bei den Kindern, gibt ihnen ihre Mappe und Teilnahmebescheinigung und sagt ihnen, dass sie ihre Schatzkistchen mit nach Hause nehmen dürfen.

(7) Evtl. Durchführung der Befragung. Findet begleitend zum Training eine Untersuchung statt, bietet es sich an, an dieser Stelle die Fragebögen auszugeben und die Kinder diese vor Ort ausfüllen zu lassen.

(8) Abschlussspiel. Wenn noch genügend Zeit ist, wird zum Abschluss des Trainings wieder ein Spiel mit allen gespielt.

6 Manual zum GSK-KJ für Heranwachsende und Jugendliche

Gesa Uhde • Barbara Jürgens

Das folgende Manual beschreibt den Ablauf des GSK-KJ für Jugendliche. Der beschriebene Ablauf kann je nach Rahmenbedingungen, Gruppengröße und Gruppenzusammensetzung leicht variiert werden. Insbesondere die Dauer der einzelnen Elemente kann nicht genau vorhergesagt werden, sodass sich dadurch Verschiebungen ergeben können. Wichtig ist jedoch, die Reihenfolge der zentralen Elemente wie beschrieben beizubehalten. Übungen bzw. Elemente, die variabel eingesetzt werden können, sind im Text gekennzeichnet.

6.1 Rahmenbedingungen

Zielgruppe. Das GSK-KJ für Jugendliche richtet sich an Heranwachsende und Jugendliche ab der 6. Klasse. Die Zusammensetzung der Gruppen kann dabei jahrgangsheterogen sein. Als wichtig und förderlich hat es sich auch erwiesen, wenn die Gruppen sich aus Mädchen und Jungen zusammensetzen. Das Training richtet sich sowohl an Jugendliche, die eher zurückhaltend und unsicher sind, als auch an Jugendliche, die eher aufbrausend, unruhig oder aggressiv sind. Für das Training ist es von Vorteil, wenn es auch in diesem Zusammenhang eine heterogene Gruppenzusammensetzung gibt. Gerade bei Jugendlichen ist es wichtig, dass sie sich bewusst für die Teilnahme am Training entscheiden können, da sie sich sonst stark gegen das Training wehren könnten. Nach unseren Erfahrungen ist es aber üblich, dass beispielsweise im Rahmen von Berufsbildungsmaßnahmen Jugendliche nicht die Wahl haben, zu entscheiden, ob sie am Training teilnehmen oder nicht. In solchen Fällen sollte man unbedingt immer wieder darauf hinweisen, dass das GSK-KJ gemäß seinen Grundannahmen Möglichkeiten zur Bewältigung sozialer Situationen anbietet und diese im Training systematisch geübt werden, die Jugendlichen aber selbst entscheiden müssen, ob und welche Strategien sie dann im Alltag anwenden wollen und welche nicht. Der Hinweis, dass das Training ein Angebot, nicht aber eine moralische Verpflichtung zu »richtigem« Verhalten bedeutet, erleichtert es nach unseren Erfahrungen Teilnehmern, die nicht freiwillig mitmachen, sich trotzdem zu engagieren.

Gruppengröße. Zehn bis zwölf Jugendliche sind ideal, wenn man das Training mit einem Trainer und einem Kotrainer durchführen kann. Steht nur ein Trainer zur Verfügung, ist es sinnvoll, die Teilnehmerzahl auf fünf bis sechs zu begrenzen, da die Übungsmöglichkeiten bei den Rollenspielen sonst zu sehr eingeschränkt würden. Nehmen nur Jugendliche mit ausgeprägten internalisierenden bzw. externalisierenden

Problemen teil, sollten auf jeden Fall zwei Trainer das Training leiten und nicht mehr als vier Teilnehmer pro Trainer zugelassen werden.

Materialien. Im Gegensatz zum Training für jüngere Kinder wird beim Training für Jugendliche deutlich mehr schriftliches Material eingesetzt. Die Arbeitsmaterialien entsprechen im Prinzip denen aus dem klassischen GSK-Training von Hinsch und Pfingsten (2015), wurden aber für die Zielgruppe modifiziert. Es hat sich bewährt, alle Arbeitsblätter, die in einer Sitzung benötigt werden, im Vorfeld zusammenzuheften. Die Teilnehmer werden gebeten, die Materialien zu jeder Sitzung mitzubringen. Sollten es relativ junge Teilnehmer sein, ist zu überlegen, ob die Unterlagen möglicherweise im Trainingsraum verbleiben. Zusätzlich zu den Arbeitsblättern wird pro Trainer eine Videoanlage benötigt, bestehend aus jeweils einem Bildschirm und einer Videokamera, die direkt an den Bildschirm angeschlossen werden kann.

Räumlichkeiten. Es wird ein größerer Raum für die Plenumsphasen benötigt, in dem die Teilnehmer im Sitzkreis sitzen können, und ein weiterer kleiner Raum, der für die Kleingruppenarbeit genutzt werden kann. Die Räume sollten relativ dicht beieinander liegen.

Organisatorisches. Das GSK-KJ für Jugendliche besteht aus insgesamt fünf Sitzungen von jeweils ca. 4 Zeitstunden Dauer. Diese Sitzungen sollten möglichst im wöchentlichen Abstand stattfinden, sodass eine gewisse Zeitspanne für die Durchführung der Hausaufgaben zur Verfügung steht. Die Durchführung als Kompakttraining halten wir für nicht empfehlenswert, weil dann die Möglichkeit für den Transfer durch die Hausaufgaben nicht ausreichend gegeben ist. Eine Verkürzung der Sitzungen auf 3 Stunden (mit entsprechend mehr Terminen) ist durchaus möglich.

Da die Abkürzung »GSK-KJ« für die wenigsten Teilnehmer oder Eltern aussagekräftig sein wird, bietet es sich an, dem Training je nach Kontext einen eingängigeren Titel zu geben.

6.2 Durchführung des Trainings

Übersicht

Der Trainingsablauf

Einführungsveranstaltung, Organisation im Vorfeld (Abschn. 6.2.1)

(1) Grundannahmen des Trainings
(2) Für wen ist das Training geeignet?
(3) Inhalte des Trainings (Rollenspiele, Unterscheidung von sicherem, unsicherem und aggressivem Verhalten etc.)
(4) Wirksamkeit des Trainings
(5) Trainingsbedingungen (Freiwilligkeit, Zusammensetzung der Trainingsgruppe, Vertraulichkeit, evtl. Datenerhebung)

Erste Sitzung (Abschn. 6.2.2)

(1) Begrüßung und Tagesablauf vorstellen
(2) Warming-up
(3) Erklärungsmodell einführen
(4) Engelchen-Teufelchen-Übung
(5) Differenzierungsübung
(6) Hausaufgaben und Abschluss

Zweite Sitzung (Abschn. 6.2.3)

(1) Begrüßung und Tagesablauf vorstellen
(2) Hausaufgaben berichten
(3) Situationstyp R (Recht durchsetzen) einführen
(4) Modellrollenspiel zum Situationstyp R
(5) Rollenspiele mit Videofeedback in Kleingruppen
(6) Selbstlobe-Übung
(7) Hausaufgaben und Abschluss

Dritte Sitzung (Abschn. 6.2.4)

(1) Begrüßung und Tagesablauf vorstellen
(2) Hausaufgaben berichten
(3) Situationstyp B (Beziehungen) einführen
(4) Modellrollenspiel zum Situationstyp B
(5) Rollenspiele mit Videofeedback in Kleingruppen
(6) Übung »Gefühle erkennen und benennen«
(7) Hausaufgaben und Abschluss

Vierte Sitzung (Abschn. 6.2.5)

(1) Begrüßung und Tagesablauf vorstellen
(2) Hausaufgaben berichten
(3) Situationstyp S (Sympathie gewinnen) einführen
(4) Modellrollenspiel zum Situationstyp S
(5) Rollenspiele mit Videofeedback in Kleingruppen
(6) Hausaufgaben und Abschluss

Fünfte Sitzung (Abschn. 6.2.6)

(1) Begrüßung und Tagesablauf vorstellen
(2) Hausaufgaben berichten
(3) Differenzierung zwischen Situationstyp R, B und S
(4) Rollenspiele mit Videofeedback in Kleingruppen, Typ nach Wahl
(5) Abschluss

6.2.1 Einführungsveranstaltung, Organisation im Vorfeld

Üblicherweise wird den Teilnehmern das Training in einer gesonderten Einführungsveranstaltung vorgestellt. Auch eine zusätzliche Informationsveranstaltung für die Eltern ist denkbar. Sollte eine Einführungsveranstaltung nicht möglich sein, ist es aus unserer Sicht ausreichend, die wichtigsten Informationen in einem Papier für Teilnehmer und ggf. Eltern zusammenfassen. Wichtig sind die folgenden Punkte (1) bis (4).

(1) Grundannahmen des Trainings. Sozial kompetentes Verhalten kann ebenso gelernt werden wie anderes Verhalten auch (z. B. Schwimmen, Radfahren). Aus diesem Grund steht im Training das Ausprobieren und Üben im Vordergrund. Dies geschieht zum größten Teil in Rollenspielen im Training und zur Unterstützung des Transfers in die Realität durch die Hausaufgaben. Es ist wichtig, zu betonen, dass die Jugendlichen im Training keine neue Vorschrift für »Wohlverhalten« lernen, sondern Verhaltensweisen ausprobieren und üben, die sie dann, wenn *sie* es für notwendig halten, im Alltag anwenden. Diese Information sollte auch in der ersten Trainingssitzung gegeben und während des Trainings öfter wiederholt werden.

(2) Für wen ist das Training geeignet? Das Training richtet sich an Heranwachsende bzw. Jugendliche, die lernen wollen, sich selbstsicherer zu verhalten. Unterstützend wirkt das Training insbesondere in Situationen, in denen es darum geht, sein Recht einzufordern, anderen eigene Wünsche und Bedürfnisse angemessen mitzuteilen oder auf andere freundlich zuzugehen, um sie beispielsweise um einen Gefallen zu bitten.

(3) Inhalte des Trainings. Bei den Inhalten des Trainings geht es mehr darum, die Ideen hinter den Übungen des Trainings zu erklären, als den genauen Ablauf oder einzelne Übungen vorzustellen. Im Training geht es um soziale Kompetenz, die konkretes Verhalten, aber auch Kognitionen und Gefühle umfasst. Im Training übt man nicht nur, sich sozial kompetent zu verhalten. Kurze gedankliche Kommentare, die wir oft nicht bemerken, begleiten ständig unser Verhalten und beeinflussen, was wir tun. Im Training lernt man, diese Kommentare zu registrieren und sich selbst möglichst hilfreiche Kommentare zu geben. Man lernt außerdem, wie man merken kann, welche Verhaltensweisen in welchen Situationen angemessen sind. Dazu gibt es neben Rollenspielen bzw. Verhaltensübungen Diskussionen und Papier-Bleistift-Übungen. Es hängt von der jeweiligen Zielgruppe ab, wie ausführlich man schon in der Informationsveranstaltung auf das Thema Rollenspiele eingehen sollte. Nach unseren Erfahrungen haben viele Heranwachsende und Jugendliche in anderen Kontexten bereits Erfahrungen mit Rollenspielen gemacht, die nicht immer gut waren. Um nicht unnötige Ängste zu wecken, kann es sinnvoll sein, nur von Übungen zu sprechen. Weist man aber auf das Trainingselement »Rollenspiel« hin, sollte man unbedingt betonen, dass das GSK-KJ eine sehr spezifische Form des Rollenspiels kennt, bei der es sehr feste Regeln gibt und deren herausragendes Merkmal ist, dass die Teilnehmer immer Erfolg haben. Ein Hinweis, dass die Trainingsinhalte aufeinander aufbauen und daher möglichst an jeder Sitzung teilgenommen werden sollte, ist ebenfalls wichtig.

(4) Wirksamkeit des Trainings. Hier können Hinweise auf Evaluationen (s. Abschn. 4.2.3) gegeben werden.

(5) Trainingsbedingungen. Einige Dinge sollten im Vorfeld geklärt werden, damit das Training wirksam und störungsfrei verläuft.

- Freiwilligkeit: Wenn irgend möglich, sollten die Jugendlichen freiwillig am Training teilnehmen oder zumindest das Vorhaben, ein Training durchzuführen, mit ihnen besprochen und begründet werden. Auch sollte nicht von Erwachsenenseite dazu gedrängt werden, dieses Training zu absolvieren, weil der Jugendliche beispielsweise an seinen Problemen arbeiten müsse oder immer so schwierig sei. Das kann leicht dazu führen, dass die Trainingsteilnahme als Strafaktion wahrgenommen wird, was nicht förderlich für den Trainingserfolg ist. Jugendliche, für die Deutsch eine Fremdsprache ist, können selbstverständlich am Training teilnehmen. Das Training sollte aber keinesfalls als Vehikel zur »besseren Integration« verstanden oder gar angekündigt werden. Jugendliche können in der Regel selbst gut einschätzen, ob sie sprachlich in der Lage sind, an einer solchen Veranstaltung teilzunehmen.
- Zusammensetzung der Trainingsgruppe: Es ist natürlich verlockend, vorrangig die Jugendlichen für die Trainingsteilnahme auszuwählen, die als besonders störend auffallen. Jugendliche, die schüchtern oder sozial ängstlich sind, profitieren aber ebenfalls vom Training und kämen auf diese Weise nicht zu ihrem Recht. Für den Trainingsverlauf ist es deutlich erfolgsversprechender, wenn auf eine heterogene Zusammensetzung geachtet wird, also in einer Gruppe neben störenden auch schüchterne und zurückhaltende Jugendliche sind. Nach unseren Erfahrungen ergänzen sich die beiden Gruppen im Training sehr gut. Die zurückhaltenden Teilnehmer lernen von den »lauten«, sich zu beteiligen und auch mal drauflos zu reden, die störenden lernen von den zurückhaltenden, sich zu regulieren und Situationen ruhiger anzugehen. Durch die größere Bandbreite von Verhaltensweisen ist gegenseitiges Modelllernen gut möglich.
- Vertraulichkeit: Das Training sollte von »neutralen« Trainern durchgeführt werden, die nicht mit den Jugendlichen in einem Bewertungskontext stehen oder in einer anderen Funktion mit ihnen Kontakt haben. Dementsprechend sollten Lehrkräfte oder Betreuer, Sozialarbeiter etc. nicht hospitieren oder als Kotrainer eingesetzt werden. Die Trainer müssen unbedinngt für die Durchführung des Trainings ausgebildet sein. Dass nicht über Teilnehmer des Trainings und deren Verhaltensweisen im Training mit Außenstehenden gesprochen wird, versteht sich von selbst.
- Datenerhebung: Sollen Daten zur Erfolgskontrolle erhoben werden, muss je nach Untersuchungsdesign im Vorfeld geklärt werden, wann diese Befragungen durchgeführt werden sollen. Unserer Erfahrung nach kann ein Vortest direkt in der ersten Sitzung durchgeführt werden.

(6) Grundsätzliches, kulturelle Unterschiede. Die Jugendlichen, mit denen Trainer es in der Praxis zu tun haben, kommen oft aus sehr unterschiedlichen Kulturen. Das GSK-KJ ist ein Kompetenztraining, welches in seinem Grundkonzept und seinen Übungen auf westliche individualisierte Kulturen zugeschnitten ist. Es ist daher nicht ohne weiteres mit anderen kulturellen Selbstverständlichkeiten vereinbar (vgl. Abschn. 1.3). Um nur zwei Beispiele zu nennen: Die Betonung der individuellen Wünsche und Bedürfnisse wird für Jugendliche, die aus Kulturen kommen, die Verbundenheit und Zusammengehörigkeit stark betonen, nicht ganz einfach sein, und die im GSK-KJ vermittelten sehr direkten Interaktionsformen können Höflichkeitsregeln verletzen, die erfordern, dass man Wünsche und Absagen eher indirekt ausdrückt. Dies kann zur Folge haben, dass manche Jugendliche sich im Training nicht wohl fühlen, nur zögerlich oder gar nicht an Übungen teilnehmen oder sich weigern, bei den Rollenspielen mitzumachen. Manche Hausaufgaben, bei denen es darum geht, das Gelernte auf die »back home« Situation zu übertragen, könnten ebenfalls schwierig sein. Trainer können diesen Jugendlichen das Leben sehr erleichtern, wenn sie zeigen, dass ihnen bewusst ist, dass die im GSK-KJ vermittelten Strategien kulturabhängig sind. Sie können z. B. darauf verweisen, dass es hier um in Deutschland übliche Interaktionsformen geht und es durchaus auch andere kulturelle Regeln für kompetenten Umgang miteinander gibt. Das Training ist ein Angebot, Interaktionsformen, die in Deutschland üblich sind, zu erproben und kompetent zu beherrschen. Das bedeutet aber nicht, dass man sie überall einsetzen muss. Die Jugendlichen selbst entscheiden, wann sie das im Training Gelernte anwenden wollen und wann nicht. Bei der Differenzierungsübung und bei der Vorstellung der Situationstypen ergeben sich aus unserer Erfahrung manchmal Diskussionen über unterschiedliche kulturelle Interaktionsregeln. Diese Diskussionen sind sehr hilfreich und nützen allen Jugendlichen. Bei den Hausaufgaben sollten die Trainer ggf. die Jugendlichen ermuntern, selbst auszuwählen, in welchem Kontext diese am besten durchgeführt werden können. Wird das Training auf diese Weise Jugendlichen aus anderen kulturellen Kontexten präsentiert, kann es sie dabei unterstützen, sich flexibel zwischen verschiedenen kulturellen Selbstverständlichkeiten zu bewegen.

Alle Trainingssitzungen beginnen im Plenumsraum in einem Sitzkreis. Tische sind, wenn überhaupt vorhanden, an den Rand geschoben. Falls der Trainer von einem Kotrainer oder von Kotrainern unterstützt wird, ist es sinnvoll, sich verteilt im Sitzkreis zu platzieren, um weniger wie eine Front zu wirken. Ähnlich wie bei den jüngeren Kindern hat es auch bei den älteren noch den Nebeneffekt, dass an mehreren Stellen schneller durch kleine Signale eingegriffen werden kann, sollte es zu Unruhe oder Ablenkung kommen. Kamera und Fernseher sollten möglichst erst aufgebaut werden, wenn sie benötigt werden. Das verhindert, dass sich die Teilnehmer schon im Vorfeld Sorgen machen oder eine innere Abwehrhaltung aufbauen.

Es gibt Übungen bei denen die Teilnehmer reihum gebeten werden, einen Beitrag zu liefern. Bei anderen Übungen (z. B. der Differenzierungsübung) wird diskutiert. Hier hat jeder Jugendliche die Freiheit, etwas zu sagen oder nicht. Trainer sollten auf keinen Fall Jugendliche »drannehmen« wenn sie sich nicht aktiv beteiligen. Sie lernen auch etwas, wenn sie nur zuhören. Auch die Trainingsgruppen sind nach unserer Erfahrung sehr unterschiedlich aktiv. Die Trainer sollten jeder Gruppe ihr eigenes Tempo und ihren eigenen Grad an Aktivität und Beteiligung zubilligen und es vermeiden, sie zu mehr Aktivität anzuspornen.

In einigen Übungen und während der Rollenspiele arbeiten die Jugendlichen in Kleingruppen. In diesen Kleingruppen sollten Jugendliche zusammenarbeiten, die im Alltag eher weniger miteinander zu tun haben. Es ist leichter, Neues bei Menschen auszuprobieren, die einen nicht so gut kennen. Außerdem ist die Versuchung zu schwatzen geringer. Wir halten es für sinnvoll, dass möglichst immer die gleichen Jugendlichen in einer Kleingruppe zusammenarbeiten. Sie gewöhnen sich aneinander, kennen ihre gegenseitigen Verhaltensstrategien und können sich leichter den geeigneten Rollenspielpartner aussuchen. Außerdem benötigen sie weniger Zeit, um sich zu koordinieren. Die Kleingruppen sollten im optimalen Fall vier bis fünf Teilnehmer haben.

Im Folgenden wird der Ablauf der inhaltlichen Sitzungen genauer beschrieben. Zu Beginn wird jeweils eine Übersicht über die Trainingsschritte und die Materialien gegeben. Die Arbeitsblätter zum Manual für Jugendliche sind in Anhang C aufgeführt.

6.2.2 Erste Sitzung

Neben dem Kennenlernen steht in der ersten Sitzung das Erklärungsmodell für sicheres/unsicheres Verhalten im Vordergrund sowie die Unterscheidung von aggressivem, unsicherem und sicherem Verhalten.

Trainingsschritt	Benötigtes Material
(1) Begrüßung und Tagesablauf vorstellen	
(2) Warming-up	▶ AB 1 J: Warming-up
(3) Erklärungsmodell einführen	▶ AB 2 J: Erklärungsmodell – Beispielsituation ▶ AB 3 J: Erklärungsmodell – eigenes Beispiel ▶ AB 4 J: Selbstverbalisationen
(4) Engelchen-Teufelchen-Übung	
(5) Differenzierungsübung	▶ AB 5 J: Differenzierungsübung ▶ AB 6 J: Merkmale von sicherem, unsicherem und aggressivem Verhalten
(6) Hausaufgaben und Abschluss	▶ AB 15 J: Materialpool: Unterschiedliche Hausaufgaben

(1) Begrüßung, Ablauf vorstellen. Um den Anfang der Sitzung zu markieren und um als freundliches Modell zu dienen, werden die Teilnehmer zu Beginn jeder Sitzung freundlich und deutlich begrüßt (z. B. »Guten Morgen/Guten Tag! Herzlich willkommen zur ersten Sitzung des GSK-KJ.«). Je nach Alter der Teilnehmer sollte geklärt werden, ob diese geduzt oder gesiezt werden möchten. Anschließend stellen sich der Trainer und wenn vorhanden die Kotrainer den Teilnehmern kurz vor. Nach dieser Vorstellung stellt der Trainer kurz die Grundideen des GSK dar (Soziale Kompetenz bedeutet langfristig positive Konsequenzen, Übungen auf kognitiver emotionaler und Verhaltensebene, nicht jedes Verhalten passt zu jeder Situation, die Jugendlichen üben im Training, was sie »draußen« anwenden, entscheiden sie selbst). Dabei ist es sehr wichtig, die Inhalte so alltagssprachlich wie möglich auszudrücken, damit die Jugendlichen sich etwas darunter vorstellen können. Im Anschluss daran wird der Ablauf der ersten Sitzung vorgestellt, um den Teilnehmern eine gute Orientierung zu geben und dadurch auch mögliche Ängste vor Überraschungen zu reduzieren.

(2) Warming-up. Der Trainer sagt den Jugendlichen, dass es in der jetzt folgenden Übung darum geht, was sie schon gut im Umgang mit anderen können und was sie in diesem Bereich noch lernen möchten. Er illustriert dies an ein oder zwei eigenen Beispielen (z. B. »Ich kann mich gut mit meinen Kollegen unterhalten, ich möchte lernen, öfter »nein« zu sagen«). Dann werden die Jugendlichen gebeten, sich einen Partner zu suchen, den sie noch nicht gut kennen. Anschließend verteilt der Trainer die Trainingsunterlagen und bittet die Teilnehmer, die beiden Kreise auf dem Arbeitsblatt 1 (AB 1 J) auszufüllen. In den ersten Kreis soll jeder Teilnehmer die Dinge im Umgang mit anderen Personen eintragen, bei denen er sich sicher und kompetent fühlt. In den zweiten Kreis soll er die Dinge im Umgang mit anderen eintragen, bei denen er noch etwas lernen möchte. Die Teilnehmer sollen die jeweiligen Bereiche in Form von Tortenstücken abtragen. Die Größe der Tortenstücke soll der Bedeutung des jeweiligen Bereichs entsprechen. Es ist wichtig, darauf hinzuweisen, dass nicht der gesamte Kreis ausgefüllt werden muss. Die Paare können bereits während sie die Kreise ausfüllen, miteinander über ihre kompetenten und »noch etwas dazu lernen« Bereiche reden. Sie können aber auch erst die Kreise individuell ausfüllen und dann darüber reden.

AB 1 J

Für diese Aufgabe stehen den Teilnehmern ca. 10 Minuten zur Verfügung. Die Trainer gehen während dieser Zeit aus dem Raum, damit die Jugendlichen ungestört sind. Zwischendurch sollte der Trainer jedoch kurz in den Raum zurückkommen und bei allen Paare nachfragen, ob sie zurechtkommen und eventuelle Fragen beantworten. Auch sollte gegen Ende der Arbeitsphase kurz mitgeteilt werden, dass gleich die Plenumsphase beginnt. In beiden Fällen sollte der Trainer von Paar zu Paar gehen, damit die anderen ungestört weiter arbeiten können.

Ist diese Phase der Übung beendet, holt der Trainer alle Teilnehmer zurück in den Sitzkreis, bittet darum, die Unterlagen geschlossen unter den Stuhl zu legen und erklärt den Ablauf der nun folgenden Vorstellungsrunde. Die Teilnehmer sollen ihren Partner in Ich-Form den anderen vorstellen. Dabei ist es *nicht* wichtig, dass die Vorstellung vollständig ist, es geht nur darum, zu schauen, was man behalten hat. Es kann auch vom Partner geholfen werden, sollte etwas Wichtiges vergessen worden sein. Die Partner sollen sich kurz verständigen, ob etwas aus ihrem Gespräch nicht ins Plenum gegeben werden soll.

Um die Übung zu veranschaulichen, macht der Trainer das einmal als Modell vor und stellt sich in Ich-Form und mit zwei fiktiven Beispielen als entweder sein Kotrainer vor oder als einer der Teilnehmer. Wichtig ist bei dieser Übung, dass die Äußerungen der Jugendlichen nicht von anderen kommentiert werden dürfen. Sollte einem Teilnehmer bei der Vorstellung nichts einfallen, darf der Partner vorsagen. Der Trainer fragt, wer mit der Vorstellung beginnt. Es ist sinnvoll, danach der Reihe nach weiterzumachen.

Wenn die Vorstellungsrunde beendet ist, spricht der Trainer mit den Teilnehmern über die Wirkung dieser Übung. Sinn dieser Diskussion ist es nicht, den Teilnehmern zu bestimmten Erkenntnissen zu verhelfen, sondern das aufzugreifen und ggf. zu präzisieren, was sie selbst beitragen. Er sollte zunächst fragen, was den Teilnehmern leichter gefallen ist: das Ausfüllen des »sicheren« oder das des »unsicheren« Kreises.

Sehr oft ergibt sich aus den Beiträgen zu dieser Frage, dass man mehr auf die Dinge achtet, die man *nicht* beherrscht, und weniger auf die, die man bereits beherrscht. Dies gibt dem Trainer Gelegenheit, darauf hinzuweisen, dass eine wichtige Strategie des gesamten Trainings darin besteht, die Aufmerksamkeit stärker auf das zu lenken, was man beherrscht und gut macht. Der Trainer sollte dann fragen, wie angenehm oder unangenehm es war, sich selbst aus dem Mund anderer zu hören. Hier geht es erfahrungsgemäß um Dinge wie Innensicht versus Außensicht, die Tatsache, dass man selbst die Dinge, bei denen man sich sicher fühlt, wohl etwas schwächer formuliert hätte etc. Schließlich sollte noch gefragt werden, wie leicht oder schwer es war, den anderen in Ich-Form vorzustellen. Hier kreisen die Beiträge sehr oft um das Problem, die eigene Sichtweise und die des anderen voneinander zu trennen. An dieser Stelle kann der Trainer darauf verweisen, dass eine solche Situation typisch für alltägliche Kommunikation ist. Man ist mit den eigenen Angelegenheiten beschäftigt und muss gleichzeitig auch die Situation des anderen wahrnehmen. Von daher ist es nicht verwunderlich, dass es immer mal zu Schwierigkeiten kommt.

Die Diskussionsphase dauert je nach Gruppe unterschiedlich lang. Bei lebhaften Gruppen sollte der Trainer dafür sorgen, dass die Teilnehmer beim Thema bleiben. Bei allen Übungen mit Diskussionsphase ist es wichtig, diese nur so lange dauern zu lassen, wie sich noch die Mehrzahl der Teilnehmer beteiligt. Wenn Gruppen nur kurze Antworten geben, sollte der Trainer nicht versuchen, noch weitere Beiträge hervorzulocken, sondern zum nächsten Trainingsabschnitt übergehen.

AB 2 J

(3) Einführung des Erklärungsmodells. Die Einführung des Erklärungsmodells erfolgt in zwei Schritten. Zunächst sagt der Trainer, dass nun ein Modell vorgestellt werden soll, welches erklärt, warum sich zwei Personen in exakt der gleichen Situation unterschiedlich verhalten. Dann werden die Jugendlichen gebeten, sich das Arbeitsblatt »Erklärungsmodell – Beispielsituation« (AB 2 J) durchzulesen. Anhand des Beispiels wird dann erst über den linken Strang (unsichere Verhaltenssequenz) und anschließend über den rechten Strang (sichere Verhaltenssequenz) gesprochen. Je nach Gruppe erklären die Teilnehmer zusammen mit dem Trainer oder der Trainer allein, wie Selbstverbalisationen Gefühle und Verhalten beeinflussen. Die Jugendlichen werden auch auf die Feedbackschleifen aufmerksam gemacht (jedes Verhalten führt zu neuen Selbstverbalisationen).

Das verwendete Erklärungsmodell entspricht mit wenigen Modifikationen dem Modell von Hinsch und Pfingsten (2015). Verändert wurde dabei ebenso wie beim Kindertraining, dass die nicht sichtbaren, in der Person ablaufenden Ebenen der Selbstverbalisationen und Gefühle durch rundliche Formen dargestellt und die sichtbaren Elemente wie Situation und Verhalten in eckigen Formen abgebildet werden. Dies soll dabei helfen, zu verstehen, dass nicht allein die (sichtbare) Situation verhaltensauslösend wirkt, sondern auch die unsichtbaren, in der Person ablaufenden Prozesse wie Selbstverbalisationen und Gefühle.

Im Gegensatz zum Kindertraining wurde der Begriff »Selbstverbalisation« beibehalten. Die Erfahrung zeigt, dass dadurch das Modell gut internalisiert wird.

Der zweite Schritt bei der Einführung des Erklärungsmodells ist die Übertragung auf ein eigenes Beispiel. Der Trainer sagt, dass sicher alle schon die Erfahrung gemacht haben, dass es Situationen gibt, in denen man mal kompetent agiert bzw. zufrieden mit sich selbst ist und ein anderes Mal Schwierigkeiten hat. Er illustriert das mit einem Beispiel. Dann werden die Teilnehmer gebeten, möglichst aus ihren beim Warming-up vorgestellten Situationen eine solche Situation auszusuchen und in ein leeres Modell (Arbeitsblatt »Erklärungsmodell – eigenes Beispiel«; AB 3 J) einzutragen. Dies geschieht zunächst in Einzelarbeit. Haben alle ein eigenes Beispiel in das Modell eingetragen, bittet der Trainer die Teilnehmer, ihre Beispiele der Reihe nach im Plenum vorzustellen. Sie können wählen, ob sie die linke oder die rechte Seite des Modells vortragen. Auch hier fragt der Trainer, wer beginnen will, dann geht es der Reihe nach weiter. Häufig fällt es den Teilnehmern nicht ganz leicht, zwischen Selbstverbalisationen und Gefühlen zu unterscheiden. Daher muss der Trainer bei der Vorstellung der Teilnehmerbeispiele darauf achten und gegebenenfalls nachfragen, welches Gefühl sich hinter den geäußerten Selbstverbalisationen verbirgt. Manchmal schildern Teilnehmer auch nur ihr Verhalten. Hier muss der Trainer gezielt nach Selbstverbalisationen und dann nach Gefühlen fragen. Auch bei dieser Übung dürfen die anderen Teilnehmer nicht kommentieren.

AB 3 J

Im Anschluss an diese Übung wird das Arbeitsblatt 4 J »Selbstverbalisationen« mit den Teilnehmern kurz gelesen, und es werden Fragen dazu geklärt. Häufig entspinnt sich hieran eine Diskussionsphase, in der die Teilnehmer eigene Beiträge bringen und Fragen stellen zu Themen wie: Wie wirken Selbstverbalisationen? Sind Gefühle nicht zuerst da? Was ist der Unterschied zwischen positiven und negativen Selbstverbalisationen? Kann man positive und negative Selbstverbalisationen gleichzeitig haben?

AB 4 J

Es ist wichtig, dass die Einführung des Erklärungsmodells nicht zu einer Unterrichtsstunde ausartet. Auf keinen Fall dürfen die Teilnehmer den Eindruck bekommen, sie hätten etwas »richtig« bzw. »falsch« verstanden. Es geht darum, den Teilnehmern ein Modell zur Erklärung unterschiedlichen Verhaltens in sozialen Situationen anzubieten und sie anzuregen, eigene Situationen durch die Brille des Modells zu betrachten. Die Geschwindigkeit, mit der die Teilnehmer das Modell in ihr eigenes kognitives System integrieren können, ist individuell sehr unterschiedlich. Nach unseren Erfahrungen gibt es Teilnehmer, die das praktische Üben im Rollenspiel benötigen, um diesen Schritt vollziehen zu können. Da über das gesamte Training hinweg mit dem Erklärungsmodell gearbeitet wird, haben die Teilnehmer genügend Gelegenheit, sich das Modell nach und nach anzueignen.

(4) Engelchen-Teufelchen-Übung. Das Thema Selbstverbalisation soll mit dieser Übung vertieft und die Umstrukturierung von negativen in positive Selbstverbalisationen geübt werden. Der Ablauf wird vom Trainer zusammen mit einem Kotrainer einmal vorgeführt, sodass die Teilnehmer ein Modell haben. Der übende Teilnehmer A schildert seinem Partner kurz eine Situation, in der er häufig negative Selbstverbalisationen hat, und nennt diese in wörtlicher Rede. Anschließend übernimmt der Partner die Rolle des »Teufelchens« und sagt diese »Teufelsargumente« (negative Selbstverbalisationen) des Übenden laut in wörtlicher Rede. Der Übende muss nun als »Engelchen« positive Selbstverbalisationen dagegen halten, um die eigenen negativen Selbstverbalisationen zu entkräften. Der »Teufel« gibt irgendwann nach.

Der Name »Engelchen-Teufelchen-Übung« stammt von der Vorstellung, dass einem in ambivalenten Situationen Engelchen und Teufelchen auf jeweils einer Schulter sitzen und ihre Argumente einflüstern.

Die Übung wird in Dreiergruppen durchgeführt, wobei einer Engel, einer Teufel und einer Beobachter ist. Es ist nach unserer Erfahrung hilfreich, wenn Engel und Teufel Rücken an Rücken sitzen. Die Aufgabe des Beobachters ist es, darauf zu achten, dass jeder in seiner Rolle bleibt und nicht plötzlich die falsche Art von Selbstverbalisationen äußert. Außerdem passt er auf, dass der Teufel auch nachgibt. Im Laufe der Übung wird rotiert, sodass jeder einmal jeden Part übernimmt.

Wichtig ist, dass immer der Engel das letzte Wort hat und dass jeder bei seiner eigenen Situation die Rolle des Engels übernimmt.

Diese Übung kann auch (zusätzlich oder alternativ) an anderen, späteren Stellen im Training durchgeführt werden.

Nach der Übung sollte der Trainer fragen: »Wie leicht war es, als Engelchen gegen die eigenen negativen Selbstverbalisationen anzureden?« Und er sollte eine kurze Diskussion über die Übung im Plenum anstoßen. Die Teilnehmer haben nun die Wirkung von Selbstverbalisationen bewusst erfahren; erfahrungsgemäß haben viele das Bedürfnis, Fragen zu Selbstverbalisationen zu stellen oder diese zu kommentieren. Es wird ihnen an dieser Stelle oft klar, dass Selbstverbalisationen stark automatisiert sind.

AB 5 J

(5) Differenzierungsübung. Bei dieser Übung geht es darum, Merkmale von sicherem, unsicherem und aggressivem Verhalten zu erkennen. Die Vorgehensweise ist induktiv. Dazu werden die Teilnehmer zunächst gebeten, einzuschätzen, um welche Art von Verhalten (Sicher, unsicher, aggressiv) es sich bei den Reaktionen auf dem Arbeitsblatt »Differenzierungsübung« (AB 5 J) handelt. Haben alle Teilnehmer ein Kürzel für ihre Einschätzung hinter die jeweilige Situation geschrieben, werden die Einschätzungen der Teilnehmer im Plenum diskutiert. Ziel ist es, zu einer gemeinsamen Einschätzung zu kommen. Der Trainer fragt nach der Einschätzung der Teilnehmer und nach dem Grund ihrer Einschätzung. Wenn sich die Teilnehmer nicht einig sind oder Schwierigkeiten haben, zwischen aggressivem und sicherem Verhalten zu differenzieren, strukturiert der Trainer die Diskussion durch Fragen wie: »Was möchte die Person in der Situation erreichen?«, »Was fühlt die Person?«, »Sagt sie das?« Auf diese Weise können die Merkmale für die unterschiedlichen Verhaltensarten im Laufe der Übung konkretisiert werden. Einordnung des Verhaltens auf dem Arbeitsblatt: Situation 1: Sicher, Situation 2: unsicher, Situation 3: unsicher, Situation 4: aggressiv, Situation 5: aggressiv, Situation 6: sicher, Situation 7: unsicher, Situation 8: sicher, Situation 9: aggressiv, Situation 10: unsicher/aggressiv (kommt auf den Tonfall an), Situation 11: aggressiv.

Die Schwierigkeit dieser Übung für den Trainer besteht darin, dass einerseits die Zuordnung der Situationen zu den Kategorien aggressiv, unsicher und sicher nicht beliebig ist, es andererseits aber wenig sinnvoll ist, den Teilnehmern die Lösung zu diktieren, indem man ihre Einschätzungen als »richtig« oder »falsch« beurteilt. Auch ist es sehr sinnvoll, wenn die Teilnehmer untereinander über ihre Einschätzungen diskutieren. Es ist Aufgabe des Trainers, die Diskussion durch die oben genannten Fragen so zu strukturieren, dass die Merkmale der drei Verhaltenskategorien deutlich werden. Anhand der drei Fragen kann der Trainer gut zeigen, dass das Kompetenzverständnis des Trainings keineswegs nur »Wohlverhalten« erfordert. Wenn eine Person z. B. aus Frustration oder Ärger das Bedürfnis hat, eine andere Person zu beschimpfen, ist dies dann sozial kompetent im Sinne des Modells von Hinsch und Pfingsten, wenn sie das darauf folgende ärgerliche, aggressive etc. Verhalten der anderen Person bewusst in Kauf nimmt. Der Trainer sollte, wenn sich die Gelegenheit ergibt, auch darauf verweisen, dass nach dem Menschenbild des Trainings niemand dauerhaft bewusst negative Reaktionen seiner Umwelt in Kauf nehmen wird.

Zum Schluss wird noch einmal zusammenfassend gesammelt, was die Merkmale von aggressivem, unsicherem und sicherem Verhalten sind. Dies kann durch die Tabelle auf dem Arbeitsblatt 6 J noch ergänzt werden. AB 6 J

(6) Hausaufgaben und Abschluss. Den Teilnehmern wird zur nächsten Sitzung eine Hausaufgabe aufgegeben, die aus dem »Materialpool« in Arbeitsblatt 15 J stammt und zu den Inhalten des Trainingstags passt. Je nach Alter der Teilnehmer kann es hilfreich sein, wenn ein eigenes Arbeitsblatt erstellt wird, auf dem nur die Aufgabe steht. AB 15 J

Zum Abschluss der ersten Trainingssitzung werden die Teilnehmer gebeten, je einen kurzen Satz zu der folgenden Frage zu sagen: »Was habe ich heute gelernt?« Der Trainer fragt, wer anfängt, dazu etwas zu sagen, und bittet dann reihum alle Teilnehmer um ihre Abschlussstatements. Haben alle Teilnehmer sich geäußert, beendet der Trainer die Sitzung.

6.2.3 Zweite Sitzung

Im Mittelpunkt der zweiten Sitzung stehen die Einführung und das Üben des Situationstyps »Recht durchsetzen«.

Trainingsschritt	Benötigtes Material
(1) Begrüßung und Tagesablauf vorstellen	
(2) Hausaufgaben berichten	
(3) Situationstyp R (Recht durchsetzen) einführen	► AB 7 J: Rollenspielsituationen Typ R/ V: Recht durchsetzen / Vereinbarungen ► AB 8 J: Instruktionen für sicheres Verhalten (Typ R/ V)
(3) Modellrollenspiel zum Situationstyp R	► AB 9 J: Instruktionen für die Durchführung der Rollenspiele ► Videokamera und TV
(4) Rollenspiele mit Videofeedback in Kleingruppen	► Videokameras und TVs
(5) Selbstlobe-Übung	
(6) Hausaufgaben und Abschluss	► AB 15 J: Materialpool: Unterschiedliche Hausaufgaben

(1) Begrüßung und Tagesablauf vorstellen. Der Trainer begrüßt die Teilnehmer freundlich zur zweiten Sitzung des GSK-KJ, stellt den Tagesablauf vor und erinnert an die Hausaufgaben.

(2) Hausaufgaben berichten. Anschließend geht es um die Hausaufgaben. Es ist ein festes Ritual, dass die Teilnehmer nach der Begrüßung und der Vorstellung des Tagesablaufs über ihre Hausaufgaben berichten. Es ist sehr wichtig, dass dies jedes Mal geschieht. Nur so gewöhnen sich die Teilnehmer daran. Die Aufgabenstellung wird bereits einmal bei der Vorstellung des Tagesablaufs genannt, damit die Jugendlichen, die sie vergessen haben, sich doch noch schnell etwas ausdenken können. Man vermeidet so, dass sich Jugendliche blamiert fühlen und das Thema Hausaufgaben einen unangenehmen Beigeschmack bekommt. Nach unserer Erfahrung führt dieses »gesichtswahrende« Vorgehen dazu, dass die Jugendlichen die Hausaufgaben tatsächlich machen.

Der Trainer fragt, wer zuerst über seine Hausaufgaben berichtet, dann geht es der Reihe nach weiter. Unbedingt sollte darauf geachtet werden, dass auch bei dieser Vorstellung die anderen Teilnehmer nichts von dem kommentieren, was gesagt wird.

(3) Situationstyp R (Recht durchsetzen) einführen. Die Teilnehmer sollen auf dem Arbeitsblatt 7 J (»Rollenspielsituationen Typ R«) einschätzen, wie schwer oder leicht ihnen das dort beschriebene Verhalten in den vorgegebenen Situationen fallen würde. Dies soll zunächst jeder allein anhand des »Thermometers« auf dem Arbeitsblatt tun und eine Zahl zwischen 0 und 100 eintragen. Dieser Eintrag bleibt privat und wird nicht im Plenum diskutiert. Anschließend fragt der Trainer, was die Gemeinsamkeiten der Situationen sind. Die besonderen Merkmale der Situationen vom Typ R werden gesammelt und die Jugendlichen einigen sich, welches Verhalten in diesen Situationen günstig ist. Anschließend lesen sie die »Instruktionen für sicheres Verhalten« auf Arbeitsblatt 8 J. An dieser Stelle tauchen oft noch einmal Fragen auf, die diskutiert oder beantwortet werden müssen. Schließlich fragt der Trainer, welche Situationen den Teilnehmern besonders leicht, welche ihnen besonders schwer fallen würden (er fragt dies allgemein, auf *keinen Fall* dürfen die individuellen Einschätzungen abgefragt werden!). Bei dieser Diskussion wird häufig deutlich, dass identische Situationen subjektiv als unterschiedlich schwierig wahrgenommen werden. Manchmal knüpfen an dieser Stelle die Jugendlichen noch einmal an das Thema Selbstverbalisationen an.

AB 7 J

(4) Modellrollenspiel zum Situationstyp R. Bevor der praktische Teil mit den Rollenspielen der Teilnehmer beginnt, erklärt der Trainer anhand der Instruktionen auf dem Arbeitsblatt 9 J den Ablauf der Rollenspiele und der Videoauswertungen. Um den Ablauf zu demonstrieren und den Jugendlichen auch als Modell zu dienen, führt der Trainer zusammen mit einem Kotrainer ein Rollenspiel vor. Dabei sollte deutlich angesagt werden, dass der Trainer sich eine für ihn leichte Situation aussucht, worauf er beim Spielen achten möchte (z. B. laut sprechen, den anderen ansehen, nicht diskutieren, sondern wiederholen, was ich möchte ...) und wie schwer oder leicht es ihm der Mitspieler machen soll (gleich nachgeben oder nach zwei bis drei Runden einlenken). Das Modellrollenspiel wird auf Video aufgenommen.

AB 9 J

Direkt im Anschluss findet die Videoauswertung statt. Sie erfolgt nach einem strikten Procedere, das sehr deutlich vom Trainer demonstriert wird. Das Video wird sequenzweise immer nach einer Äußerung des Übenden gestoppt. Dann wird ihm die Frage gestellt »Was hast du hier gut gemacht?«. Der Übende soll darauf möglichst auch mit der Formulierung »Ich habe gut gemacht, dass …« oder »Gut war, dass ich …« antworten. Wenn nötig, übernimmt bei der Auswertung des Modellrollenspiels der Trainer das Stoppen des Videos und gibt sich dann selbst die Rückmeldung, ohne dass er von jemand anderem gefragt wird. Nachdem der Übende geäußert hat, was er gut gemacht hat, kann er – sofern es notwendig ist – sagen, was er an dieser Stelle möglicherweise anders hätte machen oder sagen können. Nach diesem Procedere wird das gesamte Video ausgewertet. Am Ende fasst der Übende noch einmal zusammen, was er insgesamt gut gemacht hat und was er bei einem zweiten Durchgang verändern würde. Zu beachten ist beim Modellrollenspiel, dass es zwar nicht zu perfekt ist, jedoch auch nicht sehr viele Fehler gemacht werden. Nach unserer Erfahrung übernehmen die Kinder und Jugendlichen sehr stark (und deutlich stärker als erwachsene Trainingsteilnehmer) das, was sie im Modellrollenspiel gesehen haben. Daher sollte der Trainer ein gutes Modell für sicheres Verhalten in Situationen dieses Typs sein. Rückmeldungen von Mitspielern und Beobachtern dürfen auch gegeben werden, jedoch nur nach dem Übenden und nach dem gleichen Muster wie das Feedback des Übenden: erst das Positive, dann das, was verändert werden könnte.

Das Modellrollenspiel kann der Trainer auch mit Teilnehmern durchführen, wenn keine Kotrainer beim Training dabei sind. Es können auch bei einigen Situationen schon Teilnehmer als stumme »Statisten« mitspielen. Dies hat den Vorteil, dass sie eine eventuelle Scheu vor den Rollenspielen abbauen können. Aus demselben Grund bietet es sich auch an, einen der Teilnehmer mit der Bedienung der Videokamera zu betrauen. Dabei muss dann nur darauf hingewiesen werden, dass der Teilnehmer nicht zoomen soll, sondern einfach nur die ganze Szene filmen soll.

Nach der Durchführung des Modellrollenspiels finden sich die Teilnehmer zu Kleingruppen von 4 Personen zusammen. Der Trainer instruiert Teilnehmer, dass sie sich zu viert mit Jugendlichen zusammentun sollen, mit denen sie im Alltag nicht so viel zu tun haben. Er wartet, bis sich die Gruppen gefunden haben und unterstützt dabei, wenn nötig. In den Kleingruppen bleiben über das gesamte Training hindurch immer die gleichen Jugendlichen. Der Trainer sollte auf keinen Fall die Gruppen selbst einteilen. Dann gehen die Teilnehmer in ihre Kleingruppen und üben dort selbst in Form von Rollenspielen.

(5) Rollenspiele mit Videofeedback in Kleingruppen. Jede Kleingruppe wird von einem Trainer oder Kotrainer angeleitet, der darauf achtet, dass die »Spielregeln« eingehalten werden. Jeder Teilnehmer sucht sich zum Spielen die leichteste für ihn passende Situation aus. Dann sucht er sich einen Mitspieler aus und klärt, wie schwer oder leicht dieser die Reaktionen gestalten soll. Dabei ist es wichtig, dass der Trainer eventuell die Angaben konkretisiert, da Aussagen wie »Mach es mal mittelschwer« zu viel Spielraum lassen, was zu einem frustrierenden Ausgang des Rollenspiels für den Übenden führen könnte. Bevor das Rollenspiel losgehen kann, fragt der Trainer den Übenden, worauf er bei sich achten möchte bzw. was er sich vornimmt, und möglicherweise auch, welche nützlichen Gedanken er sich für diese Situation geben könnte. Es ist oft hilfreich, wenn das Filmen von einem Jugendlichen übernommen wird oder die Kamera auf einem Stativ steht, sodass sie nur an- und ausgeschaltet werden muss. Dadurch kann sich der Trainer leichter auf das Rollenspiel konzentrieren und auch einhelfen, wenn es nötig ist. Manchmal muss der Trainer gerade bei den ersten Rollenspielen auch den Mitspielern Zeichen geben, wenn sie nachgeben oder weniger heftig reagieren sollen. Das richtige Maß zu finden, ist anfangs für die Mitspieler teilweise noch etwas schwer, gelingt aber sehr schnell deutlich besser.

Im Anschluss an das Rollenspiel wird dieses dann nach dem gleichen Procedere ausgewertet wie das Modellrollenspiel. Von Vorteil ist es hierbei, wenn der Trainer die Kamera bedient, um sequenzweise stoppen zu können.

Ist der Übende mit seinem Verhalten in der Situation zufrieden, muss das Rollenspiel nicht wiederholt werden. Gibt es jedoch Punkte, die der Teilnehmer als nicht zufriedenstellend beurteilt, bekommt er die Möglichkeit, das Rollenspiel direkt im Anschluss zu wiederholen, und zwar so oft, bis er selbst damit zufrieden ist.

Ist der Teilnehmer mit seinem Rollenspiel zufrieden, ist der nächste an der Reihe, eine Situation auszuprobieren. Dabei ist es nicht wichtig, dass jede der Beispielsituationen einmal gespielt wird, sondern, dass jeder Teilnehmer sich diejenige Situation aussucht, die er persönlich als leicht eingeschätzt hat. Es kann also vorkommen, dass einige Situationen von mehreren Teilnehmern geübt werden, andere gar nicht.

Haben alle Teilnehmer der Kleingruppe einmal als Übender ein Rollenspiel durchgeführt, treffen sich die Gruppen wieder im Plenum. Sollte noch genügend Zeit sein, können natürlich auch noch weitere Rollenspiele in den Kleingruppen gespielt werden.

Zurück im Plenum können Anmerkungen, Rückmeldungen oder Fragen zu den Rollenspielen geklärt werden, bevor die nächste Übung durchgeführt wird.

(6) Selbstlobe-Übung. Diese Übung dient dazu, eine Veränderung der Selbstverbalisationen in eine günstige Richtung zu unterstützen, indem die Teilnehmer sich ihre eigenen Stärken bewusst machen und sie aussprechen. Im ersten Schritt werden die Jugendlichen gebeten, sich eine Sache zu überlegen, die sie gut können oder auf die sie stolz sind (bei sicheren Gruppen kann man auch zwei Sachen überlegen lassen). Der Trainer gibt dafür auch Beispiele (»Ich kann gut tanzen« oder »Ich bin stolz darauf, dass ich dreimal in der Woche Sport mache«). Im nächsten Schritt sollen die Teilnehmer die Sache, auf die sie stolz sind bzw. die sie gut können, reihum laut im Plenum ohne einen einschränkenden Begriff wie »manchmal«, »meistens«, »eigentlich«, »einigermaßen« sagen. Der Trainer muss darauf achten, dass die Teilnehmer ganze Sätze ohne Einschränkung sagen und dass es keine Kommentare der anderen Teilnehmer gibt.

Im Anschluss an die Selbstlobe-Übung fragt der Trainer, wie leicht oder schwer es den Teilnehmern gefallen ist, ohne Einschränkung etwas Positives über sich selbst zu sagen. Häufig fällt Teilnehmern auf, dass sie Positives als selbstverständlich ansehen und sogar Angst haben, als eingebildet zu gelten, wenn sie sich selbst zu sehr loben. Der Trainer kann an dieser Stelle darauf hinweisen, dass Menschen durch positive Konsequenzen lernen und dass dazu auch die Selbstverstärkung gehört.

Diese Selbstlobe-Übung kann zusätzlich an anderen Stellen des Trainings eingesetzt werden. Insbesondere wenn der Trainer den Eindruck hat, dass etwas Stimmungshebendes oder Auflockerndes der Gruppe gut täte, bietet sich diese Übung an. Die Teilnehmer mögen die Übung erfahrungsgemäß sehr gerne und es fällt ihnen jedesmal leichter, etwas Lobenswertes an sich zu finden.

(7) Hausaufgaben und Abschluss. Den Teilnehmern wird zur nächsten Sitzung erneut eine Hausaufgabe aufgegeben, die aus dem Hausaufgabenpool (Materialpool; Arbeitsblatt 15 J) stammt. Je nach Alter der Teilnehmer kann es hilfreich sein, wenn es ein eigenes Arbeitsblatt gibt, auf dem die Aufgabe steht. AB 15 J

Auch zum Abschluss der zweiten Trainingssitzung werden die Teilnehmer gebeten, einen kurzen Satz zu der folgenden Frage zu sagen: »Was habe ich heute gelernt?« Der Trainer fragt, wer anfängt, dazu etwas zu sagen, und bittet dann reihum alle Teilnehmer um ihre Abschlussstatements. Haben alle Teilnehmer sich geäußert, beendet der Trainer die Sitzung.

6.2.4 Dritte Sitzung

Im Mittelpunkt der dritten Sitzung stehen die Einführung des Situationstyps B »Beziehungen« (unterschiedliche Interessen und Gefühle) und die dazugehörigen Rollenspiele der Teilnehmer.

Trainingsschritt	Benötigtes Material
(1) Begrüßung und Tagesablauf vorstellen	
(2) Hausaufgaben berichten	
(3) Situationstyp B: »Beziehungen« (unterschiedliche Interessen und Gefühle) einführen	▶ AB 10 J: Rollenspielsituationen Typ B: Beziehungen ▶ AB 11 J: Instruktionen für sicheres Verhalten (Typ B)
(4) Modellrollenspiel zum Situationstyp B	▶ Videokamera und TV
(5) Rollenspiele mit Videofeedback in Kleingruppen	▶ Videokameras und TVs
(6) Übung »Gefühle erkennen und benennen«	▶ AB 12 J: Gefühle entdecken und benennen
(7) Hausaufgaben und Abschluss	▶ AB 15 J: Materialpool: Unterschiedliche Hausaufgaben

(1) Begrüßung und Tagesablauf vorstellen. Der Trainer begrüßt die Teilnehmer freundlich zur dritten Sitzung des GSK-KJ und stellt den Tagesablauf vor.

(2) Hausaufgaben berichten. Die Aufgabenstellung der Hausaufgabe wird noch einmal wiederholt, und dann werden die Teilnehmer gebeten, reihum zu berichten. Auch hier ist wieder wichtig, dass die anderen Teilnehmer nicht kommentieren.

(3) Situationstyp B einführen. Die Einführung des zweiten Situationstyps erfolgt nach dem gleichen Procedere wie beim ersten Situationstyp. Dazu werden die Teilnehmer gebeten, jeder für sich die Situationen auf dem Arbeitsblatt AB 10 J »Rollenspielsituationen Typ B – Beziehungen« zu lesen und den persönlichen Schwierigkeitsgrad des dort beschriebenen Verhaltens einzuschätzen. Sind alle Situationen nach dem Schwierigkeitsgrad eingeschätzt, stellt der Trainer die Frage nach den Gemeinsamkeiten. Ebenso wird die Frage nach den für diesen Situationstyp günstigen Verhaltensweisen gestellt. Wenn so die Merkmale des zweiten Situationstyps im Verlauf der Diskussion gesammelt wurden, lesen die Teilnehmer das Arbeitsblatt 11 J »Instruktionen für sicheres Verhalten (Typ B)«. Der Trainer gibt Gelegenheit, zu kommentieren und Fragen zu stellen.

AB 10 J, 11 J

Anschließend fragt der Trainer, was das möglicherweise Schwierige an dem beschriebenen Verhalten ist und welche Situationen den Teilnehmern besonders leicht oder schwer fallen würden. In den Diskussionen ergeben sich nach unserer Erfahrung oft Themen wie die folgenden:

Bei diesem Situationstyp »Beziehungen« stehen die Wünsche und Bedürfnisse aller an einer Situation beteiligten Personen im Vordergrund, außerdem hat man eine persönliche Beziehung zum Interaktionspartner; das macht es schwerer, weil man mehr betroffen ist von dem, was geschieht. Die Strategien sind komplexer als bei den »Recht-haben-Situationen«. Es reicht nicht aus, nur mehrfach zu sagen, was man gerne möchte, bis das Gegenüber einlenkt. Hier ist es wichtig, genau zuzuhören und nachzufragen, wie der andere die Situation sieht, und auch die eigenen Wünsche und Gefühle zu äußern.

(4) Modellrollenspiel zum Situationstyp B. Der Trainer führt gemeinsam mit einem Kotrainer das Modellrollenspiel vor, das auf Video aufgezeichnet wird. Direkt im Anschluss daran erfolgt die Auswertung des Videos, bei der der Trainer wieder sequenzweise das Video stoppt und sich selbst Rückmeldung darüber gibt, was er gut gemacht hat und was er eventuell beim nächsten Mal anders machen könnte.

(5) Rollenspiel mit Videofeedback in Kleingruppen. Nach dem Modellrollenspiel gehen die Teilnehmer wieder in die gleichen Kleingruppen wie in den vorherigen Sitzungen. Dort werden die Rollenspiele zum Situationstyp B durchgeführt. Das Procedere der Vorbereitung, Durchführung und Auswertung ist identisch mit dem des ersten Situationstyps. Wichtig ist, darauf zu achten, dass die Teilnehmer sich auch hier eine für sie leichte Situation zum Üben aussuchen.

Die Erfahrung zeigt, dass die Jugendlichen bei diesem Typ zum Teil Schwierigkeiten haben, auf den anderen einzugehen. Die Strategie, deutlich von den eigenen Wünschen und Gefühlen zu sprechen, gelingt ihnen meist, doch das Eingehen auf das Gegenüber, das Zuhören und Nachfragen beim Gegenüber fällt ihnen beim ersten Versuch oft noch schwer. Daher dauert die Phase der Rollenspiele bei diesem Situationstyp oft etwas länger, da es mehr Wiederholungen bzw. mehrere Durchgänge gibt, bis die Teilnehmer mit ihrem Rollenspiel zufrieden sind.

Haben alle Teilnehmer der Kleingruppe einmal als Übender ein Rollenspiel durchgeführt, treffen sich die Gruppen wieder im Plenum. Sollte noch genügend Zeit sein, können natürlich auch noch weitere Rollenspiele in den Kleingruppen gespielt werden.

Zurück im Plenum werden Anmerkungen, Rückmeldungen oder Fragen zu den Rollenspielen geklärt, bevor die nächste Übung durchgeführt wird.

(6) Übung »Gefühle entdecken und benennen«. Um das Erkennen und Verbalisieren von Gefühlen zu üben, wird den Teilnehmern das Arbeitsblatt 12 J »Gefühle entdecken und benennen« ausgeteilt. Sie sollen dabei zunächst jeder für sich überlegen, welche Gefühle hinter den Äußerungen auf der linken Seite stehen könnten, und im nächsten Schritt sollen sie dieses Gefühl direkt in einer Aussage formulieren. Es ist hilfreich, das erste Beispiel gemeinsam zu besprechen und den Teilnehmern dann Zeit zu geben, sich allein oder paarweise mit den übrigen fünf Beispielen auseinanderzusetzen. Sind alle damit fertig, fragt der Trainer im Plenum nach wörtlichen Gefühlsäußerungen. Oft gibt es mehrere Vorschläge und es gibt nach unserer Erfahrung manchmal Diskussionen, welches die »beste« Äußerung ist. Aufgabe des Trainers ist es, diese Diskussion zu moderieren (»Was fühlt er/sie wohl?« »wie könnte er/sie das sagen?«) und aufzupassen, dass sie sich nicht vom Thema entfernt. AB 12 J

(7) Hausaufgaben und Abschluss. Den Teilnehmern wird zur nächsten Sitzung erneut eine Hausaufgabe aufgegeben, die aus dem Hausaufgabenpool (Arbeitsblatt 15 J) stammt. Je nach Alter der Teilnehmer kann es hilfreich sein, wenn es ein eigenes Arbeitsblatt gibt, auf dem die Aufgabe steht. AB 15 J

Auch zum Abschluss der dritten Trainingssitzung werden die Teilnehmer gebeten, einen kurzen Satz zu der folgenden Frage zu sagen: »Was habe ich heute gelernt?« Der Trainer fragt, wer anfängt, dazu etwas zu sagen, und bittet dann reihum alle Teilnehmer um ihre Abschlussstatements. Haben alle Teilnehmer sich geäußert, beendet der Trainer die Sitzung.

6.2.5 Vierte Sitzung

Im Mittelpunkt der vierten Sitzung stehen die Einführung des Situationstyps S »Sympathie gewinnen« und die Rollenspiele der Teilnehmer zu diesem Typ.

Trainingsschritt	Benötigtes Material
(1) Begrüßung und Tagesablauf vorstellen	
(2) Hausaufgaben berichten	
(3) Situationstyp S (Sympathie gewinnen) einführen	▶ AB 13 J: Rollenspielsituationen Typ S: Sympathie gewinnen ▶ AB 14 J: Instruktionen für sicheres Verhalten (Typ S)
(4) Modellrollenspiel zum Situationstyp S	▶ Videokamera und TV
(5) Rollenspiele mit Videofeedback in Kleingruppen	▶ Videokameras und TVs
(6) Hausaufgaben und Abschluss	▶ AB 15 J: Materialpool: Unterschiedliche Hausaufgaben

(1) Begrüßung und Tagesablauf vorstellen. Der Trainer begrüßt die Teilnehmer freundlich zur vierten Sitzung des GSK-KJ und stellt den Tagesablauf vor.

(2) Hausaufgaben berichten. Die Aufgabenstellung der Hausaufgabe wird noch einmal wiederholt, und dann werden die Teilnehmer gebeten, reihum zu berichten. Auch hier ist wieder wichtig, dass die anderen Teilnehmer nicht kommentieren.

(3) Situationstyp S einführen. Die Einführung des dritten Situationstyps erfolgt nach dem gleichen Procedere wie bei den ersten beiden Situationstypen. Dazu werden die Teilnehmer wieder gebeten, individuell die Situationen des Arbeitsblatts 13 J »Rollenspielsituationen Typ S – Sympathie gewinnen« zu lesen und den persönlichen Schwierigkeitsgrad des dort beschriebenen Verhaltens einzuschätzen. Haben die Teilnehmer für alle Situationen den Schwierigkeitsgrad eingeschätzt, stellt der Trainer die Frage nach den Gemeinsamkeiten der Situationen und den in diesen Situationen günstigen Verhaltensweisen. Wenn so die Merkmale dieses Situationstyps erarbeitet worden sind, lesen die Teilnehmer die Instruktionen für sicheres Verhalten in Typ-S-Situationen auf Arbeitsblatt 14 J. Der Trainer gibt Gelegenheit für Kommentare und Fragen.

AB 13 J, 14 J

Anschließend fragt der Trainer, was das möglicherweise Schwierige an dem beschriebenen Verhalten ist und welche Situationen den Teilnehmern besonders leicht oder schwer fallen würden. Folgende Themen könnten in der Diskussion auftauchen:

Bei diesem Situationstyp geht es darum, eine andere Person um einen Gefallen zu bitten bzw. um Kontaktaufnahmen. Man hat kein Recht darauf, etwas vom Gegenüber zu bekommen oder zu verlangen. Im Unterschied zum Situationstyp B kann es sogar vorkommen, dass der andere gar nicht daran interessiert ist, überhaupt zu interagieren. Man hat aber ein Recht darauf, zu versuchen, einen Kontakt anzubahnen oder den anderen zu einem Gefallen zu bewegen. Um die Wahrscheinlichkeit zu erhöhen, dass der Angesprochene auf die Wünsche eingeht, ist es wichtig, möglichst sympathisch zu erscheinen und gut auf das Gegenüber einzugehen.

(4) Modellrollenspiel zum Situationstyp S. Der Trainer führt gemeinsam mit einem Kotrainer das Modellrollenspiel vor, welches auf Video aufgezeichnet wird. Direkt im Anschluss daran erfolgt die Auswertung des Videos, bei der der Trainer wieder sequenzweise das Video stoppt und sich selbst Rückmeldung darüber gibt, was er gut gemacht hat und was er eventuell beim nächsten Mal anders machen würde.

(5) Rollenspiel mit Videofeedback in Kleingruppen. Nach dem Modellrollenspiel gehen die Teilnehmer wieder in die gleichen Kleingruppen wie in den vorherigen Sitzungen. Dort werden die Rollenspiele zum Situationstyp S durchgeführt. Das Procedere der Vorbereitung, Durchführung und Auswertung ist identisch mit dem der ersten beiden Situationstypen. Wichtig ist, darauf zu achten, dass die Teilnehmer sich auch hier eine für sie relativ leichte Situation zum Üben aussuchen.

Die Schwierigkeit bei diesem Situationstyp ist für Jugendlichen oft das Stellen von offenen Fragen und das flexible Eingehen auf die Antworten des Gegenübers. Es hilf ihnen, die Strategie »Sympathie gewinnen« umzusetzen, wenn man sie bittet, nicht sofort zu antworten, sondern eine kurze Pause zu machen, bevor sie auf die

Äußerung ihres Gegenübers reagieren und insgesamt »langsam zu machen«. Es gelingt ihnen dadurch besser, sich auf ihr Gegenüber zu konzentrieren und angemessen zu reagieren.

Haben alle Teilnehmer der Kleingruppe einmal als Übender ein Rollenspiel durchgeführt, treffen sich die Gruppen wieder im Plenum. Sollte noch genügend Zeit sein, können natürlich weitere Rollenspiele in den Kleingruppen gespielt werden.

Zurück im Plenum werden Anmerkungen, Rückmeldungen oder Fragen zu den Rollenspielen geklärt, bevor die Hausaufgaben gegeben werden.

(6) Hausaufgaben und Abschluss. Den Teilnehmern wird zur nächsten Sitzung erneut eine Hausaufgabe aufgegeben, die aus dem Materialpool stammt (Arbeitsblatt 15 J). Je nach Alter der Teilnehmer kann es hilfreich sein, wenn es ein eigenes Arbeitsblatt gibt, auf dem die Aufgabe steht.

AB 15 J

Auch zum Abschluss der vierten Trainingssitzung werden die Teilnehmer gebeten, einen kurzen Satz zu der folgenden Frage zu sagen: »Was habe ich heute gelernt?« Der Trainer fragt, wer anfängt, dazu etwas zu sagen, und bittet dann reihum alle Teilnehmer um ihre Abschlussstatements. Haben sich alle Teilnehmer geäußert, beendet der Trainer die Sitzung.

6.2.6 Fünfte Sitzung

In der fünften und letzten Sitzung soll das Gelernte zusammengefasst werden.

Trainingsschritt	Benötigtes Material
(1) Begrüßung und Tagesablauf vorstellen	
(2) Hausaufgaben berichten	
(3) Differenzierung zwischen Situationstyp R (Recht durchsetzen), B (Beziehungen) und S (Sympathie gewinnen)	
(4) Rollenspiele mit Videofeedback in Kleingruppen, Typ nach Wahl	▶ Kameras und TVs
(5) Abschluss	

(1) Begrüßung und Tagesablauf vorstellen. Der Trainer begrüßt die Teilnehmer freundlich zur letzten Sitzung des GSK-KJ und stellt den Tagesablauf vor.

(2) Hausaufgaben berichten. Die Aufgabenstellung der Hausaufgabe wird noch einmal wiederholt, und dann werden die Teilnehmer gebeten, reihum ihre Ergebnisse bzw. Erfahrungen zu berichten. Auch hier ist es wieder wichtig, dass die anderen Teilnehmer den Sprecher nicht kommentieren.

(3) Differenzierung zwischen Situationstyp R, B und S. Diese Übung soll noch einmal den Zusammenhang zwischen Situation, Ziel und Verhaltensstrategie veranschaulichen. Der Trainer bittet die Teilnehmer zu sammeln, welche Merkmale sie von den einzelnen Situationstypen und den dazu gehörenden Verhaltensstrategien noch erinnern können. Im zweiten Schritt nennt er eine Situation und fordert die Teilnehmer auf, diese einem Situationstyp zuzuordnen. Dann folgen weitere Situationen. Situationen sind selten völlig eindeutig. Die Jugendlichen werden daher manchmal unterschiedliche Situationstypen auswählen. Dies bietet den Anlass, noch einmal darüber zu diskutieren, dass es ganz wesentlich auf die Ziele ankommt, die man in einer Situation hat und die Wahl der Verhaltensstrategie davon abhängt.

(4) Rollenspiele mit Videofeedback in Kleingruppen. In dieser letzten Rollenspielphase können die Teilnehmer sich aussuchen, von welchem Situationstyp sie gern noch eine Situation üben möchten. Die Vorbereitung, Durchführung und Videoauswertung verläuft nach dem bekannten Procedere. Ein Modellrollenspiel gibt es nicht im Vorfeld.

Haben alle Teilnehmer noch (mindestens) eine Situation geübt, kommen alle Kleingruppen wieder zurück ins Plenum.

(5) Abschluss. Wie bei den vorangegangenen Sitzungen, endet auch diese mit einer Abschlussrunde. Dieses Mal ist es jedoch Aufgabe der Teilnehmer, das gesamte Training zu rekapitulieren und die folgenden Fragen mit einem kurzen Statement zu beantworten:

- Was habe ich in diesem Training gelernt?
- Was nehme ich mir konkret für die nächsten vier Wochen vor?

Der Trainer fragt, wer anfängt, dazu etwas zu sagen, und bittet dann alle Teilnehmer, ihr Abschlussstatement zu geben. Haben sich alle Teilnehmer geäußert, bedankt sich der Trainer bei den Teilnehmern und beendet das Training.

7 Möglichkeiten der Veränderung des GSK-KJ

Barbara Jürgens

Es ist ein Vorteil des GSK-KJ, dass es einerseits eine standardisierte Struktur mit einem festgelegten Ablauf anbietet, andererseits aber innerhalb dieser Struktur vielfältige Anpassungen an besondere Aufgaben und Zielgruppen ermöglicht. Es geht um die Frage, welche Trainingsstrukturen und -elemente modifiziert werden können und welche auf jeden Fall unverändert bleiben müssen, wenn man das GSK-KJ an bestimmte Aufgaben oder Zielgruppen anpassen möchte.

7.1 Veränderbare Trainingselemente

Ein Vergleich von Kinder- und Jugendlichentraining illustriert bereits viele der Möglichkeiten, die es gibt, wenn man das GSK-KJ für bestimmte Zwecke modifizieren möchte.

Veränderbare Elemente. Das Kinder- und das Jugendlichentraining haben die gleiche Struktur und den gleichen Aufbau. Sie unterscheiden sich darin, wie die Trainingselemente optisch aufbereitet sind, in den verwendeten Begriffen, den Inhalten der Differenzierungsübung und der Situationen in den Situationstypen, einigen speziellen Übungen und Hausaufgaben und in dem Ausmaß, in dem im Anschluss an die Übungen auf einer Metaebene über innere Prozesse und Gefühle gesprochen wird. Auch die Dauer der Sitzungen unterscheidet sich. Das Kindertraining arbeitet mit relativ wenig schriftlichem Material, stattdessen gibt es Bilder und Symbole. Es geht kleinschrittiger vor als das Training für die Jugendlichen und es gibt weniger Phasen, in denen die Kinder individuell arbeiten. Aus den GSK-Übungen wurden zusätzliche Elemente entwickelt, durch die einzelne Prozesse intensiver geübt werden können (z. B. Perpektivenübernahme, Gefühlsausdruck und Gefühle erkennen). Die Struktur der Rollenspielübungen blieb dagegen unverändert. Wenn man in vergleichbarer Weise Veränderungen in diesen Bereichen vornehmen möchte, sollte man folgende Aspekte beachten.

Optisches Erscheinungsbild. Was das optische Erscheinungsbild des Erklärungsmodells angeht, sind allein die Vorlieben der Trainer und die Bedürfnisse der Zielgruppe von Bedeutung, solange die Struktur des Erklärungsmodells nicht verändert wird. Bilder und Symbole müssen im Verlauf des Trainings immer in der gleichen Weise verwendet werden, und man sollte eventuell testen, ob die Zielgruppe diese auch so einordnet, wie es beabsichtigt ist (die Wahrnehmung von Erwachsenen und Kindern unterscheidet sich in dieser Hinsicht nach unserer Erfahrung manchmal).

Begriffe. Es spricht nichts dagegen, andere als die in den vorgestellten Trainingsversionen verwendeten Begriffe zu benutzen. Man sollte aber darauf achten, dass sie eindeutig sind und nicht bereits im Alltag für andere Prozesse benutzt werden.

Differenzierungsübung. Die Inhalte der Differenzierungsübung können entsprechend der Lebenssituation der Zielgruppe (z. B. Klinik- oder Heimaufenthalt) angepasst werden. Wichtig ist, dass die Differenzierungsübung Beispiele für das gesamte Spektrum, also für aggressive, unsichere und sichere Verhaltensweisen enthält. Die »Schwierigkeit« der Beispiele kann variiert werden, indem man sie sehr oder etwas weniger eindeutig gestaltet. Sie müssen aber auf jeden Fall einer der drei Kategorien zugeordnet werden können, da die Teilnehmer anhand der Beispiele ein internes Kriterienraster aufbauen sollen. Auch die Zahl der Beispiele kann verändert werden.

Situationstypen. Ähnliches gilt für die Situationstypen. Es können veränderte Situationen benutzt werden. Dabei sollte unbedingt daran gedacht werden, dass die Situationstypen keine »Realität abbilden«, sondern prototypisch den Zusammenhang zwischen situativen Bedingungen, Zielen und Verhalten veranschaulichen. Es müssen daher Situationen konstruiert werden, die weniger komplex als vergleichbare Alltagssituationen sind. Die Namen der Situationstypen können (wie im Kinder-GSK-KJ) geändert werden, ebenso die Zahl der Situationen in einem Situationstyp, jedoch sollte ihre Logik (Recht, Beziehung, Sympathie) unverändert bleiben.

Übungen. Alle Übungen im GSK-KJ, auch das Spiel, das wir zum Abschluss jeder Sitzung mit den Kindern gespielt haben, stehen in engem Zusammenhang mit der Logik des Trainings. Sie dienen der Einführung, Veranschaulichung, Übung oder Vertiefung von im Erklärungsmodell dargestellten Prozessen (z. B. Selbstverbalisationen, Beeinflussen von Gefühlen durch Selbstverbalisationen) oder unterstützen diese (z. B. Erkennen von Gefühlen). Auch die Warming-up-Übung zu Beginn dient nicht einfach dem Kennenlernen, sondern führt in das Thema des Trainings ein. Übungen, die diesen Kriterien genügen und sich in den Ablauf des Trainings einfügen, können problemlos hinzugenommen werden. Das GSK-KJ in der vorliegenden Form verwendet kein Entspannungstraining. Sollte ein Trainer es für notwendig halten, kann er es ins Training einfügen. Ein Teil der Übungen (z. B. Warming-up, Differenzierungsübung, Wahrnehmen und Üben der Situationstypen) hat einen festen Platz im Training. Andere Übungen wie die Selbstlobe-Übung oder das Engelchen-Teufelchen-Spiel können flexibel gehandhabt werden.

Hausaufgaben. Welcher Name für die »Hausaufgaben« verwendet wird, bleibt dem Trainer überlassen. Wir haben die Hausaufgaben im Kindertraining in Detektivjobs umbenannt, um unangenehme Assoziationen der Kinder zu vermeiden. Auch Hausaufgaben können je nach Erfordernis neu »erfunden« oder verändert werden. Sie sollten sich immer auf die aktuelle Trainingssitzung beziehen. Nach unserer Erfahrung ist es sinnvoll, Hausaufgaben so zu bemessen, dass kein großer Aufwand notwendig ist, um sie zu erledigen. Die Kinder und Jugendlichen gewöhnen sich auf diese Weise sehr schnell daran, sie auch wirklich zu machen. Wir haben außerdem die Erfahrung gemacht: Kleine Hausaufgaben, die sich gut in den Alltag integrieren lassen, regen dazu an, auch andere Elemente aus dem Training auszuprobieren.

Metaebene. Diskussionen auf der Metaebene (z. B. welcher Kreis beim Warming-up leichter ausgefüllt werden konnte und was dies bedeutet) sind für das Jugendlichentraining unerlässlich. Sie erleichtern es den Jugendlichen, das Kompetenzmodell des

GSK-KJ in ihre eigene kognitive Struktur zu integrieren. Auch für das Kindertraining sind solche Diskussionen wünschenswert, es hängt aber sehr von der Trainingsgruppe ab, wie ausführlich sie stattfinden können. Grundsätzlich werden sie umso seltener sein, je jünger die Kinder sind. Nach unseren Erfahrungen neigen jüngere Kinder dazu, bei solchen Diskussionen nicht ihr eigenes Erleben, sondern das wiederzugeben, was Erwachsene ihnen nahegebracht haben. Man kann im Kindertraining zu Beginn durch ähnliche Fragen wie im Jugendlichentraining »testen«, ob und welches Ausmaß an Diskussionen auf der Metaebene für die jeweilige Kindergruppe angemessen ist.

Sitzungsdauer und -rhythmus. Die Sitzungen des Kindertrainings wurden bewusst kürzer gehalten als die des Jugendlichentrainings. Die Dauer der Sitzungen lässt sich nach unseren Erfahrungen maximal um eine halbe Stunde verlängern, wenn das Training für alle Beteiligten zufriedenstellend verlaufen soll. Die Sitzungen des Jugendlichentrainings können um ca. eine Stunde verkürzt oder verlängert werden. Die hier vorgestellte Dauer hat sich allerdings als die effektivste erwiesen, was Mitarbeit und Zufriedenheit der Jugendlichen anging. Ein anderer als der wöchentliche Rhythmus ist denkbar, es muss aber zwischen den Sitzungen hinreichend Zeit für die Verarbeitung des Gelernten und die Hausaufgaben bleiben.

Einzeltraining versus Gruppentraining. Selbstverständlich können die Übungen des GSK-KJ auch in der Einzeltherapie verwendet werden. Es empfiehlt sich, dabei die Abfolge aus dem Gruppentraining beizubehalten. Wir geben aber zu bedenken, dass wichtige Elemente entfallen, mit denen das Gruppentraining arbeitet, z. B. das Sprechen vor anderen, die Kooperation mit anderen, die Erfahrung, dass andere eine Situation anders wahrnehmen als man selbst etc.

7.2 Trainingselemente, die nicht verändert werden sollten

Der grundsätzliche Aufbau und Ablauf des Trainings sollte unverändert bleiben. Dies betrifft das Vorhandensein und die Reihenfolge bestimmter Trainingselemente sowie den Ablauf bei den Rollenspielen mit Videofeedback.

Trainingselemente. Unverzichtbare Trainingselemente sind Warming-up, Erklärungsmodell, Differenzierungsübung, das an Situationstypen orientierte Rollenspiel mit Videofeedback und die Hausaufgaben. Weiterhin gehören Übungen zum Thema Selbstverbalisationen, Gefühle erkennen und Sich-selbst-Loben zum Training, die aber flexibel gehandhabt werden können.

Reihenfolge. Warming-up, Erklärungsmodell, Differenzierungsübung und Rollenspiele sollten in dieser Abfolge unverändert bleiben. Die drei Situationstypen bauen aufeinander auf und sollten daher ebenfalls in unveränderter Reihenfolge durchlaufen werden.

Rollenspiel. Im GSK-KJ erfolgt das Rollenspiel mit Videofeedback nach einem festen Muster. Dazu gehören nicht nur der beschriebene Ablauf des Rollenspiels selbst, sondern auch die Einführung des jeweiligen Situationstyps und das nachfolgende Modellrollenspiel. Dieses Muster sollte unbedingt eingehalten werden. Die Einführung des Situationstyps unterstützt die Teilnehmer dabei, eine Verbindung zwischen

Situation, Ziel und Verhalten herzustellen. Das Modellrollenspiel trägt dazu bei, Ängste vor dem Rollenspiel zu vermindern, und es erleichtert den Teilnehmern, kompetentes Verhalten zu zeigen. Die Logik des Rollenspiels beim GSK-KJ beruht auf dem Prinzip der Verstärkung kompetenten Verhaltens. Daher ist es unerlässlich, dass Teilnehmer wirklich mit einer leichten Situation beginnen und der Mitspieler tatsächlich auch nachgibt. Ebenso sollte das Muster des Videofeedbacks auf keinen Fall verändert werden: äußerungsweise Rückmeldung; zunächst das kompetente Verhalten, erst dann, was verbessert werden könnte; erst Eigenfeedback, dann erst Rückmeldung durch andere Personen; wenn nötig mehrere Versuche mit jeweils unmittelbar folgender Rückmeldung.

Anhang

Hinweise zum Onlinematerial

Die Online-Materialien unterstützen Sie in der praktischen Arbeit. Sie stehen Ihnen auf psychotherapie.tools zur Verfügung. Den Freischalt-Code und eine Anleitung, wie Sie sich die Materialien herunterladen können, finden Sie ganz vorne im Buch. Im E-Book sind die Arbeitsblätter (im PDF-Format) bereits enthalten.

Nachfolgend finden Sie eine Übersicht über alle Materialien.

Übersicht Arbeitsmaterial

Anhang A
Arbeitsmaterialien für das GSK-KJ für Kinder
AB 1 K Beispielsituationen für Selbstverbalisationsübungen
AB 2 K Differenzierungsübung
AB 3 K Beispielsituationen vom Typ R
AB 4 K Was tun? Gebrauchsanweisung für Recht-Haben-Situationen
AB 5 K Beispielsituationen vom Typ W
AB 6 K Was tun? Gebrauchsanweisung für Unterschiedliche-Wünsche-Situationen
AB 7 K Beispielsituationen vom Typ G
AB 8 K Was tun? Gebrauchsanweisung für Gefallen-erbitten-Situationen

Anhang B
(Teil-)Abbildungen für das GSK-KJ für Kinder
Abbildung 5.2 Erklärungsmodell leer
Abbildung 5.1 Erklärungsmodell mit Beispiel und
Blasenbild »Nützliches Verhalten«
Blasenbild »Schädliches Verhalten«
Herzbild »Nützliche Gefühle«
Herzbild »Schädliche Gefühle«
Wolkenbild »Nützliche Gedanken«
Wolkenbild »Schädliche Gedanken«
Abbildung 5.3 Detektivjob 1
Abbildung 5.6 Sicheres, unsicheres, angreiferisches Verhalten (3 Figuren)
Abbildung 5.7 Daumen hoch / runter (je 1 links + rechts)
Abbildung 5.9 Detektivjob 2
Abbildung 5.10 Thermometer
Abbildung 5.11 Detektivjob 3
Abbildung 5.12 Detektivjob 4
Abbildung 5.13 Detektivjob 5
Abbildung 5.14 Detektivjob 6 Detektivjob-Bild
Abbildung 5.15 Buchstaben zur Differenzierung von Situationstypen: W, R und G

Anhang C
Arbeitsmaterialien für das GSK-KJ für Jugendliche
AB 1 J Warming-up
AB 2 J Erklärungsmodell – Beispielsituation
AB 3 J Erklärungsmodell – eigenes Beispiel
AB 4 J Selbstverbalisationen
AB 5 J Differenzierungsübung
AB 6 J Merkmale von sicherem, unsicherem und aggressivem Verhalten
AB 7 J Rollenspielsituationen vom Typ R/ V
AB 8 J Instruktionen für sicheres Verhalten (Typ R/V: Recht durchsetzen/Vereinbarungen)
AB 9 J Instruktionen für die Durchführung der Rollenspiele
AB 10 J Rollenspielsituationen vom Typ B
AB 11 J Instruktionen für sicheres Verhalten (Typ B: Beziehungen)
AB 12 J Gefühle entdecken und benennen
AB 13 J Rollenspielsituationen vom Typ S
AB 14 J Instruktionen für sicheres Verhalten (Typ S: Sympathie gewinnen)
AB 15 J Materialpool: Unterschiedliche Hausaufgaben

Literatur

Abend, R., Voogd, L. de, Salemink, E., Wiers, R. W., Pérez-Edgar, K., Fitzgerald, A., White, L.K., Salum, G.A., He, J., Silverman, W.K., Pettit, J.W., Pine, D.S. & Bar-Haim, Y. (2018). Association between attention bias to threat and anxiety symptoms in children and adolescents. Depression and Anxiety, 35(3), 229–238.

Adams, G.R. (1983). Social competence during adolescence: Social sensitivity, locus of control, empathy, and peer popularity. Journal of Youth and Adolescence, 12 (3), 203–211.

Aduen, P.A., Day, T.N., Kofler, M.J., Harmon, S.L., Wells, E.L. & Sarver, D.E. (2018). Social Problems in ADHD: Is it a Skills Acquisition or Performance Problem? Journal of Psychopathology and Behavioral Assessment, 40(3), 440–451.

Affeldt, M. & Redlich, A. (1984). Gruppentraining mit Jugendlichen zur Verbesserung von Selbstvertrauen. Psychologie in Erziehung und Unterricht, 31, 197–204.

Ahrens-Eipper, S. & Leplow B. (2004). Mutig werden mit Til Tiger. Ein Trainingsprogramm für sozial unsichere Kinder. Göttingen: Hogrefe.

Airdrie, J.N., Langley, K., Thapar, A. & van Goozen, S.H.M. (2018). Facial Emotion Recognition and Eye Gaze in Attention-Deficit / Hyperactivity Disorder With and Without Comorbid Conduct Disorder. Journal of the American Academy of Child & Adolescent Psychiatry, 57(8), 561–570.

Akhtar, N. & Bradley, E.J. (1991). Social information processing deficits of aggressive children: Present findings and implications for social skills training. Clinical Psychology Review, 11 (5), 621–644.

Alarcón-Rubio, D., Sánchez-Medina, J.A. & Prieto-García, J.R. (2014). Executive function and verbal self-regulation in childhood: Developmental linkages between partially internalized private speech and cognitive flexibility. Early Childhood Research Quarterly, 29(2), 95–105.

Albert, M., Hurrelmann, K., Quenzel, G. & Kantar. (2020). 18. Shell Jugendstudie: Jugend 2019 – eine Generation meldet sich zu Wort. Weinheim: Beltz.

Albiero, P., Matricardi, G., Speltri, D. & Toso, D. (2009). The assessment of empathy in adolescence: A contribution to the italian validation of the »basic empathy scale«. Journal of Adolescence, 32 (2), 393–408.

Alderson-Day, B. & Fernyhough, C. (2015). Inner Speech: Development, Cognitive Functions, Phenomenology, and Neurobiology. Psychological Bulletin, 141(5), 931–965.

Aldrich, N.J., Tenenbaum, H.R., Brooks, P.J., Harrison, K. & Sines, J. (2011). Perspective taking in children's narratives about jealousy. British Journal of Developmental Psychology, 29(1), 86–109.

Alfano, C.A., Beidel, D.C. & Turner, S. . (2006). Cognitive correlates of social phobia among children and adolescents. Journal of Abnormal Child Psychology, 34 (2), 189–201.

An, D. & Eggum-Wilkens, N.D. (2019). Do cultural orientations moderate the relation between Chinese adolescents' shyness and depressive symptoms? It depends on their academic achievement. Social Development, 28(4), 908–926.

Anastopoulos, A.D., Smith, T. ., Garrett, M.E., Morrissey-Kane, E., Schatz, N.K., Sommer, J.L., Kollins, S.H. & Ashley-Koch, A. (2011). Self-Regulation of Emotion, Functional Impairment, and Comorbidity Among ChildrenWith AD/HD. Journal of Attention Disorders, 15(7), 583–592.

Anderson, E.R. & Hope, D. A. (2009). The relationship among social phobia, objective and perceived physiological reactivity, and anxiety sensitivity in an adolescent population. Journal of Anxiety Disorders, 23 (1), 18–26.

Arnold, K.H. & Lindner-Müller, C. (2012). Assessment and development of social competence: Introduction to the special issue. Journal for Educational Research Online / Journal für Bildungsforschung Online, 4 (1), 7–19.

Arnold, D.H., Kupersmidt, J. B., Voegler-Lee, M. E. & Marshall, N. (2012). The association between preschool children's social functioning and their emergent academic skills. Early Childhood Research Quarterly, 27 (3), 376–386.

Arsenio, W.F., Gold, J. & Adams, E. (2004). Adolescents' emotion expectancies regarding aggressive and nonaggressive events: Connections with behavior problems. Journal of Experimental Child Psychology, 89 (4), 338–355.

Arsenio, W.F., Adams, E. & Gold, J. (2009). Social Information Processing, Moral Reasoning, and Emotion Attributions: Relations With Adolescents' Reactive and Proactive Aggression. Child Development, 80(6), 1739–1755.

Arsenio, W.F. (2010). Social information processing, emotions, and aggression: Conceptual and methodological contributions of the special section articles. Journal of Abnormal Child Psychology, 38(5), 627–632.

Aspan, N., Bozsik, C., Gadoros, J., Nagy, P., Inantsy-Pap, J., Vida, P. & Halasz, J. (2014, Juli 8). Emotion Recognition Pattern in Adolescent Boys with Attention-Deficit / Hyperactivity Disorder [Research Article]. BioMed Research International; Hindawi.

Asbrock, D. (2008). Ich weiß etwas, was du nicht weißt ...: Die Entwicklung der sozial-kognitiven Perspektivenübernahme bei blindgeborenen Kindern. Thesis. Bielefeld: Universität Bielefeld.

Baartmans, J.M.D., Steensel, F.J.A. van, Mobach, L., Lansu, T.A.M., Bijsterbosch, G., Verpaalen, I., Rapee, R.M., Magson, N., Bögels, S.M., Rinck, M. & Klein, A.M. (2020). Social anxiety and perceptions of likeability by peers in children. British Journal of Developmental Psychology, 38(2), 319–336.

Bagwell, C.L., Newcomb, A.F. & Bukowski, W.M. (1998). Preadolescent friendship and peer rejection as predictors of adult adjustment. Child Development, 69 (1), 140–153.

Bagwell, C.L. & Bukowski, W.M. (2018). Friendship in childhood and adolescence: Features, effects, and processes. In W.M. Bukowski, B. Laursen & K.H. Rubin (Hrsg.), Handbook of peer interactions, relationships, and groups, 2nd ed (S. 371–390). The Guilford Press.

Bailey, C.A. & Ostrov, J.M. (2008). Differentiating forms and functions of aggression in emerging adults: Associations with hostile attribution biases and normative beliefs. Journal of Youth and Adolescence, 37 (6), 713–722.

Bandstra, N.F., Chambers, C.T., McGrath, P.J. & Moore, C. (2011). The behavioural expression of empathy to others' pain versus others' sadness in young children. Pain, 152 (5), 1074–1082.

Bandura, A. (1978). Lernen am Modell. Ansätze zu einer sozial-kognitiven Lerntheorie. Stuttgart: Klett.

Barbarin, O., Iruka, I.U., Harradine, C., Winn, D.M., McKinney, M.K. & Taylor, L.C. (2013). Development of social-emotional competence in boys of color: A crosssectional cohort analysis from pre-k to second grade. The American Journal of Orthopsychiatry, 83 (2,3), 145–155.

Barchia, K. & Bussey, K. (2011). Individual and collective social cognitive influences on peer aggression: Exploring the contribution of aggression efficacy, moral disengagement, and collective efficacy. Aggressive Behavior, 37(2), 107–120.

Barkley, R.A. (2006). Attention-deficit hyperactivity disorder: A handbook for diagnosis and treatment (3rd ed). New York: Guilford Press.

Barriga, A.Q., Hawkins, M.A. & Camelia, C.R. (2008). Specificity of cognitive distortions to antisocial behaviours. Criminal Behaviour and Mental Health, 18 (2), 104–116.

Barstead, M.G., Smith, K.A., Laursen, B., Booth-LaForce, C., King, S. & Rubin, K. H. (2018). Shyness, Preference for Solitude, and Adolescent Internalizing: The Roles of Maternal, Paternal, and Best-Friend Support. Journal of Research on Adolescence, 28(2), 488–504.

Bar-Tal, D. (1982). Sequential development of helping behavior: A cognitive-learning approach. Developmental Review, 2 (2), 101–124.

Bartsch, K. & Estes, D. (1996). Individual differences in children's developing theory of mind and implications for metacognition. Learning and Individual Differences, 8 (4), 281–304.

Bartsch, K. & London K. (2000). Children's use of mental state information in selecting persuasive arguments. Developmental Psychology, 36 (3), 352–365.

Basile, A., Toplak, M.E. & Andrade, B.F. (2018). Using Metacognitive Methods to Examine Emotion Recognition in Children With ADHD. Journal of Attention Disorders, First published online ahead of print November 2018.

Baumgartner, E. & Strayer, F. F. (2008). Beyond flight or fight: Developmental changes in young children's coping with peer conflict. acta ethol, 11(1), 16–25.

Beelmann, A. (2003). Wirksamkeit eines sozialen Problemlösetrainings bei entwicklungsverzögerten Vorschulkindern. Zeitschrift für Pädagogische Psychologie, 17 (1), 27–41.

Beelmann, A. (2004). Förderung sozialer Kompetenzen im Kindergarten: Evaluation eines sozialen Problemlösetrainings zur universellen Prävention dissozialer Verhaltensprobleme. Kindheit und Entwicklung, 13 (2), 113–121.

Beelmann, A., Pfingsten, U. & Lösel, F. (1994). Effects of training social competence in children: A meta-analysis of recent evaluation studies. Journal of Clinical Child Psychology, 23 (3), 260–271.

Beidel, D.C., Turner, S.M. & Morris, T.L. (1999). Psychopathology of childhood social phobia. Journal of the American Academy of Child & Adolescent Psychiatry, 38 (6), 643–650.

Belacchi, C. & Farina, E. (2012). Feeling and Thinking of Others: Affective and Cognitive Empathy and Emotion Comprehension in Prosocial/Hostile Preschoolers. Aggressive Behavior, 38(2), 150–165.

Berger, C. (1996). Soziale Beziehungen von Kindern im Grundschulalter. Praxis der Kinderpsychologie und Kinderpsychiatrie, 45(3–4), 102–110.

Berger, C., Batanova, M. & Cance, J. D. (2015). Aggressive and Prosocial? Examining Latent Profiles of Behavior, Social Status, Machiavellianism, and Empathy. Journal of Youth and Adolescence, 44(12), 2230–2244.

Berggren, S., Engström, A.-C. & Bölte, S. (2016). Facial affect recognition in autism, ADHD and typical development. Cognitive Neuropsychiatry, 21(3), 213–227.

Berk, L.E. (1986). Relationship of elementary school children's private speech to behavioral accompaniment to task, attention, and task performance. Developmental Psychology, 22(5), 671.

Berndt, T.J. (1979). Developmental Changes in Conformity to Peers and Parents. Developmental Psychology, 15(6), 608–616.

Berry, D. & O'Connor, E. (2010). Behavioral risk, teacher–child relationships, and social skill development across middle childhood: A child-by-environment analysis of change. Journal of Applied Developmental Psychology, 31 (1), 1–14.

Bierman, K.L., Torres, M.M. & Schofield, H.-L.T. (2010). Developmental Factors Related to the Assessment of Social Skills. In D.W. Nangle, D.J. Hansen, C.A. Erdley & P.J. Norton (Hrsg.), Practitioner's Guide to Empirically Based Measures of Social Skills (S. 119–134). Springer.

Bigelow, A.E. & Rochat, P. (2006). Two-Month-Old Infants' Sensitivity to Social Contingency in Mother-Infant and Stranger-Infant Interaction. Infancy, 9(3), 313–325.

Biggs, B.K., Vernberg, E.M. & Wu, Y.P. (2012). Social Anxiety and Adolescents' Friendships: The Role of Social Withdrawal. The Journal of Early Adolescence, 32(6), 802–823.

Blair, K.A., Denham, S.A., Kochanoff, A. & Whipple, B. (2004). Playing it cool: Temperament, emotion regulation, and social behavior in preschoolers. Journal of School Psychology, 42 (6), 419–443.

Blair, B.L., Perry, N.B., O'Brien, M., Calkins, S.D., Keane, S.P. & Shanahan, L. (2015). Identifying developmental cascades among differentiated dimensions of social competence and emotion regulation. Developmental Psychology, 51(8), 1062–1073.

Blandon, A.Y., Calkins, S.D., Grimm, K.J., Keane, S.P. & O'Brien, M. (2010). Testing a developmental cascade model of emotional and social competence and early peer acceptance. Development and Psychopathology, 22 (4), 737–748.

Bögels, S. M. & Zigterman, D. (2000). Dysfunctional cognitions in children with social phobia, separation anxiety disorder, and generalized anxiety disorder. Journal of Abnormal Child Psychology, 28 (2), 205–211.

Bohnert, A.M., Crnic, K.A. & Lim, K.G. (2003). Emotional competence and aggressive behavior in school-age children. Journal of Abnormal Child Psychology, 31 (1), 79–91.

Bonekamp, E. & von Salisch, M. (2007). Ärgerregulierung bei Jungen mit ADHS. Zeitschrift für Kinderund Jugendpsychiatrie und Psychotherapie, 35 (3), 189–198. Bosacki, S. & Wilde Astington, J. (1999). Theory of Mind in preadolescence: Relations between social understanding and social competence. Social Development, 8 (2), 237–255.

Booker, J.A. & Dunsmore, J.C. (2017). Affective Social Competence in Adolescence: Current Findings and Future Directions. Social Development, 26(1), 3–20.

Bora, E. & Pantelis, C. (2016). Meta-analysis of social cognition in attention-deficit / hyperactivity disorder (ADHD): Comparison with healthy controls and autistic spectrum disorder. Psychological Medicine, 46(4), 699–716.

Bornstein, M.H., Hahn, C. S. & Haynes, O. M. (2010). Social competence, externalizing, and internalizing behavioral adjustment from early childhood through early adolescence: Developmental cascades. Development and Psychopathology, 22 (4), 717–735.

Bosacki, S. & Wilde Astington, J. (1999). Theory of mind in preadolescence: Relations between social understanding and social competence. Social Development, 8(2), 237–255.

Boseovski, J. J. (2010). Evidence for Rose-Colored Glasses: An Examination of the Positivity Bias in Young Childrens Personality Judgments. Child Development Perspectives, 4(3), 212–218.

Braaten, E.B. & Rosén, L.A. (2000). Self-regulation of affect in attention deficit-hyperactivity disorder (ADHD) and non-ADHD boys: Differences in empathic responding. Journal of Consulting and Clinical Psychology, 68 (2), 313–321.

Brezinka, V. (2003) Zur Evaluation von Präventivinterventionen für Kinder mit Verhaltensstörungen. Kindheit und Entwicklung, 12 (2), 71–83.

Brody, G.H., Kim, S., Murry, V.M. & Brown, A.C. (2004). Protective longitudinal paths linking child competence to behavioral problems among african american siblings. Child Development, 75 (2), 455–467.

Broeren, S. & Lester, K.J. (2013). Relevance is in the eye of the beholder: Attentional bias to relevant stimuli in children. Emotion, 13(2), 262–269.

Bünger, S. & Raufelder, D. (2014). Moderiert die soziale Kompetenz adoleszenter Schüler den Zusammenhang zwischen ihren schulischen Peer-Beziehungen und ihrer Motivation? Diskurs Kindheits- und Jugendforschung, 9(3), 339–353.

Bunford, N., Evans, S.W., Becker, S.P. & Langberg, J.M. (2015). Attention-Deficit / Hyperactivity Disorder and Social Skills in Youth: A Moderated Mediation Model of Emotion Dysregulation and Depression. Journal of Abnormal Child Psychology, 43(2), 283–296.

Burt, K.B., Obradović, J., Long, J.D. & Masten, A.S. (2008). The interplay of social competence and psychopathology over 20 years: Testing transactional and cascade models. Child Development, 79 (2), 359–337.

Caldarella, P. & Merrell, K.W. (1997). Common dimensions of social skills of children and adolescents: A taxonomy of positive behaviors. School Psychology Review, 26, 264–278.

Calvete, E. & Orue, I. (2012). Social Information Processing as a Mediator Between Cognitive Schemas and Aggressive Behavior in Adolescents. Journal of Abnormal Child Psychology, 40(1), 105–117.

Caprara, V., Barbaranelli, C., Pastorelli, C., Bandura, A. & Zimbardo, G. (2000). Prosocial foundations of children's academic achievement. Psychological Science, 11 (4), 302–306.

Caputi, M., Lecce, S., Pagnin, A. & Banerjee, R. (2012). Longitudinal effects of theory of mind on later peer relations: The role of prosocial behavior. Developmental Psychology, 48 (1), 257–270.

Card, N.A. & Little, T. D. (2006). Proactive and reactive aggression in childhood and adolescence: A meta-analysis of differential relations with psychosocial adjustment. International Journal of Behavioral Development, 30 (5), 466–480.

Card, N.A., Stucky, B.D., Sawalani, G.M. & Little, T.D. (2008). Direct and indirect aggression during childhood and adolescence: A meta-analytic review of gender differences, intercorrelations, and relations to maladjustment. Child Development, 79 (5), 1185–1229.

Carroll, A., McCarthy, M., Houghton, S., O'Connor, E.S. & Zadow, C. (2018). Reactive and proactive aggression as meaningful distinctions at the variable and person level in primary school-aged children. Aggressive Behavior, 44(5), 431–441.

Carlo, G., Mestre, M.V., McGinley, M.M., Tur-Porcar, A., Samper, P. & Opal, D. (2014). The protective role of prosocial behaviors on antisocial behaviors: The mediating effects of deviant peer affiliation. Journal of Adolescence, 37 (4), 359–366.

Carthy, T., Horesh, N., Apter, A., Edge, M. D. & Gross, J. J. (2010). Emotional reactivity and cognitive regulation in anxious children. Behaviour Research and Therapy, 48 (5), 384–393.

Cartwright-Hatton, S., Tschernitz, N. & Gomersall, H. (2005). Social anxiety in children: Social skills deficit, or cognitive distortion? Behaviour Research and Therapy, 43 (1), 131–141.

Cassidy, K.W., Werner, R.S., Rourke, M., Zubernis, L.S. & Balaraman, G. (2003). The relationship between psychological understanding and positive social behaviors. Social Development, 12 (2), 198–221.

Castel, A.D., Lee, S.S., Humphreys, K.L. & Moore, A.N. (2011). Memory capacity, selective control, and value-directed remembering in children with and without attention-deficit/hyperactivity disorder (ADHD). Neuropsychology, 25(1), 15–24.

Castillo, M.D. & Leandro, P.G. (2010). Interpretation bias in anxiety a synthesis of studies with children and adolescents. Procedia – Social and Behavioral Sciences, 5, 1105–1111.

Cauce, A.M. (1986). Social networks and social competence: Exploring the effects of early adolescent friendships. American Journal of Community Psychology, 14 (6), 607–628.

Causadias, J.M., Vitriol, J.A. & Atkin, A.L. (2018). Do we overemphasize the role of culture in the behavior of racial/ethnic minorities? Evidence of a cultural (mis)attribution bias in American psychology. American Psychologist, 73(3), 243–255.

Cavell, T. (1990). Social Adjustment, Social Performance, and Social Skills: A Tri-Component Model of Social Competence. Journal of Clinical Child Psychology, 19(2), 111–122.

Chandler, M. J. & Helm, D. (1984). Developmental changes in the contribution of shared experience to social role-taking competence. International Journal of Behavioral Development, 7(2), 145–156.

Chang, H., Shelleby, E.C., Cheong, J. & Shaw, D.S. (2012). Cumulative risk, negative emotionality, and emotion regulation as predictors of social competence in transition to school: A mediated moderation model. Social Development, 21 (4), 780–800.

Chango, J.M., Allen, J.P., Szwedo, D. & Schad, M.M. (2015). Early Adolescent Peer Foundations of Late Adolescent and Young Adult Psychological Adjustment. Journal of Research on Adolescence, 25(4), 685–699.

Chansky, T.E. & Kendall, P.C. (1997). Social expectancies and self-perceptions in anxiety-disordered children. Journal of Anxiety Disorders, 11 (4), 347–363.

Chaplin, T.M. & Aldao, A. (2013). Gender differences in emotion expression in children: A meta-analytic review. Psychological Bulletin, 139(4), 735–765.

Chaplin, T.M. (2015). Gender and Emotion Expression: A Developmental Contextual Perspective. Emotion Review, 7(1), 14–21.

Cheah, C.S.L. & Leung, C.Y.Y. (2011). The social development of immigrant children: A focus on Asian and Hispanic children in the United States. In P. K. Smith & C. H. Hart (Hrsg.), The Wiley-Blackwell Handbook of Childhood Social Development (2nd ed.) (S. 161-180). Hoboken: Wiley-Blackwell.

Chen, X. & French, D.C. (2008). Children's Social Competence in Cultural Context. Annual Review of Psychology, 59(1), 591–616.
Chen, X., Wang, L. & Wang, Z. (2009). Shyness-Sensitivity and Social, School, and Psychological Adjustment in Rural Migrant and Urban Children in China. Child Development, 80(5), 1499–1513.
Chen, X. (2012). Culture, Peer Interaction, and Socioemotional Development: Contextual-Developmental Perspective. Child Development Perspectives, 6(1), 27–34.
Chen, X., Lee, J. & Chen, L. (2018). Culture and peer relationships. In W. M. Bukowski, B. Laursen, & K. H. Rubin (Hrsg.), Handbook of peer interactions, relationships, and groups, 2nd ed (S. 552–570). The Guilford Press.
Chen, X., McElwain, N.L. & Lansford, J.E. (2019). Interactive Contributions of Attribution Biases and Emotional Intensity to Child–Friend Interaction Quality During Preadolescence. Child Development, 90(1), e114–e131. Chow, C.M., Ruhl, H. & Buhrmester, D. (2013). The mediating role of interpersonal competence between adolescents' empathy and friendship quality: A dyadic approach. Journal of Adolescence, 36 (1), 191–200.
Chronaki, G., Hadwin, J.A., Garner, M., Maurage, P. & Sonuga-Barke, E. J. S. (2015). The development of emotion recognition from facial expressions and non-linguistic vocalizations during childhood. British Journal of Developmental Psychology, 33(2), 218–236.
Cillessen, A.H. & Rose, A.J. (2005). Understanding popularity in the peer system. Current Directions in Psychological Science, 14 (2), 102–105.
Clark, D.M. & Ehlers, A. (2002). Soziale Phobie: Eine kognitive Perspektive. In U. Stangier & T. Fydrich (Hrsg.), Soziale Phobie und soziale Angststörung (S. 157–180). Göttingen: Hogrefe.
Clark, D.M. & Wells, A. (1995). A cognitive modell of social phobia. In R. G. Heimberg, D. A. Liebowitz, D. A. Hope & F. R. Schneider (Eds.), Social phobia: Diagnosis, assessment and treatment (pp. 69–93). New York: Guilford.
Clark, R.A. & Delia, J.G. (1977). Cognitive complexity, social perspective-taking, and functional persuasive skills in second-to ninth-grade children. Human Communication Research, 3 (2), 128–134.
Cohen, R., Hsueh, Y., Zhou, Z., Hancock, M.H. & Floyd, R. (2006). Respect, liking, and peer social competence in China and the United States. New directions for child and adolescent development, 2006(114), 53–66.
Cole, C.E., Zapp, D.J., Fettig, N.B. & Pérez-Edgar, K. (2016). Impact of attention biases to threat and effortful control on individual variations in negative affect and social withdrawal in very young children. Journal of Experimental Child Psychology, 141, 210–221.
Coie, J.D., Lochman, J.E., Terry, R. & Hyman, C. (1992). Predicting early adolescent disorder from childhood aggression and peer rejection. Journal of Consulting and Clinical Psychology, 60 (5), 783–792.
Collins, A. & Laursen, B. (2004). Changing relationships, changing youth: Interpersonal contexts of adolescent development. Journal of Early Adolescence, 24 (1), 55–62.
Cook, R., Gresham, M., Kern, L., Barreras, B., Thornton, S. & Crews, D. (2008). Social skills training for secondary students with emotional and/ or behavioral disorders: A review and analysis of the meta-analytic literature. Journal of Emotional and Behavioral Disorders, 16 (3), 131–144.
Coplan, R.J. & Weeks, M. (2010). Unsociability in the middle childhood: Conceptualization, assessment, and associations with socioemotional functioning. MerrillPalmer Quarterly, 56 (2), 105–130.
Coplan, R.J., Rose-Krasnor, L., Weeks, M., Kingsbury, A., Kingsbury, M. & Bullock, A. (2013). Alone is a crowd: Social motivations, social withdrawal, and socioemotional functioning in later childhood. Developmental Psychology, 49(5), 861–875.
Coplan, R.J., Ooi, L.L. & Rose-Krasnor, L. (2015). Naturalistic Observations of Schoolyard Social Participation: Marker Variables for Socio-Emotional Functioning in Early Adolescence. The Journal of Early Adolescence, 35(5–6), 628–650.
Coplan, R.J., Liu, J., Ooi, L.L., Chen, X., Li, D. & Ding, X. (2016). A Person-Oriented Analysis

of Social Withdrawal in Chinese Children. Social Development, 25(4), 794–811.
Cote, L.R. & Azar, S.T. (1997). Child age, parent and child gender, and domain differences in parents' attributions and responses to children's outcomes. Sex Roles, 36(1–2), 23–50.
Crawford, A.M. & Manassis, K. (2011). Anxiety, social skills, friendship quality, and peer victimization: An integrated model. Journal of Anxiety Disorders, 25 (7), 924–931.
Crick, N.R. & Dodge, K.A. (1994). A review and reformulation of social informationprocessing mechanisms in children's social adjustment. Psychological Bulletin, 115 (1), 74–101.
Crick, N.R. & Dodge, K.A. (1996). Social information-processing mechanisms in reactive and proactive aggression. Child Development, 67 (3), 993–1002.
Crick, N.R., Grotpeter, J.K. & Bigbee, M.A. (2002). Relationally and physically aggressive children's intent attributions and feelings of distress for relational and instrumental peer provocations. Child Development, 73 (4), 1134–1142.

Da Fonseca, D., Seguier, V., Santos, A., Poinso, F. & Deruelle, C. (2009). Emotion understanding in children with ADHD. Child Psychiatry and Human Development, 40 (1), 111–121.
Dawes, M. & Xie, H. (2014). The role of popularity goal in early adolescents' behaviors and popularity status. Developmental Psychology, 50(2), 489–497.
Dawes, M. (2017). Early adolescents' social goals and school adjustment. Social Psychology of Education, 20(2), 299–328.
Day, K.L. & Smith, C.L. (2013). Understanding the role of private speech in children's emotion regulation. Early Childhood Research Quarterly, 28(2), 405–414.
Deci, E.L. & Ryan, R.M. (2000). The »what« and »why« of goal pursuits: Human needs and the self-determination of behavior. Psychological Inquiry, 11 (4), 227–268.
De Goede, I.H., Branje, S.J. & Meeus, W.H. (2009). Developmental changes and gender differences in adolescents' perceptions of friendships. Journal of Adolescence, 32 (5), 1105–1123.
Demirci, İ. (2020). School Engagement and Well-Being in Adolescents: Mediating Roles of Hope and Social Competence. Child Indicators Research.
Denham, S.A. & Almeida, M.C. (1987). Children's social problem-solving skills, behavioral adjustment, and interventions: A meta-analysis evaluating theory and practice. Journal of Applied Developmental Psychology, 8 (4), 391–409.
Denham, S.A., Blair, K.A., DeMulder, E., Levitas, J., Sawyer, K., Auerbach-Major, S. & Queenan, P. (2003). Preschool emotional competence: Pathway to social competence? Child Development, 74 (1), 238–256.
Denham, S.A. (2019). Emotional Competence During Childhood and Adolescence. In V. LoBue, K. Pérez-Edgar & K.A. Buss (Hrsg.), Handbook of Emotional Development (S. 493–541). Springer International Publishing.
Deschamps, P.K.H., Schutter, D.J.L.G., Kenemans, J.L. & Matthys, W. (2015). Empathy and prosocial behavior in response to sadness and distress in 6- to 7-year olds diagnosed with disruptive behavior disorder and attention-deficit hyperactivity disorder. European Child & Adolescent Psychiatry, 24(1), 105–113.
Desman, C., Schneider, A., Ziegler-Kirbach, E., Petermann, F., Mohr, B. & Hampel, P. (2006). Verhaltenshemmung und Emotionsregulation in einer Go-/Nogo-Aufgabe bei Jungen mit ADHS. Praxis der Kinderpsychologie und Kinderpsychiatrie, 55 (5), 328–349.
Diazgranados, S., Selman, R.L. & Dionne, M. (2016). Acts of Social Perspective Taking: A Functional Construct and the Validation of a Performance Measure for Early Adolescents. Social Development, 25(3), 572–601.
Diener, M.L. & Kim, D.Y. (2004). Maternal and child predictors of preschool children's social competence. Journal of Applied Developmental Psychology, 25 (1), 3–24.
Dirks, M.A., Treat, T.A. & Weersing, V.R. (2007). Integrating theoretical, measurement, and intervention models of youth social competence. Clinical Psychology Review, 27 (3), 327–347.

Dirks, M.A., Treat, T.A. & Weersing, V.R. (2010). The judge specificity of evaluations of youth social behavior: The case of peer provocation. Social Development, 19 (4), 736–757.

Dishion, T.J., Spracklen, K.M., Andrews, D.W. & Patterson, G.R. (1996). Deviancy training in male adolescent friendships. Behavior Therapy, 27 (3), 373–390.

Dodge, K.A. (1993). Social-cognitive mechanisms in the development of conduct disorder and depression. Annual Review of Psychology, 44 (1), 559–584.

Dodge, K.A. & Crick, R. (1990). Social information-processing bases of aggressive behavior in children. Personality and Social Psychology Bulletin, 16 (1), 8–22.

Dodge, K.A. & Somberg, D.R. (1987). Hostile attributional biases among aggressive boys are exacerbated under conditions of threats to the self. Child Development, 58 (1), 213–224.

Dodge, K.A., McClaskey, C.L. & Feldman, E. (1985). Situational approach to the assessment of social competence in children. Journal of Consulting and Clinical Psychology, 53, 344–353.

Dodge, K.A., Price, J.M., Bachorowski, J.-A. & Newman, J.P. (1990). Hostile attributional biases in severely aggressive adolescents. Journal of Abnormal Psychology, 99(4), 385–392.

Dodge, K.A., Lansford, J.E., Burks, V.S., Bates, J.E., Pettit, G.S., Fontaine, R. & Price, J.M. (2003). Peer rejection and social information-processing factors in the development of aggressive behavior problems in children. Child Development, 74 (2), 374–393.

Dodge, K.A., Malone, P.S., Lansford, J.E., Sorbring, E., Skinner, A.T., Tapanya, S., Tirado, L.M.U., Zelli, A., Alampay, L.P., Al-Hassan, S.M., Bacchini, D., Bombi, A.S., Bornstein, M.H., Chang, L., Deater-Deckard, K., Di Giunta, L., Oburu, P. & Pastorelli, C. (2015). Hostile attributional bias and aggressive behavior in global context. Proceedings of the National Academy of Sciences, 112(30), 9310–9315.

Doey, L., Coplan, R.J. & Kingsbury, M. (2014). Bashful Boys and Coy Girls: A Review of Gender Differences in Childhood Shyness. Sex Roles, 70(7–8), 255–266.

Döpfner, M., Banaschewski, T. & Sonuga-Barke, E.J.S. (2008). Aufmerksamkeitsdefizit-/Hyperaktivitätsstörungen (ADHS). In F. Petermann (Hrsg.), Lehrbuch der Klinischen Kinderpsychologie (6. Aufl., S. 257–276). Göttingen: Hogrefe.

Dubow, E.F. & Cappas, C. (1988). Peer social status and reports of children's adjustment by their teachers, by their peers, and by their self-ratings. Journal of School Psychology, 26, 69–75.

Dudeney, J., Sharpe, L. & Hunt, C. (2015). Attentional bias towards threatening stimuli in children with anxiety: A meta-analysis. Clinical Psychology Review, 40, 66–75.

Duncan, R. & Tarulli, D. (2009). On the persistence of private speech: Empirical and theoretical considerations. In A. Winsler, C. Fernyhough & I. Montero (Hrsg.), Private speech, executive functioning, and the development of verbal self-regulation (S. 176–187). Cambridge University Press.

Dunn, J. (1995). Children as psychologists: The later correlates of individual differences in understanding of emotions and other minds. Cognition & Emotion, 9 (2–3), 187–201.

Durlak, J.A., Weissberg, R.P. & Pachan, M. (2010). A meta-analysis of after-school programs that seek to promote personal and social skills in children and adolescents. American Journal of Community Psychology, 45 (3–4), 294–309.

D'Zurilla, T.J., Goldfried, M.R. (1971). Problem solving and behavior modification. Journal of Abnormal Psychology, 78 (1), 107–126.

D'Zurilla, T.J., Nezu, A.M., Maydell-Olivares, A. & D'Zurilla, T. J. (2004). Social problem solving: Theory and assessment. In E.C. Chang, T.J. D'Zurilla & L.J. Sanna (Eds.), Social problem solving. Theory, research, and training (pp. 11–27). Washington, D. C.: American Psychological Association.

Edens, J.F. (1999). Aggressive children's self-systems and the quality of their relationships with significant others. Aggression and Violent Behavior, 4 (2), 151–177.

Eddy, J.M., Leve, L.D. & Fagot, B.I. (2001). Coercive family processes: A replication and extension of patterson's coercion model. Behavior, 27 (1), 14–25.
Edwards, R., Manstead, A.S.R. & Macdonald, C.J. (1984). The relationship between children's sociometric status and ability to recognize facial expressions of emotion. European Journal of Social Psychology, 14(2), 235–238.
Ehlers, B., Ehlers, T. & Makus, H. (1978). Die Marburger Verhaltensliste: MVL. Göttingen: Hogrefe.
Eisenberg, N., Boehnke, K., Schuhler, P. & Silbereisen, K. (1985). The development of prosocial behavior and cognitions in German children. Journal of Cross-Cultural Psychology, 16 (1), 69–82.
Eisenberg, N., Guthrie, I.K., Murphy, B.C., Shepard, S.A., Cumberland, A. & Carlo, G. (1999). Consistency and development of prosocial dispositions: A longitudinal study. Child Development, 70 (6), 1360–1372.
Eisenberg, N., Spinrad, T.L. & Eggum, N.D. (2010). Emotion-related self-regulation and its relation to children's maladjustment. Annual Review of Clinical Psychology, 6, 495–525.
Emeh, C.C., Mikami, A.Y. & Teachman, B.A. (2018). Explicit and Implicit Positive Illusory Bias in Children With ADHD. Journal of Attention Disorders, 22(10), 994–1001.
Epkins, C.C. & Seegan, P.L. (2015). Mother-Reported and Children's Perceived Social and Academic Competence in Clinic-Referred Youth: Unique Relations to Depression and / or Social Anxiety and the Role of Self-perceptions. Child Psychiatry & Human Development, 46(5), 656–670.
Erath, S.A., Flanagan, K.S. & Bierman, K.L. (2007). Social anxiety and peer relations in early adolescence: Behavioral and cognitive factors. Journal of Abnormal Child Psychology, 35(3), 405–416.
Erath, S.A. & Tu, K.M. (2014). Peer Stress in Preadolescence: Linking Physiological and Coping Responses With Social Competence. Journal of Research on Adolescence, 24(4), 757–771.
Erdley, C.A. & Asher, S.R. (1998). Linkages between children's beliefs about the legitimacy of aggression and their behavior. Social Development, 7 (3), 321–339.
Erdley, C.A. & Asher, S.R. (1999). A social goals perspective on children's social competence. Journal of Emotional and Behavioral Disorders, 7 (3), 156–167.
Erdley, C.A., Rivera, M.S., Shepherd, E.J. & Holleb, L.J. (2010). Social-cognitive models and skills. In D.W. Nangle, D.J. Hansen, C. Erdley & P.J. Norton (Eds.), Practitioner's guide to empirically based measures of social skills (pp. 21–35). New York: Springer.
Erwin, P.G. (2007). Effectiveness of social skills training with children: A meta-analytic study. Counselling Psychology Quarterly, 7 (3), 305–310.
Eschenbeck, H. & Knauf, R.-K. (2018). Entwicklungsaufgaben und ihre Bewältigung. In A. Lohaus (Hrsg.), Entwicklungspsychologie des Jugendalters (S. 23–50). Berlin: Springer.
Evangelista, N.M., Owens, J.S., Golden, C.M. & Pelham Jr., W.E. (2008). The positive illusory bias: Do inflated self-perceptions in children with ADHD generalize to perceptions of others? Journal of Abnormal Child Psychology, 36 (5), 779–791.

Fabes, A., Carlo, G., Kupanoff, K. & Laible, D. (1999). Early adolescence and prosocial / moral behavior I: The role of individual processes. The Journal of Early Adolescence, 19 (1), 5–16.
Fabes, R.A. & Eisenberg, N. (1998). Meta-analyses of age and sex differences in children's and adolescents' prosocial behavior. Teilweise erschienen in: Eisenberg, N. & Fabes, R.A. (1998). Prosocial development. In W. Damon (Editor-in-Chief) & N. Eisenberg (Vol. Ed.), Handbook of child psychology: Vol. 3. Social, emotional, and personality development (5th ed., pp. 701–778). New York: Wiley.
Factor, P.I., Reyes, R.A. & Rosen, P.J. (2014). Emotional Impulsivity in Children with ADHD Associated with Comorbid—Not ADHD—Symptomatology. Journal of Psychopathology and Behavioral Assessment, 36(4), 530–541.
Fairchild, G., Van Goozen, S.H., Calder, A.J., Stollery, S.J. & Goodyer, I.M. (2009). Deficits in facial expression recognition in male ado-

lescents with early-onset or adolescence-onset conduct disorder. Journal of Child Psychology and Psychiatry, and Allied Disciplines, 50 (5), 627–636.
Feiring, C. (1999). Other-Sex Friendship Networks and the Development of Romantic Relationships in Adolescence. Journal of Youth and Adolescence, 28(4), 495–512.
Feiring, C. & Lewis, M. (1991a). The development of social networks from early to middle childhood: Gender differences and the relation to school competence. Sex Roles, 25(3–4), 237–253.
Feiring, C. & Lewis, M. (1991b). The transition from middle childhood to early adolescence: Sex differences in the social network and perceived self-competence. Sex roles, 24(7–8), 489–509.
Feldman, E. & Dodge, K.A. (1987). Social information processing and sociometric status: Sex, age, and situational effects. Journal of Abnormal Child Psychology, 15 (2), 211–227.
Findlay, C., Coplan, J. & Bowker, A. (2009). Keeping it all inside: Shyness, internalizing coping strategies and socio-emotional adjustment in middle childhood. International Journal of Behavioral Development, 33 (1), 47–54.
Flannery, K.M. & Smith, R.L. (2017). Are Peer Status, Friendship Quality, and Friendship Stability Equivalent Markers of Social Competence? Adolescent Research Review, 2(4), 331–340.
Flavell, J.H. (1999). Cognitive development: Children's knowledge about the mind. Annual Review of Psychology, 50, 21–45.
Flavell, J.H. (2004). Theory-of-Mind development: Retrospect and prospect. MerrillPalmer Quarterly, 50 (3), 274–290.
Fontaine, R.G. (2010). New developments in developmental research on social information processing and antisocial behavior. Journal of Abnormal Child Psychology, 38(5), 569–573.
Fontaine, R.G., Tanha, M., Yang, C., Dodge, K.A., Bates, J.E. & Pettit, G.S. (2010). Does response evaluation and decision (RED) mediate the relation between hostile attributional style and antisocial behavior in adolescence? Journal of Abnormal Child Psychology, 38 (5), 615–626.
Foulkes, L. & Blakemore, S.-J. (2016). Is there heightened sensitivity to social reward in adolescence? Current Opinion in Neurobiology, 40, 81–85.
French, D.C., Pidada, S., Denoma, J., McDonald, K. & Lawton, A. (2005). Reported Peer Conflicts of Children in the United States and Indonesia. Social Development, 14(3), 458–472.
Frentz, C., Gresham, F.M. & Elliott, S.N. (1991). Popular, controversial, neglected, and rejected adolescent: Contrasts of social competence and achievement differences. Journal of School Psychology, 29 (2), 109–120.
Frick, P.J., Christian, R.E. & Wootton, J.M. (1999). Age Trends in the Association between Parenting Practices and Conduct Problems. Behavior Modification, 23(1), 106–128.
Friedlmeier, W., Corapci, F. & Cole, P.M. (2011). Emotion Socialization in Cross-Cultural Perspective. Social and Personality Psychology Compass, 5(7), 410–427.
Furman, W. (2018). The romantic relationships of youth. In W. M. Bukowski, B. Laursen, & K. H. Rubin (Hrsg.), Handbook of peer interactions, relationships, and groups, 2nd ed (S. 410–428). New York: The Guilford Press.

Gagel, U. (2007). Jugendliche. In R. Hinsch & U. Pfingsten (Hrsg.), Gruppentraining sozialer Kompetenzen GSK (5. Aufl., S. 282–288). Weinheim: Beltz.
Gambin, M. & Sharp, C. (2018). Relations between empathy and anxiety dimensions in inpatient adolescents. Anxiety, Stress, & Coping, 31(4), 447–458.
Garner, P.W. (1996). The relations of emotional role taking, affective / moral attributions, and emotional display rule knowledge to low-income school-age children's social competence. Journal of Applied Developmental Psychology, 17 (1), 19–36.
Gasteiger-Klicpera, B. & Klicpera, C. (1999). Soziale Kompetenz bei Kindern mit sozialen Anpassungsschwierigkeiten. Zeitschrift für Kinderund Jugendpsychiatrie und Psychotherapie, 27 (2), 93–102.
Gazelle, H. (2013). Is Social Anxiety in the Child or in the Anxiety-Provoking Nature of the

Child's Interpersonal Environment? Child Development Perspectives, 7(4), 221–226.
Gendron, M., Roberson, D., van der Vyver, J.M. & Barrett, L.F. (2014). Perceptions of emotion from facial expressions are not culturally universal: Evidence from a remote culture. Emotion, 14(2), 251–262.
Gest, S.D., Sesma Jr., A., Masten, A.S. & Tellegen, A. (2006). Childhood peer reputation as a predictor of competence and symptoms 10 years later. Journal of Abnormal Child Psychology, 34 (4), 507–524.
Giannini, M. & Loscalzo, Y. (2016). Social anxiety and adolescence: Interpretation bias in an Italian Sample. Scandinavian Journal of Psychology, 57(1), 65–72.
Gini, G., Pozzoli, T. & Hymel, S. (2014). Moral disengagement among children and youth: A meta-analytic review of links to aggressive behavior. Aggressive Behavior, 40(1), 56–68.
Ginsburg, G.S., La Greca, A.M. & Silverman, W.K. (1998). Social anxiety in children with anxiety disorders: Relation with social and emotional functioning. Journal of Abnormal Child Psychology, 26 (3), 175–185.
Godleski, S.A. & Ostrov, J.M. (2010). Relational Aggression and Hostile Attribution Biases: Testing Multiple Statistical Methods and Models. Journal of Abnormal Child Psychology, 38(4), 447–458.
Göttsche, F. (2018). Bevölkerung mit Migrationshintergrund. In Bundeszentrale für politische Bildung (Hrsg.), Datenreport-2018. Ein Sozialbericht für die Bundesrepublick Deutschland (S. 28-42). Bonn: DESTATIS & WZB.
Goldman, J.A., Corsini, D.A. & DeUrioste, R. (1980). Implications of positive and negative sociometric status for assessing the social competence of young children. Journal of Applied Developmental Psychology, 1 (3), 209–220.
Gollwitzer, M., Banse, R., Eisenbach, K. & Naumann, A. (2007). Effectiveness of the Vienna social competence traning on explicit and implicit aggression. Evidence from an aggressiveness-IAT. European Journal of Psychological Assessment, 23 (3), 150–156.
Golombek, K., Lidle, L., Tuschen-Caffier, B., Schmitz, J. & Vierrath, V. (2019). The role of emotion regulation in socially anxious children and adolescents: A systematic review. European Child & Adolescent Psychiatry.
Görtz-Dorten, A. & Döpfner, M. (2010). Therapieprogramm für Kinder mit aggressivem Verhalten (THAV). Göttingen: Hogrefe.
Granic, I. & Patterson, G.R. (2006). Toward a comprehensive model of antisocial development: A dynamic systems approach. Psychological Review, 113 (1), 101–131.
Graziano, P.A. & Garcia, A. (2016). Attention-deficit hyperactivity disorder and children's emotion dysregulation: A meta-analysis. Clinical Psychology Review, 46, 106–123.
Greco, L.A. & Morris, T.L. (2005). Factors influencing the link between social anxiety and peer acceptance: Contributions of social skills and close friendships during middle childhood. Behavior Therapy, 36 (2), 197–205.
Greenwald, A.G. & Lai, C.K. (2020). Implicit Social Cognition. Annual Review of Psychology, 71, 419–445.
Gresham, F.M. (2002). Teaching social skills to high-risk children and youth: Preventive and remedial strategies. In M. R. Shinn, H. M. Walker & G. Stoner (Eds.), Interventions for academic and behavior problems II: Preventive and remedial approaches (pp. 403–432). Washington, DC: National Association of School Psychologists.
Grob, A. & Smolenski, C. (2009). Fragebogen zur Erhebung der Emotionsregulation bei Kindern und Jugendlichen (FEEL-KJ). Bern: Huber.
Groeben, M., Perren, S., Stadelmann, S. & von Klitzing, K. (2011). Emotional symptoms from kindergarten to middle childhood: Associations with selfand other-oriented social skills. European Child and Adolescent Psychiatry, 20 (1), 3–15.
Gross, J.J. & Thompson, R.A. (2007). Emotion regulation: Conceptual foundation. In J. J. Gross, red. Handbook of emotion regulation. New York: Guilford.
Günsoy, C., Cross, S.E., Uskul, A.K., Adams, G. & Gercek-Swing, B. (2015). Avoid or Fight Back? Cultural Differences in Responses to Conflict and the Role of Collectivism, Honor, and Enemy Perception. Journal of Cross-Cultural Psychology, 46(8), 1081–1102.

Günther, J., Nestmann, F. & Werner, J. (2011). Netzwerkforschung mit Kindern. Eine empirische Studie zu Unterstützungsbezügen in Familie, Pflegefamilie und Heim. In G. Oelerich & H.-U. Otto (Hrsg.), Empirische Forschung und Soziale Arbeit: Ein Studienbuch (S. 25–49). VS Verlag für Sozialwissenschaften.

Guerra, N.G. & Slaby, R.G. (1989). Evaluative factors in social problem solving by aggressive boys. Journal of Abnormal Child Psychology, 17 (3), 277–289.

Gut, J., Reimann, G. & Grob, A. (2012). Kognitive, sprachliche, mathematische und sozial-emotionale Kompetenzen als Prädiktoren späterer schulischer Leistungen: Zeitschrift für Pädagogische Psychologie, 26(3), 213–220.

Haar, B.F. & Krahé, B. (1999). Strategies for Resolving Interpersonal Conflicts in Adolescence: A German-Indonesian Comparison. Journal of Cross-Cultural Psychology, 30(6), 667–683.

Hacker, S. (2007). Implementation und Evaluation eines sozial-kognitiven Kompetenztrainings für Kinder im Grundschulalter. Thesis. Nürnberg: Universität Erlangen-Nürnberg.

Halberstadt, A.G., Denham, S.A. & Dunsmore, J. C. (2002). Affective social competence. Social Development, 10 (1), 79–119.

Hall, J. A., Herzberger, S.D. & Skowronski, K.J. (1998). Outcome expectancies and outcome values as predictors of children's aggression. Aggressive Behavior, 24(6), 439–454.

Haller, S.P.W., Doherty, B.R., Duta, M., Kadosh, K.C., Lau, J.Y.F. & Scerif, G. (2017). Attention allocation and social worries predict interpretations of peer-related social cues in adolescents. Developmental Cognitive Neuroscience, 25, 105–112.

Hallett, D., Chandler, M.J. & Krettenauer, T. (2002). Disentangling the course of epistemic development: Parsing knowledge by epistemic content. New Ideas in Psychology, 20 (2), 285–307.

Hampel, P. & Desman, C. (2006). Stressverarbeitung und Lebensqualität bei Kindern und Jugendlichen mit Aufmerksamkeitsdefizit-/Hyperaktivitätsstörung. Praxis der Kinderpsychologie und Kinderpsychiatrie, 55 (6), 425–443.

Harper, B.D., Lemerise, E.A. & Caverly, S.L. (2010). The Effect of Induced Mood on Children's Social Information Processing: Goal Clarification and Response Decision. Journal of Abnormal Child Psychology, 38(5), 575–586.

Harris, P.L. (1992). Das Kind und die Gefühle. Wie sich das Verständnis für die anderen Menschen entwickelt. Bern: Huber.

Harwood, M.D. & Farrar, M.J. (2006). Conflicting emotions: The connection between affective perspective taking and theory of mind. British Journal of Developmental Psychology, 24 (2), 401–418.

Hasselhorn, M. & Mähler, C. (1998). Wissen, das auf Wissen baut: Entwicklungspsychologische Erkenntnisse zum Wissenserwerb und zum Erschließen von Wirklichkeit im Grundschulalter. In J. Kahlert (Hrsg.), Wissenserwerb in der Grundschule. Perspektiven erfahren, vergleichen, gestalten (S. 73–89). Bad Heilbrunn / Obb.: Klinkhardt (Perspektive Schulpädagogik).

Hawley, P.H. (2003). Prosocial and coercive configurations of resource control in early adolescence: A case for the well-adapted machiavellian. Merrill-Palmer Quarterly, 49 (3), 279–309.

Hawley, P.H. (2007). Social dominance in childhood and adolescence: Why social competence and aggression may go hand in hand. In P.H. Hawley, T.D. Little & P.C. Rodkin (Eds.), Aggression and adaptation: The bright side to bad behavior (pp. 1–29). Mahwah, NJ: Lawrence Erlbaum Associates.

Hawley, P.H., Little, D. & Card, A. (2007). The allure of a mean friend: Relationship quality and processes of aggressive adolescents with prosocial skills. International Journal of Behavioral Development, 31 (2), 170–180.

Hawley, P.H. (2014). The Duality of Human Nature: Coercion and Prosociality in Youths' Hierarchy Ascension and Social Success. Current Directions in Psychological Science, 23(6), 433–438.

Hay, D.F., Caplan, M. & Nash, A. (2018). The beginnings of peer relations. In W. M. Bukowski, B. Laursen, & K. H. Rubin (Hrsg.), Handbook of peer interactions, relationships,

and groups, 2nd ed (S. 200–221). New York: The Guilford Press.
Heim-Dreger, U., Kohlmann, C.-W., Eschenbeck, H. & Burkhardt, U. (2006). Attentional biases for threatening faces in children: Vigilant and avoidant processes. Emotion, 6(2), 320–325.
Heisig, K. (2019). Vom Sinn einer geschlechtsneutralen Erziehung und Bildung. ifo Dresden berichtet, 26(2), 12–16.
Helbig, S. & Petermann, F. (2008). Entwicklungspsychopathologie Sozialer Angststörungen. Zeitschrift für Psychiatrie, Psychologie und Psychotherapie, 56(3), 211–227.
Helmsen, J., Koglin, U. & Petermann, F. (2012). Emotion regulation and aggressive behavior in preschoolers: The mediating role of social information processing. Child Psychiatry and Human Development, 43 (1), 87–101.
Helmsen, J. & Petermann, F. (2010a). Emotionsregulationsstrategien und aggressives Verhalten im Kindergartenalter. Praxis der Kinderpsychologie und Kinderpsychiatrie, 59, 775–791.
Helmsen, J. & Petermann, F. (2010b). Social information processing in physically and relationally aggressive preschool children. Zeitschrift für Kinderund Jugendpsychiatrie und Psychotherapie, 38 (3), 211–218.
Helseth, S.A., Waschbusch, D.A., King, S. & Willoughby, M.T. (2015). Aggression in Children with Conduct Problems and Callous-Unemotional Traits: Social Information Processing and Response to Peer Provocation. Journal of Abnormal Child Psychology, 43(8), 1503–1514.
Henry, S.E., Medway, F.J. & Scarbro, H.A. (1979). Sex and Locus of Control as Determinants of Children's Responses to Peer Versus Adult Praise. Journal of Edcational Psychology, 71(5), 604–612.
Herbrecht, E., Poustka, F. (2007). Frankfurter Gruppentraining sozialer Fertigkeiten für Kinder und Jugendliche mit autistischen Störungen. Zeitschrift für Kinderund Jugendpsychiatrie und Psychotherapie. 35 (1), 33–40.
Herlitz, V. & Merz, H. (1986). Gruppentraining für Kinder zur Verbesserung der sozialen Kompetenzen. Unveröffentl. Diplomarbeit. Bamberg: Universität Bamberg.
Higa, C.K. & Daleiden, E.L. (2008). Social anxiety and cognitive biases in non-referred children: The interaction of self-focused attention and threat interpretation biases. Journal of Anxiety Disorders, 22 (3), 441–452.
Hinsch, R. (2007). Maßnahmen zur Erfolgskontrolle. In R. Hinsch & U. Pfingsten (Hrsg.), Gruppentraining sozialer Kompetenzen GSK (5. Aufl., S. 204–214). Weinheim: Beltz.
Hinsch, R. & Pfingsten, U. (2015). Gruppentraining sozialer Kompetenzen GSK. Grundlagen, Durchführung, Anwendungsbeispiele (6. vollständig überarbeitete Aufl.). Weinheim: Beltz.
Hinsch, R. & Weigelt, M. (2015). Konzeption des GSK. In R. Hinsch & U. Pfingsten (Hrsg.), Gruppentraining sozialer Kompetenzen GSK (6. Aufl., S. 103–135). Weinheim: Beltz PVU.
Hodson, K.J., McManus, F.V., Clark, D.M. & Doll, H. (2008). Can Clark and Wells' (1995) cognitive model of social phobia be applied to young people? Behavioural and Cognitive Psychotherapy, 36 (4), 449–461.
Hoffman, M.L. (1990). Empathy and justice motivation. Motivation and Emotion, 14 (2), 151–172.
Hofmann, C. & Venetz, M. (2017). Der Einfluss früherer und gegenwärtiger Peer-Erfahrungen in der Schulklasse auf die Wahrnehmung von sozialer Unterstützung. Zeitschrift für Entwicklungspsychologie und Pädagogische Psychologie, 49(2), 63–72.
Hofstätter, P.R. (1971). Gruppendynamik. Kritik der Massenpsychologie. Reinbek b. Hamburg: Rowohlt.
Hoglund, W.L., Lalonde, C.E. & Leadbeater, B.J. (2008). Social-cognitive competence, peer rejection and neglect, and behavioral and emotional problems in middle childhood. Social Development, 17 (3), 528–553.
Hohm, E., Laucht, M., Zohsel, K., Schmidt, M.H., Esser, G., Brandeis, D. & Banaschewski, T. (2017). Resilienz und Ressourcen im Verlauf der Entwicklung: Von der frühen Kindheit bis zum Erwachsenenalter. Kindheit und Entwicklung, 26(4), 230–239.
Holl, A.K., Kirsch, F., Rohlf, H., Krahé, B. & Elsner, B. (2018). Longitudinal reciprocity between theory of mind and aggression in

middle childhood. International Journal of Behavioral Development, 42(2), 257–266.
Holmes, M.R., Yoon, S., Voith, L.A., Kobulsky, J.M. & Steigerwald, S. (2015). Resilience in Physically Abused Children: Protective Factors for Aggression. Behavioral Sciences, 5(2), 176–189.
Holodynski, M., Hermann, S. & Kromm, H. (2013). Entwicklungspsychologische Grundlagen der Emotionsregulation. Psychologische Rundschau, 64 (4), 196–207.
House, B.R., Silk, J.B., Henrich, J., Barrett, H.C., Scelza, B.A., Boyette, A.H., Hewlett, B.S., McElreath, R. & Laurence, S. (2013). Ontogeny of prosocial behavior across diverse societies. Proceedings of the National Academy of Sciences, 110(36), 14586–14591.
Howard, S.J. & Williams, K.E. (2018). Early Self-Regulation, Early Self-Regulatory Change, and Their Longitudinal Relations to Adolescents' Academic, Health, and Mental Well-Being Outcomes. Journal of Developmental & Behavioral Pediatrics, 39(6), 489–496.
Howes, C. (1987). Social competence with peers in young children: Developmental sequences. Developmental Review, 7 (3), 252–272.
Howe, C. (2010). Peer groups and children's development. Hoboken: Wiley-Blackwell.
Howe, N. & Leach, J. (2018). Children's play and peer relations. In W. M. Bukowski, B. Laursen, & K. H. Rubin (Hrsg.), Handbook of peer interactions, relationships, and groups, 2nd ed (S. 222–242). The Guilford Press.
Hoza, B. (2007). Peer functioning in children with ADHD. Journal of Pediatric Psychology, 32 (6), 655–663.
Hoza, B., Pelham, W.E., Milich, R., Pillow, D. & McBride, K. (1993). The self-perceptions and attributions of attention deficit hyperactivity disordered and nonreferred boys. Journal of Abnormal Child Psychology, 21 (3), 271–286.
Hubbard, J.A. (2001). Emotion expression processes in children's peer interaction: The role of peer rejection, aggression, and gender. Child Development, 72 (5), 1426–1438.
Hubbard, J.A., Smithmyer, C.M., Ramsden, S.R., Parker, E.H., Flanagan, K.D., Dearing, K.F., Relyea, N. & Simons, R.F. (2002). Observational, physiological, and self-report measures of children's anger: Relations to reactive versus proactive aggression. Child Development, 73 (4), 1101–1118.
Huber, L., Plötner, M. & Schmitz, J. (2019). Social competence and psychopathology in early childhood: A systematic review. European Child & Adolescent Psychiatry, 28(4), 443–459.
Huesmann, L.R. & Guerra, N.G. (1997). Children's normative beliefs about aggression and aggressive behavior. Journal of Personality and Social Psychology, 72(2), 408–419.
Hughes, C. & Devine, R.T. (2015). Individual Differences in Theory of Mind From Preschool to Adolescence: Achievements and Directions. Child Development Perspectives, 9(3), 149–153.
Hukkelberg, S., Keles, S., Ogden, T. & Hammerstrøm, K. (2019). The relation between behavioral problems and social competence: A correlational Meta-analysis. BMC Psychiatry, 19(1), 1-14.
Hupp, S.D., LeBlanc, M., Jewell, J.D. & Warnes, E. (2009). History and overview. In J.L. Matson (Ed.), Social behavior and skills in children (pp. 23–37), New York. Springer.

Inderbitzen, H.M., Walters, K.S. & Bukowski, A.L. (1997). The role of social anxiety in adolescent peer relations: Differences among sociometric status groups and rejected subgroups. Journal of Clinical Child Psychology, 26(4), 338–348.
Iskandar, N., Laursen, B., Finkelstein, B. & Fredrickson, L. (1995). Conflict Resolution Among Preschool Children: The Appeal of Negotiation in Hypothetical Disputes. Early Education & Development, 6(4), 359–376.

Jaghoory, H., Björkqvist, K. & Österman, K. (2018). Self-reported Peaceful Conflict Resolution Behaviour in Iranian and Finnish Adolescents. European Journal of Social Science Education and Research, 5(1), 246-251.
Jambon, M., Colasante, T., Peplak, J. & Malti, T. (2019). Anger, Sympathy, and Children's Reactive and Proactive Aggression: Testing a Differential Correlate Hypothesis. Journal of Abnormal Child Psychology, 47(6), 1013–1024.

Janke, B. (1999). Naive Psychologie und die Entwicklung des Emotionswissens. In W. Friedlmeier & M. Holodynski (Hrsg.), Emotionale Entwicklung. Funktion, Regulation und soziokultureller Kontext von Emotionen (S. 70–99). Heidelberg: Springer.

Jiang, Y. & Johnston, C. (2013). Co-occurring aggressive and depressive symptoms as related to overestimations of competence in children with attention-deficit / hyperactivity disorder. Clinical Child and Family Psychology Review, 1–16.

Johansen, E.B., Aase, H., Meyer, A. & Sagvolden, T. (2002). Attention-deficit / hyperactivity disorder (ADHD) behaviour explained by dysfunctioning reinforcement and extinction processes. Behavioural Brain Research, 130 (1), 37–45.

Jones, D.E., Greenberg, M. & Crowley, M. (2015). Early Social-Emotional Functioning and Public Health: The Relationship Between Kindergarten Social Competence and Future Wellness. American Journal of Public Health, 105(11), 2283–2290.

Joormann, J. & Unnewehr, S. (2002). Behandlung der Sozialen Phobie bei Kindern und Jugendlichen. Göttingen: Hogrefe.

Junttila, N., Vauras, M., Niemi, P.M. & Laakkonen, E. (2012). Multisource assessed social competence as a predictor for children's and adolescents' later loneliness, social anxiety, and social phobia. Journal for Educational Research Online / Journal für Bildungsforschung Online, 4 (1), 73–98.

Jürgens, B. (2007). Anwendungen in anderen Bereichen. In R. Hinsch & U. Pfingsten (Hrsg.), Gruppentraining sozialer Kompetenzen (5. Aufl., S. 276–309). Weinheim: Beltz.

Kagan, J. (1997). Temperament and the Reactions to Unfamiliarity. Child Development, 68(1), 139.

Karevold, E., Coplan, R., Stoolmiller, M. & Mathiesen, K. S. (2011). A longitudinal study of the links between temperamental shyness, activity, and trajectories of internalising problems from infancy to middle childhood. Australian Journal of Psychology, 63 (1), 36–43.

Kashdan, T.B. & Herbert, J.D. (2001). Social anxiety disorder in childhood and adolescence: Current status and future directions. Clinical Child and Family Psychology Review, 4 (1), 37–61.

Kashdan, T.B., Weeks, J.W. & Savostyanova, A. A. (2011). Whether, how, and when social anxiety shapes positive experiences and events: A self-regulatory framework and treatment implications. Clinical Psychology Review, 31 (5), 786–799.

Kats-Gold, I. & Priel, B. (2009). Emotion, understanding, and social skills among boys at risk of attention deficit hyperactivity disorder. Psychology in the Schools, 46 (7), 658–678.

Katsurada, E. & Sugawara, A. I. (1998). The relationship between hostile attributional bias and aggressive behavior in preschoolers. Early Childhood Research Quarterly, 13(4), 623–636.

Kavale, A. & Forness, R. (1996). Social skill deficits and learning disabilities: A meta-analysis. Journal of Learning Disabilities, 29 (3), 226–237.

Kerr, M.A. & Schneider, B. H. (2008). Anger expression in children and adolescents: A review of the empirical literature. Clinical Psychology Review, 28 (4), 559–577.

Kiesner, J. & Pastore, M. (2005). Differences in relations between antisocial behavior and peer acceptance across contexts and across adolescence. Child Development, 76 (6), 1278–1293.

Kim, J. & Cicchetti, D. (2004). A longitudinal study of child maltreatment, mother– child relationship quality and maladjustment: The role of self-esteem and social competence. Journal of Abnormal Child Psychology, 32 (4), 341–354.

Kim, H. S., Sherman, D.K. & Taylor, S.E. (2008). Culture and social support. American Psychologist Psychol, 63(6), 518–526.

Kingery, J.N., Erdley, C.A., Marshall, K.C., Whitaker, K.G. & Reuter, T.R. (2010). Peer experiences of anxious and socially withdrawn youth: An integrative review of the developmental and clinical literature. Clinical Child and Family Psychology Review, 13 (1), 91–128.

Kingsbury, M., Coplan, R.J. & Rose-Krasnor, L. (2013). Shy but getting by? An examination of the complex links among shyness, coping, and socioemotional functioning in childhood. Social Development, 22 (1), 126–145.

Klein, A.M., Voogd, L. de, Wiers, R.W. & Salemink, E. (2018). Biases in attention and interpretation in adolescents with varying levels of anxiety and depression. Cognition and Emotion, 32(7), 1478–1486.

Kley, H., Tuschen-Caffier, B. & Heinrichs, N. (2012). Safety behaviors, self-focused attention and negative thinking in children with social anxiety disorder, socially anxious and non-anxious children. Journal of Behavior Therapy and Experimental Psychiatry, 43 (1), 548–555.

Kliegel, M. & Kerber, U. (2005). Planen und prospektives Erinnern von Absichten bei Kindern mit einer hyperkinetischen Störung. Kindheit und Entwicklung, 14(2), 103–111.

Klinkhammer, J. & von Salisch, M. (2015). Emotionale Kompetenz bei Kindern und Jugendlichen: Entwicklung und Folgen. Kohlhammer.

Knafo, A., Steinberg, T. & Goldner, I. (2011). Children's low affective perspective-taking ability is associated with low self-initiated pro-sociality. Emotion, 11(1), 194–198.

Kofler, M.J., Raiker, J.S., Sarver, D.E., Wells, E.L. & Soto, E.F. (2016). Is hyperactivity ubiquitous in ADHD or dependent on environmental demands? Evidence from meta-analysis. Clinical Psychology Review, 46, 12–24.

Koglin, U., Petermann, F., Jaščenoka, J., Petermann, U. & Kullik, A. (2013). Emotionsregulation und aggressives Verhalten im Jugendalter. Kindheit und Entwicklung, 22 (3), 155–164.

Kokin, J., Younger, A., Gosselin, P. & Vaillancourt, T. (2016). Biased Facial Expression Interpretation in Shy Children. Infant and Child Development, 25(1), 3–23.

Kornbluh, M. & Watling Neal, J. (2016). Examining the many dimensions of children's popularity: Interactions between aggression, prosocial behaviors, and gender. Journal of Social and Personal Relationships, 33(1), 62–80.

Kuhn, D. (2000). Metacognitive development. Current Directions in Psychological Science, 9 (5), 178–181.

Kuhn, D., Cheney, R. & Weinstock, M. (2000). The development of epistemological understanding. Cognitive Development, 15 (3), 309–328.

Kühl, S., Bender, C., Kley, H., Krämer, M. & Tuschen-Caffier, B. (2010). Prävention sozialer Angststörungen im Kindes-und Jugendalter: Notwendig oder überflüssig? Verhaltenstherapie, 20 (4), 239–246.

Kullik, A. (2013). Emotionsregulation im Kindesund Jugendalter: Konzeptdefinition, entwicklungsspezifische Diagnostik und Psychopathologie. Thesis. Bremen: Universität Bremen.

Kullik, A. & Petermann, F. (2012). Die Rolle der Emotionsdysregulation für die Genese von Angststörungen im Kindesund Jugendalter. Zeitschrift für Psychiatrie, Psychologie und Psychotherapie, 60 (3), 165–175.

Kupersmidt, J.B. & Patterson, C.J. (1991). Childhood peer rejection, aggression, withdrawal, and perceived competence as predictors of self-reported behavior problems in preadolescence. Journal of Abnormal Child Psychology, 19 (4), 427–449.

Kurman, J. (2002). Measured Cross-Cultural Differences in Self-Enhancement and the Sensitivity of the Self-Enhancement Measure to the Modesty Response. Cross-Cultural Research, 36(1), 73–95.

Kwon, K., Lease, A.M. & Hoffman, L. (2012). The Impact of Clique Membership on Children's Social Behavior and Status Nominations. Social Development, 21(1), 150–169.

Ladd, G.W. (1999). Peer relationships and social competence during early and middle childhood. Annual Review of Psychology, 50 (1), 333–359.

Ladd, G.W. (2006). Peer rejection, aggressive or withdrawn behavior, and psychological maladjustment from ages 5 to 12: An examination of four predictive models. Child Development, 77 (4), 822–846.

Lafavor, T. (2018). Predictors of Academic Success in 9- to 11-Year-Old Homeless Children: The Role of Executive Function, Social Competence, and Emotional Control. The Journal of Early Adolescence, 38(9), 1236–1264.

La Greca, A.M. & Stone, W.L. (1993). Social anxiety scale for children-revised: Factor structure and concurrent validity. Journal of Clinical Child Psychology, 22 (1), 17–27.

La Greca, A.M. & Lopez, N. (1998). Social anxiety among adolescents: Linkages with peer relations and friendships. Journal of abnormal child psychology, 26(2), 83–94.

Lai, E.R. (2011). Metacognition: A literature review. London: Pearson.

Laible, D., Carlo, G., Panfile, T., Eye, J. & Parker, J. (2010). Negative emotionality and emotion regulation: A person-centered approach to predicting socioemotional adjustment in young adolescents. Journal of Research in Personality, 44(5), 621–629.

Laible, D., McGinley, M., Carlo, G., Augustine, M. & Murphy, T. (2014). Does engaging in prosocial behavior make children see the world through rose-colored glasses? Developmental Psychology, 50(3), 872–880.

Lalonde, C.E. & Chandler, M.J. (2002). Children's understanding of interpretation. New Ideas in Psychology, 20, 163–198.

Lansford, J.E., Malone, P.S., Dodge, K.A., Crozier, J.C., Pettit, G.S. & Bates, J.E. (2006). A 12-Year Prospective Study of Patterns of Social Information Processing Problems and Externalizing Behaviors. Journal of Abnormal Child Psychology, 34(5), 709–718.

Lansford, J.E., Skinner, A.T., Sorbring, E., Giunta, L.D., Deater-Deckard, K., Dodge, K.A., Malone, P.S., Oburu, P., Pastorelli, C., Tapanya, S., Tirado, L.M.U., Zelli, A., Al-Hassan, S.M., Alampay, L.P., Bacchini, D., Bombi, A.S., Bornstein, M.H. & Chang, L. (2012). Boys' and Girls' Relational and Physical Aggression in Nine Countries. Aggressive Behavior, 38(4), 298–308.

La Paro, K.M. & Pianta, R.C. (2000). Predicting children's competence in the early school years: A meta-analytic review. Review of Educational Research, 70 (4), 443–484.

Laursen, B., Finkelstein, B.D. & Townsend Betts, N. (2001). A developmental meta-analysis of peer conflict resolution. Developmental Review, 21 (4), 423–449.

Laursen, B. & Adams, R. (2018). Conflict between peers. In W. M. Bukowski, B. Laursen, & K. H. Rubin (Hrsg.), Handbook of peer interactions, relationships, and groups, 2nd ed (S. 265–283). New York: The Guilford Press.

Lauth, G.W. & Schlottke, P.F. (2009). Training mit aufmerksamkeitsgestörten Kindern (6. Aufl.). Weinheim: Beltz.

Lauth-Lebens, M. & Lauth, G.W. (2020). Motivationale Einflüsse auf exekutive Funktionen bei Aufmerksamkeitsdefizit-/ Hyperaktivitätsstörungen (ADHS). Lernen und Lernstörungen, 9(2), 111–125.

Lease, A.M., Musgrove, K.T. & Axelrod, J.L. (2002). Dimensions of social status in preadolescent peer groups: Likability, perceived popularity, and social dominance. Social Development, 11 (4), 508–533.

Leduc, C. & Bouffard, T. (2017). The impact of biased self-evaluations of school and social competence on academic and social functioning. Learning and Individual Differences, 55, 193–201.

Lemerise, E.A. & Arsenio, W.F. (2003). An integrated model of emotion processes and cognition in social information processing. Child Development, 71 (1), 107–118.

Lemerise, E.A., Gregory, D.S. & Fredstrom, B.K. (2005). The influence of provocateurs' emotion displays on the social information processing of children varying in social adjustment and age. Journal of Experimental Child Psychology, 90 (4), 344–66.

Lewis, M. (2005). The Child and Its Family: The Social Network Model. Human Development, 48(1–2), 8–27.

Li, Y. & Wright, M.F. (2014). Adolescents' Social Status Goals: Relationships to Social Status Insecurity, Aggression, and Prosocial Behavior. Journal of Youth and Adolescence, 43(1), 146–160.

Little, T., Henrich, C., Jones, S. & Hawley, P. (2003). Disentangling the »whys« from the »whats« of aggressive behaviour. International Journal of Behavioral Development, 27 (2), 122–133.

Little, S.G., Swangler, J. & Akin-Little, A. (2017). Defining Social Skills. In J. L. Matson (Hrsg.), Handbook of Social Behavior and Skills in Children (S. 9–17). Cham: Springer International Publishing.

Liu, J., Chen, X., Coplan, R.J., Ding, X., Zarbatany, L. & Ellis, W. (2015). Shyness and Unsociability and Their Relations With Adjustment in Chinese and Canadian Children. Journal of Cross-Cultural Psychology, 46(3), 371–386.

Lochman, J.E., Wayland, K.K. & White, K.J. (1993). Social goals: Relationship to adolescent adjustment and to social problem solving. Journal of Abnormal Child Psychology, 21 (2), 135–151.

Lösel, F. & Plankensteiner, B. (2005). Präventionseffekte sozialer Kompetenztrainings für Kinder. CCJG-Review. Stiftung Deutsches Forum für Kriminalprävention.

Loscalzo, Y., Giannini, M. & Miers, A.C. (2018). Social anxiety and interpretation bias: Examining clinical and subclinical components in adolescents. Child and Adolescent Mental Health, 23(3), 169–176.

Lovett, B.J. & Sheffield, R.A. (2007). Affective empathy deficits in aggressive children and adolescents: A critical review. Clinical Psychology Review, 27 (1), 1–13.

Ludlow, A.K., Garrood, A., Lawrence, K. & Gutierrez, R. (2014). Emotion Recognition From Dynamic Emotional Displays in Children With ADHD. Journal of Social and Clinical Psychology, 33(5), 413–427.

Lübben, K. (2003). Gruppentraining sozialer Kompetenzen mit sozial unsicheren Kindern (GSK-UK). Theoretische Grundlagen und praktisches Vorgehen. In U. Pfingsten (Hrsg.), Soziale Kompetenzen, Ängste und Kompetenzprobleme: Heft 1. Bielefeld: Ulrich Pfingsten, Abteilung für Psychologie, Universität Bielefeld.

Luman, M., Oosterlaan, J. & Sergeant, J.A. (2005). The impact of reinforcement contingencies on AD/HD: A review and theoretical appraisal. Clinical Psychology Review, 25 (2), 183–213.

Ma, I., Lambregts-Rommelse, N.N.J., Buitelaar, J.K., Cillessen, A.H.N. & Scheres, A.P.J. (2017). Decision-making in social contexts in youth with ADHD. European Child & Adolescent Psychiatry, 26(3), 335–344.

Malti, T. (2006). Aggression, self-understanding, and social competence in swiss elementary-school children. Swiss Journal of Psychology, 65 (2), 81–90.

Manning, K.E. (2020). Seeing red? A systematic review of the evidence for attentional biases to threat-relevant stimuli in propensity to reactive aggression. Aggression and Violent Behavior, 50.

Marotta, A., Casagrande, M., Rosa, C., Maccari, L., Berloco, B. & Pasini, A. (2014). Impaired reflexive orienting to social cues in attention deficit hyperactivity disorder. European Child & Adolescent Psychiatry, 23(8), 649–657.

Marsh, P., Allen, J.P., Ho, M., Porter, M. & McFarland, F.C. (2006). The changing nature of adolescent friendships longitudinal links with early adolescent ego development. The Journal of Early Adolescence, 26 (4), 414–431.

Marsh, A.A. & Blair, R.J.R. (2008). Deficits in facial affect recognition among antisocial populations: A meta-analysis. Neurosci Biobehav Rev, 32(3), 454–465.

Martin, J., Sokol, B.W. & Elfers, T. (2008). Taking and coordinating perspectives: From prereflective interactivity, through reflective intersubjectivity, to metareflective sociality. Human Development, 51 (5–6), 294–317.

Martinelli, A., Ackermann, K., Bernhard, A., Freitag, C.M. & Schwenck, C. (2018). Hostile attribution bias and aggression in children and adolescents: A systematic literature review on the influence of aggression subtype and gender. Aggression and Violent Behavior, 39, 25–32.

Marton, I., Wiener, J., Rogers, M., Moore, C. & Tannock, R. (2009). Empathy and social perspective taking in children with attention-deficit/hyperactivity disorder. Journal of Abnormal Child Psychology, 37 (1), 107–118.

Masten, A.S. (2007). Resilience in developing systems: Progress and promise as the fourth wave rises. Development and Psychopathology, 19 (3), 921–930.

Masten, A.S., Hubbard, J. J., Gest, S. D., Tellegen, A., Garmezy, N. & Ramirez, M. (1999). Competence in the context of adversity: Pathways to resilience and maladaptation from childhood to late adolescence. Development and Psychopathology, 11 (1), 143–169.

Masten, C.L., Juvonen, J. & Spatzier, A. (2009). Relative Importance of Parents and Peers: Differences in Academic and Social Behaviors at Three Grade Levels Spanning Late Child-

hood and Early Adolescence. The Journal of Early Adolescence, 29(6), 773–799.
Mathews, B.L., Koehn, A. J., Abtahi, M. M. & Kerns, K. A. (2016). Emotional Competence and Anxiety in Childhood and Adolescence: A Meta-Analytic Review. Clinical Child and Family Psychology Review, 19(2), 162–184.
Matthys, W., Maassen, G. H., Cuperus, J. M. & van Engeland, H. (2001). The assessment of the situational specificity of children's problem behaviour in peerpeer context. Journal of Child Psychology and Psychiatry, 42, 413–420.
Maur, S. & Schwenck, C. (2013). Störungsübergreifende Gruppentherapie mit Kindern und Jugendlichen: Kompetenzen fördern mit FESKKO. Mit Online-Materialien. Weinheim: Beltz.
Maxwell, B. & DesRoches, S. (2010). Empathy and social-emotional learning: Pitfalls and touchstones for school-based programs. New Directions for Child and Adolescent Development, 2010 (129), 33–53.
Mayberry, M.L. & Espelage, D.L. (2007). Associations Among Empathy, Social Competence, & Reactive / Proactive Aggression Subtypes. Journal of Youth and Adolescence, 36(6), 787–798.
McClelland, M.M., Geldhof, G.J., Cameron, C.E. & Wanless, S.B. (2015). Development and Self-Regulation. In Handbook of Child Psychology and Developmental Science (S. 1–43). American Cancer Society.
McClure, E. B. (20000601). A meta-analytic review of sex differences in facial expression processing and their development in infants, children, and adolescents. Psychological Bulletin, 126(3), 424.
McDuff, D., Girard, J.M. & Kaliouby, R. el. (2017). Large-Scale Observational Evidence of Cross-Cultural Differences in Facial Behavior. J Nonverbal Behav, 41(1), 1–19.
McQuade, J.D. & Hoza, B. (2008). Peer problems in attention deficit hyperactivity disorder: Current status and future directions. Developmental Disabilities Research Reviews, 14 (4), 320–324.
Meichenbaum, D. (1975). Theoretical and treatment implications of developmental research on verbal control of behavior. Canadian Psychological Review / Psychologie canadienne, 16(1), 22-27.
Meichenbaum, D. (1993). Changing Conceptions of Cognitive Behavior Modification: Retrospect and Prospect. Journal of Consulting and Clinical Psychology, 61(2), 202–204.
Melfsen, S. & Florin, I. (2003). Aspekte emotionaler Kompetenz bei sozial ängstlichen Kindern. Zeitschrift für Klinische Psychologie und Psychotherapie, 32 (4), 307–314.
Mesquita, B., Boiger, M. & De Leersnyder, J. (2016). The cultural construction of emotions. Current Opinion in Psychology, 8, 31–36.
Miers, A.C., Blöte, A.W., Bögels, S.M. & Westenberg, P.M. (2008). Interpretation bias and social anxiety in adolescents. Journal of Anxiety Disorders, 22(8), 1462–1471.
Miers, A.C., Blöte, A.W., de Rooij, M., Bokhorst, C.L. & Westenberg, P.M. (2013). Trajectories of social anxiety during adolescence and relations with cognition, social competence, and temperament. Journal of Abnormal Child Psychology, 41 (1), 97–110.
Milich, R. & Dodge, K.A. (1984). Social information processing in child psychiatric populations. Journal of Abnormal Child Psychology, 12 (3), 471–489.
Miller, N.V. & Johnston, C. (2019). Social threat attentional bias in childhood: Relations to aggression and hostile intent attributions. Aggressive Behavior, 45(3), 245–254.
Miller-Johnson, S., Coie, JD., Maumary-Gremaud, A., Lochman, J. & Terry, R. (1999). Relationship between childhood peer rejection and aggression and adolescent delinquency severity and type among african american youth. Journal of Emotional and Behavioral Disorders, 7 (3), 137–146.
Miller-Johnson, S., Coie, J.D., Maumary-Gremaud, A. & Bierman, K. (2002). Peer rejection and aggression and early starter models of conduct disorder. Journal of Abnormal Child Psychology, 30 (3), 217–230.
Moore, B.S. (1990). The origins and development of empathy. Motivation and Emotion, 14 (2), 75–80.
Möller, C. & Petermann, U. (2011). Kurz-und langfristige Effekte des Trainings mit sozial unsicheren Kindern. Verhaltenstherapie, 21(1), 15–22.

Muris, P. (2002). Relationships between self-efficacy and symptoms of anxiety disorders and depression in a normal adolescent sample. Personality and Individual Differences, 32 (2), 337–348.
Muris, P., Merckelbach, H. & Damsma, E. (2000). Threat perception bias in nonreferred, socially anxious children. Journal of Clinical Child Psychology, 29 (3), 348–359.
Murphy, B.C., Shepard, S.A., Eisenberg, N. & Fabes, R.A. (2004). Concurrent and across time prediction of young adolescents' social functioning: The role of emotionality and regulation. Social Development, 13 (1), 56–86.
Murray-Close, D., Hoza, B., Hinshaw, S.P., Arnold, L.E., Swanson, J., Jensen, P.S. & Wells, K. (2010). Developmental processes in peer problems of children with attention-deficit/hyperactivity disorder in the multimodal treatment study of children with ADHD: Developmental cascades and vicious cycles. Development and Psychopathology, 22 (4), 785–802.

Nangle, D.W., Grover, R.L., Holleb, L.J., Cassano, M. & Fales, J. (2010a). Defining competence and identifying target skills. In D.W. Nangle, D.J. Hansen, C.A. Erdley & P.J. Norton (Hrsg.), Practitioner's Guide to Empirically Based Measures of Social Skills. (S. 3-20). New York: Springer.
Nangle, D.W., Erdley, C., Adrian, M. & Fales, J. (2010b). A conceptual basis in social learning theory. In Nangle, D. W., Hansen, D. J., Erdley, C. A. & Norton, P. J. (Hrsg.), Practitioner's Guide to Empirically Based Measures of Social Skills (S. 37-47). New York: Springer.
Nelson, A. & Crick, R. (1999). Rose-Colored glasses: Examining the social information-processing of prosocial young adolescents. The Journal of Early Adolescence, 19 (1), 17–38.
Nelson, J.A. & Perry, N.B. (2015). Emotional reactivity, self-control and children's hostile attributions over middle childhood. Cognition and Emotion, 29(4), 592–603.
Nelson, S.C., Syed, M., Tran, A.G.T.T., Hu, A.W. & Lee, R.M. (2018). Pathways to ethnic-racial identity development and psychological adjustment: The differential associations of cultural socialization by parents and peers. Developmental Psychology, 54(11), 2166–2180.
Newcomb, A.F., Bukowski, W.M. & Pattee, L. (1993). Children's peer relations: A meta-analytic review of popular, rejected, neglected, controversial, and average sociometric status. Psychological Bulletin, 113 (1), 99–128.
Nijmeijer, J.S., Minderaa, R.B., Buitelaar, J.K., Mulligan, A., Hartman, C.A. & Hoekstra, P.J. (2008). Attention-deficit/hyperactivity disorder and social dysfunctioning. Clinical Psychology Review, 28 (4), 692–708.
Nixon, E. (2001). The social competence of children with attention deficit hyperactivity disorder: A review of the literature. Child and Adolescent Mental Health, 6 (4), 172–180.
Noakes, M.A. & Rinaldi, C.M. (2006). Age and Gender Differences in Peer Conflict. Journal of Youth and Adolescence, 35(6), 881–891.
Nook, E.C., Vidal Bustamante, C.M., Cho, H.Y. & Somerville, L.H. (2020). Use of linguistic distancing and cognitive reappraisal strategies during emotion regulation in children, adolescents, and young adults. Emotion, 20(4), 525.

Öztürk, Y., Özyurt, G., Turan, S., Mutlu, C., Tufan, A.E. & Pekcanlar Akay, A. (2020). Association of theory of mind and empathy abilities in adolescents with social anxiety disorder. Current Psychology.
Ohan, J.L. & Johnston, C. (2011). Positive illusions of social competence in girls with and without ADHD. Journal of Abnormal Child Psychology, 39 (4), 527–539.
Ojanen, T., Aunola, K. & Salmivalli, C. (2007). Situation-specificity of children's social goals: Changing goals according to changing situations? International Journal of Behavioral Development, 31 (3), 232–241.
O'Neil, R., Welsh, M., Parke, R.D., Wang, S. & Strand, C. (1997). A longitudinal assessment of the academic correlates of early peer acceptance and rejection. Journal of Clinical Child Psychology, 26 (3), 290–303.
Ollendick, T.H. & Hirshfeld-Becker, D.R. (2002). The developmental psychopathology of social anxiety disorder. Biological Psychiatry, 51 (1), 44–58.

Ollendick, T.H., Benoit, K.E. & Grills-Taquechel, A.E. (2014). Social Anxiety Disorder in Children and Adolescents. In The Wiley Blackwell Handbook of Social Anxiety Disorder (S. 179–200). John Wiley & Sons, Ltd.

Orobio de Castro, B., Brendgen, M., Van Boxtel, H., Vitaro, F. & Schaepers, L. (2007). »Accept me, or else ...«: Disputed overestimation of social competence predicts increases in proactive aggression. Journal of Abnormal Child Psychology, 35 (2), 165–178.

Orobio de Castro, B., Veerman, J.W., Koops, W., Bosch, J.D. & Monshouwer, H.J. (2002). Hostile attribution of intent and aggressive behavior: A meta-analysis. Child Development, 73 (3), 916–934.

Orpinas, P. (2010). Social Competence. In I.B. Weiner & W.E. Craighead (Hrsg.), The Corsini Encyclopedia of Psychology (S. 1623-1624). Hoboken: John Wiley & Sons, Inc.

O'Toole, M.S., Hougaard, E. & Mennin, D.S. (2013). Social anxiety and emotion knowledge: A meta-analysis. Journal of Anxiety Disorders, 27, 98–108.

Owens, J.S., Goldfine, M.E., Evangelista, N.M., Hoza, B. & Kaiser, N.M. (2007). A critical review of self-perceptions and the positive illusory bias in children with ADHD. Clinical Child and Family Psychology Review, 10 (4), 335–351.

Padilla, A.M. (2006). Bicultural Social Development. Hispanic Journal of Behavioral Sciences, 28(4), 467–497.

Padilla-Walker, L.M., Carlo, G. & Memmott-Elison, M.K. (2018). Longitudinal Change in Adolescents' Prosocial Behavior Toward Strangers, Friends, and Family. Journal of Research on Adolescence, 28(3), 698–710.

Papousek, H. & Papousek, M. (1999). Symbolbildung, Emotionsregulation und soziale Interaktion. In W. Friedlmeier & M. Holodynski (Hrsg.), Emotionale Entwicklung. Funktion, Regulation und soziokultureller Kontext von Emotionen (S. 135–155). Heidelberg: Springer.

Parke, R.D., Roisman, G.I. & Rose, A.J. (2019). Social Development. Hoboken: John Wiley & Sons.

Parker, J.G., Rubin, K.H., Erath, S., Wojslawowicz, J.C. & Buskirk, A. (2006). Peer relationships, child development, and adjustment: A developmental psychopathology perspective. In D. Cicchetti (Ed.), Developmental Psychopathology: Vol. 2: Risk, disorder, and adaptation. New York: Wiley.

Patros, C.H.G., Alderson, R.M., Kasper, L.J., Tarle, S.J., Lea, S.E. & Hudec, K.L. (2016). Choice-impulsivity in children and adolescents with attention-deficit / hyperactivity disorder (ADHD): A meta-analytic review. Clinical Psychology Review, 43, 162–174.

Pedersen, S., Vitaro, F., Barker, E.D. & Borge, A.I. (2007). The timing of middlechildhood peer rejection and friendship: Linking early behavior to early-adolescent adjustment. Child Development, 78 (4), 1037–1051.

Pellegrini, D.S., Masten, A.S., Garmezy, N. & Ferrarese, M.J. (1987). Correlates of social and academic competence in middle childhood. Journal of Child Psychology and Psychiatry, 28 (5), 699–714.

Penela, E. (2013). The Influences of Early Temperament and Emotion Regulation on Social Competence in Middle Childhood. Dissertation: University of Miami.

Penela, E.C., Walker, O.L., Degnan, K.A., Fox, N.A. & Henderson, H.A. (2015). Early Behavioral Inhibition and Emotion Regulation: Pathways Toward Social Competence in Middle Childhood. Child Development, 86(4), 1227–1240.

Penton-Voak, I.S., Thomas, J., Gage, S.H., McMurran, M., McDonald, S. & Munafò, M.R. (2013). Increasing Recognition of Happiness in Ambiguous Facial Expressions Reduces Anger and Aggressive Behavior. Psychological Science, 24(5), 688–697.

Perner, J. & Wimmer, H. (1985). »John thinks that Mary thinks that ...« Attribution of second-order beliefs by 5to 10-year-old children. Journal of Experimental Child Psychology, 39 (3), 437–471.

Perren, S. & Alsaker, F.D. (2009). Depressive symptoms from kindergarten to early school age: Longitudinal associations with social skills deficits and peer victimization. Child and Adolescent Psychiatry and Mental Health, 3 (1), 28–38.

Perren, S., Forrester-Knauss, C. & Alsaker, F.D. (2012). Self-and other-oriented social skills:

Differential associations with children's mental health and bullying roles. Journal for Educational Research Online / Journal für Bildungsforschung Online, 4 (1).

Pérez-Edgar, K., Bar-Haim, Y., McDermott, J.M., Chronis-Tuscano, A., Pine, D.S. & Fox, N.A. (2010). Attention biases to threat and behavioral inhibition in early childhood shape adolescent social withdrawal. Emotion, 10(3), 349–357.

Pérez-Edgar, K., Reeb-Sutherland, B.C., McDermott, J.M., White, L.K., Henderson, H.A., Degnan, K.A., Hane, A.A., Pine, D.S. & Fox, N.A. (2011). Attention Biases to Threat Link Behavioral Inhibition to Social Withdrawal over Time in Very Young Children. Journal of Abnormal Child Psychology, 39(6), 885–895.

Perri, D., Görtz-Dorten, A., Breuer, D., Lerner, T. & Döpfner, M. (2017). Erfassung störungsaufrechterhaltender Komponenten sozialer Angst bei Kindern und Jugendlichen im Eltern- und Selbsturteil. Zeitschrift für Klinische Psychologie und Psychotherapie, 46(2), 117–126.

Petermann, F. (2002). Klinische Kinderpsychologie: Das Konzept der sozialen Kompetenz. Zeitschrift für Psychologie, 210 (4), 175–185.

Petermann, F. & Petermann, U. (2008). Training mit aggressiven Kindern (12. Aufl.). Weinheim: Beltz.

Petermann, F., Koglin, U., Natzke, H. & von Marées, N. (2007). Verhaltenstraining in der Grundschule. Göttingen: Hogrefe.

Petillon, H. (1984). SFS 4–6. Sozialfragebogen für Schüler, 4.–6. Klasse. Weinheim: Beltz.

Pfeiffer, S., Gutzweiler, R., Tschan, T. & In-Albon, T. (2019). Konzeption, Akzeptanz und Durchführbarkeit einer modularisierten universellen Präventionsmaßnahme zur emotionalen Kompetenz für Kinder und Jugendliche an Schulen im Rahmen eines Service-Learning-Konzepts. Verhaltenstherapie, 29(4), 244–253.

Pfingsten, U. (2007). Anpassung des GSK an spezielle Aufgaben und Klientengruppen. In R. Hinsch & U. Pfingsten (Hrsg.), Gruppentraining sozialer Kompetenzen GSK (5. Aufl., S. 226–230). Weinheim: Beltz.

Pfingsten, U. (2015a). Soziale Kompetenzen und Kompetenzprobleme. In R. Hinsch & U. Pfingsten (Hrsg.), Gruppentraining sozialer Kompetenzen GSK (6. Aufl., S. 16–24). Weinheim: Beltz.

Pfingsten, U. (2015b). Ein Erklärungsmodell sozialer Kompetenzen und Kompetenzprobleme. In R. Hinsch & U. Pfingsten (Hrsg.), Gruppentraining sozialer Kompetenzen GSK (6. Aufl., S. 25-72). Weinheim: Beltz.

Pfingsten, U. & Lübben, K. (2007). Sozial unsichere Kinder. In R. Hinsch & U. Pfingsten (Hrsg.), Gruppentraining sozialer Kompetenzen GSK (5. Aufl., S. 267–275). Weinheim: Beltz.

Pillow, B.H. (2012). Conceptual knowledge about cognitive activities. In B.H. Pillow (Ed.), Children's discovery of the active mind (pp. 13–44). Bradford: Springer Briefs.

Pisano, S., Catone, G., Pascotto, A., Iuliano, R., Tiano, C., Milone, A., Masi, G. & Gritti, A. (2016). Paranoid Thoughts in Adolescents with Social Anxiety Disorder. Child Psychiatry & Human Development, 47(5), 792–798.

Polanczyk, G., de Lima, M., Horta, B., Biederman, J. & Rohde, L. (2007). The worldwide prevalence of ADHD: A systematic review and metaregression analysis. American Journal of Psychiatry, 164 (6), 942–948.

Polanczyk, G.V., Willcutt, E.G., Salum, G.A., Kieling, C. & Rohde, L.A. (2014). ADHD prevalence estimates across three decades: An updated systematic review and meta-regression analysis. International Journal of Epidemiology, 43(2), 434–442.

Prelow, H.M., Loukas, A. & Jordan-Green, L. (2007). Socioenvironmental risk and adjustment in latino youth: The mediating effects of family processes and social competence. Journal of Youth and Adolescence, 36 (4), 465–476.

Prinstein, M.J. & Cillessen, A.H. (2003). Forms and functions of adolescent peer aggression associated with high levels of peer status. Merrill-Palmer Quarterly, 49 (3), 310–342.

Ragelienė, T. (2016). Links of Adolescents Identity Development and Relationship with Peers: A Systematic Literature Review. Journal of the

Canadian Academy of Child and Adolescent Psychiatry, 25(2), 97–105.
Rakoczy, H., Warneken, F. & Tomasello, M. (2007). »This way!«, »No! That way!« – 3-year olds know that two people can have mutually incompatible desires. Cognitive Development, 22 (1), 47–68.
Ranta, K., Tuomisto, M.T., Kaltiala-Heino, R., Rantanen, P. & Marttunen, M. (2014). Cognition, Imagery and Coping among Adolescents with Social Anxiety and Phobia: Testing the Clark and Wells Model in the Population. Clinical Psychology & Psychotherapy, 21(3), 252–263.
Razza, R.A. & Blair, C. (2009). Associations among false-belief understanding, executive function, and social competence: A longitudinal analysis. Journal of Applied Developmental Psychology, 30 (3), 332–343.
Renk, K. & Phares, V. (2004). Cross-informant ratings of social competence in children and adolescents. Clinical Psychology Review, 24 (2), 239–254.
Renouf, A.G., Kovacs, M. & Mukerji, P. (1997). Relationship of depressive, conduct, and comorbid disorders and social functioning in childhood. Journal of the American Academy of Child and Adolescent Psychiatry, 36 (7), 998–1004.
Rheingold, A.A., Herbert, J.D. & Franklin, M.E. (2003). Cognitive bias in adolescents with social anxiety disorder. Cognitive Therapy and Research, 27 (6), 639–655.
Riechmann, E., Sattler, F.A., Christiansen, H. & Chavanon, M.-L. (2017). Emotionsregulation: Konzepte, Modellvorstellungen und aktuelle Befunde bei ADHS. Lernen und Lernstörungen, 6(3), 145–155.
Rieffe, C., Broekhof, E., Kouwenberg, M., Faber, J., Tsutsui, M.M. & Güroğlu, B. (2016). Disentangling proactive and reactive aggression in children using self-report. European Journal of Developmental Psychology, 13(4), 439–451.
Roche, C. & Kuperminc, G.P. (2012). Acculturative Stress and School Belonging Among Latino Youth. Hispanic Journal of Behavioral Sciences, 34(1), 61–76.
Rockhill, C.M., Vander Stoep, A., McCauley, E. & Katon, W.J. (2009). Social competence and social support as mediators between comorbid depressive and conduct problems and functional outcomes in middle school children. Journal of Adolescence, 32 (3), 535–553.
Rodger, H., Vizioli, L., Ouyang, X. & Caldara, R. (2015). Mapping the development of facial expression recognition. Developmental Science, 18(6), 926–939.
Rohlf, H.L., Holl, A.K., Kirsch, F., Krahé, B. & Elsner, B. (2018). Longitudinal Links between Executive Function, Anger, and Aggression in Middle Childhood. Frontiers in Behavioral Neuroscience, 12, 27, 1-14.
Röll, J., Koglin, U. & Petermann, F. (2012). Emotion regulation and childhood aggression: Longitudinal associations. Child Psychiatry and Human Development, 43 (6), 909–923.
Ronk, M.J., Hund, A.M. & Landau, S. (2011). Assessment of social competence of boys with attention-deficit / hyperactivity disorder: Problematic peer entry, host responses, and evaluations. Journal of Abnormal Child Psychology, 39 (6), 829–840. Roopnarine, J. L. (1987). Social interaction in the peer group: Relationship to perceptions of parenting and to children's interpersonal awareness and problem-solving ability. Journal of Applied Developmental Psychology, 8 (4), 351–362.
Ros, R. & Graziano, P.A. (2018). Social Functioning in Children With or At Risk for Attention Deficit / Hyperactivity Disorder: A Meta-Analytic Review. Journal of Clinical Child & Adolescent Psychology, 47(2), 213–235.
Rose, A.J. & Asher, S.R. (1999). Children's Goals and Strategies in Response to Conflicts Within a Friendship. Developmental Psychology, 35(1), 69–79.
Rose, A.J. & Asher, S.R. (2017). The Social Tasks of Friendship: Do Boys and Girls Excel in Different Tasks? Child Development Perspectives, 11(1), 3–8.
Rose, A.J. & Smith, R.L. (2018). Gender and peer relationships. In W. M. Bukowski, B. Laursen, & K. H. Rubin (Eds.), Handbook of peer interactions, relationships, and groups (p. 571–589). The Guilford Press.

Rose-Krasnor, L. (1997). The nature of social competence: A theoretical review. Social Development, 6 (1), 111–135.
Roth, I. & Reichle, B. (2007). Beziehungsorientierte Intervention am Beispiel des »Ich bleibe cool« – Trainings zur Förderung prosozialer Verhaltensweisen und konstruktiver Konfliktlösestrategien bei Kindern im Grundschulalter. Praxis der Kinderpsychologie und Kinderpsychiatrie, 56 (5), 463–482.
Roth-Hanania, R., Davidov, M. & Zahn-Waxler, C. (2011). Empathy development from 8 to 16 months: Early signs of concern for others. Infant Behavior & Development, 34 (3), 447–458.
Rowley, M. & Robinson, J. (2002). Adolescents' judgements about the evidential basis for complex beliefs. International Journal of Behavioral Development, 26 (3), 259–268.
Rubin, K.H. & Rose-Krasnor, L. (1992). Interpersonal problem solving and social competence in children. In V.B. Van Hasselt & M. Hersen (Eds.), Handbook of social development: A lifespan perspective (pp. 283–323). New York: Plenum.
Rubin, K.H., Coplan, R.J. & Bowker, J.C. (2009). Social withdrawal in childhood. Annual Review of Psychology, 60, 141–171.
Rubin, K.H., Bukowski, W.M. & Bowker, J.C. (2015). Children in Peer Groups. In R.M. Lerner (Hrsg.), Handbook of Child Psychology and Developmental Science (S. 1–48). Hoboken: John Wiley & Sons, Inc.
Rudolph, K.D. & Clark, A.G. (2001). Conceptions of relationships in children with depressive and aggressive symptoms: Social-cognitive distortion or reality? Journal of Abnormal Child Psychology, 29 (1), 41–56.
Rudolph, K.D. & Heller, T.L. (1997). Interpersonal problem solving, externalizing behavior, and social competence in preschoolers: A knowledge-performance discrepancy? Journal of Applied Developmental Psychology, 18 (1), 107–117.
Rudolph, K.D. & Bohn, L.E. (2014). Translating Social Motivation Into Action: Contributions of Need for Approval to Children's Social Engagement. Social Development, 23(2), 376–394.
Rudy, B.M., Davis, T.E. 3rd & Matthews, R.A. (2012). The relationship among self-efficacy, negative self-referent cognitions, and social anxiety in children: A multiple mediator model. Behavior Therapy, 43, 619–628.
Rudy, B.M., Davis, T.E. 3rd & Matthews, R.A. (2014). Cognitive indicators of social anxiety in youth: A structural equation analysis. Behavior Therapy, 45 (1), 116–125. Ryan, A. M. & Shim, S. S. (2008). An exploration of young adolescents' social achievement goals and social adjustment in middle school. Journal of Educational Psychology, 100 (3), 672–687.

Sackl-Pammer, P., Jahn, R., Özlü-Erkilic, Z., Pollak, E., Ohmann, S., Schwarzenberg, J., Plener, P. & Akkaya-Kalayci, T. (2019). Social anxiety disorder and emotion regulation problems in adolescents. Child and Adolescent Psychiatry and Mental Health, 13(1), 37.
Sagvolden, T., Aase, H., Zeiner, P. & Berger, D. (1998). Altered reinforcement mechanisms in attention-deficit / hyperactivity disorder. Behavioural Brain Research, 94 (1), 61–71.
Salmivalli, C. & Peets, K. (2009). Pre-adolescents' Peer-relational Schemas and Social Goals across Relational Contexts. Social Development, 18(4), 817–832.
Sam, D.L. & Berry, J.W. (2010). Acculturation: When Individuals and Groups of Different Cultural Backgrounds Meet. Perspectives on Psychological Science, 5(4), 472–481.
Samson, J.E., Ojanen, T. & Hollo, A. (2012). Social Goals and Youth Aggression: Meta-analysis of Prosocial and Antisocial Goals. Social Development, 21(4), 645–666.
Sandstrom, M.J. & Coie, J.D. (1999). A developmental perspective on peer rejection: Mechanisms of stability and change. Child Development, 70 (4), 955–966.
San Martín Martínez, C., Boada i Calbet, H. & Feigenbaum, P. (2011). Private and inner speech and the regulation of social speech communication. Cognitive Development, 26(3), 214–229.
Sanson, A., Hemphill, S.A. & Smart, D. (2004). Connections between temperament and social development: A review. Social Development, 13(1), 142–170.

Sanson, A., Hemphill S.A., Yagmurla, B. & McClowry, S. (2011): Temperament and social development. In Smith, P.K. & Hart, C.H. (Hrsg.). The Wiley-Blackwell Handbook of Childhood Social Development (S. 227-245). Wiley-Blackwell.

Satow, L. & Mittag, W. (1999). Selbstwirksamkeitserwartung im Umgang mit sozialen Anforderungen. In M. Schwarzer & R. Jerusalem (Hrsg.), Skalen zur Erfassung von Lehrer-und Schülermerkmalen. Dokumentation der psychometrischen Verfahren im Rahmen der wissenschaftlichen Begleitung des Modellversuchs selbstwirksame Schulen (S. 17–18). Berlin: Freie Universität Berlin, Humboldt-Universität Berlin.

Schäfer, J., Schmitz, J. & Tuschen-Caffier, B. (2012). Hat das kognitive Modell von Clark und Wells zur sozialen Phobie Erklärungskraft für das Kindesalter? Zeitschrift für Klinische Psychologie und Psychotherapie, 41(1), 9–18.

Scharfstein, L.A., Beidel, D.C., Sims, V.K. & Rendon Finnell, L. (2011). Social Skills Deficits and Vocal Characteristics of Children with Social Phobia or Asperger's Disorder: A Comparative Study. Journal of Abnormal Child Psychology, 39(6), 865–875.

Schinka, K.C., van Dulmen, M.H., Mata, A.D., Bossarte, R. & Swahn, M. (2013). Psychosocial predictors and outcomes of loneliness trajectories from childhood to early adolescence. Journal of Adolescence, 36 (6), 1251–1260.

Schipper, M., Kullik, A., Samson, A.C., Koglin, U. & Petermann, F. (2013). Emotionsdysregulation im Kindesalter. Psychologische Rundschau; Überblick über die Fortschritte der Psychologie in Deutschland, Österreich und der Schweiz, 64 (4), 228–234.

Schmidt-Denter, U. (1988). Soziale Entwicklung. Ein Lehrbuch über soziale Beziehungen im Laufe des menschlichen Lebens. München, Weinheim: Psychologie Verlags Union.

Schmidtendorf, S., Wiedau, S., Asbrand, J., Tuschen-Caffier, B. & Heinrichs, N. (2018). Attentional Bias in Children with Social Anxiety Disorder. Cognitive Therapy and Research, 42(3), 273–288.

Schmitt, K., Gold, A. & Rauch, W.A. (2012). Deficient adaptive regulation of emotion in children with ADHD. Zeitschrift für Kinder- und Jugendpsychiatrie und Psychotherapie, 40 (2), 95–102.

Schmittmann, M., Petermann, U., Petermann, F. & Zakis, D. (2011). Training sozialer Fertigkeiten für Kinder mit ADHS. Zeitschrift für Kinderund Jugendpsychiatrie und Psychotherapie. 39 (4), 277–285.

Schmitz, J., Krämer, M., Blechert, J. & Tuschen-Caffier, B. (2010). Post-event processing in children with social phobia. Journal of Abnormal Child Psychology, 38 (7), 911–919.

Schneider, B.H. (1992). Didactic Methods for enhancing children's peer relations: a quantitative review. Clinical Psychology Review, 12, 363–382.

Schneider, W. (2008). The Development of Metacognitive Knowledge in Children and Adolescents: Major Trends and Implications for Education. Mind, Brain, and Education, 2(3), 114–121.

Schneider, B.H. (2009). An observational study of the interactions of socially withdrawn/anxious early adolescents and their friends. Journal of Child Psychology and Psychiatry, and Allied Disciplines, 50 (7), 799–806.

Schwartz, C.E.M.D., Snidman, N.P.D. & Kagan, J.P.D. (1999). Adolescent Social Anxiety as an Outcome of Inhibited Temperament in Childhood. Journal of the American Academy of Child, 38(8), 1008–1015.

Schwenck, C., Schmitt, D., Sievers, S., Romanos, M., Warnke, A. & Schneider, W. (2011). Kognitive und emotionale Empathie bei Kindern und Jugendlichen mit ADHS und Störung des Sozialverhaltens. Zeitschrift für Kinder- und Jugendpsychiatrie und Psychotherapie, 39(4), 265–276.

Schwenck, C., Schneider, T., Schreckenbach, J., Zenglein, Y., Gensthaler, A., Taurines, R. & Romanos, M. (2013). Emotion recognition in children and adolescents with attention-deficit/hyperactivity disorder (ADHD). Attention Deficit and Hyperactivity Disorders, 5 (3), 295–302.

Selman, R.L. (1975). Level of social perspective taking and the development of empathy in children: Speculations from a social-cognitive viewpoint. Journal of Moral Education, 5 (1), 35–43.

Selman, R.L. (1981). The development of interpersonal competence: The role of understanding in conduct. Developmental Review, 1 (4), 401–422.
Selman, R.L., Schorin Zamansky, M., Stone, C.R. & Phelps, E. (1983). A naturalistic study of children's social understanding. Developmental Psychology, 19 (1), 82–102.
Semrud-Clikeman, M. (2007). Social competence in children. New York: Springer.
Sette, S., Baumgartner, E., Laghi, F. & Coplan, R.J. (2016). The role of emotion knowledge in the links between shyness and children's socio-emotional functioning at preschool. British Journal of Developmental Psychology, 34(4), 471–488.
Shea, T. & Fisher, B.E. (1996). Self ratings of mood levels and mood variability as predictors of junior I-6 impulsivity and ADHD classroom behaviors. Personality and Individual Differences, 20 (2), 209–214.
Shure, M.B. (1992). I can problem solve. An interpersonal cognitive problem-solving program (Preschool). Champaign: Research Press.
Sibley, M.H., Evans, S.W. & Serpell, Z.N. (2010). Social Cognition and Interpersonal Impairment in Young Adolescents with ADHD. Journal of Psychopathology and Behavioral Assessment, 32(2), 193–202.
Siegler, R., Eisenberg, N., DeLoache, J. & Saffran, J. (2016). Entwicklungspsychologie im Kindes- und Jugendalter. Berlin Heidelberg: Springer.
Simões, C., Matos, M. & Social, E.D.P.A. (2012). Risk behaviors in adolescents with special needs: Are social and emotional competences important? Procedia – Social and Behavioral Sciences, 69, 2219–2227.
Simonian, S.J., Beidel, D.C., Turner, S.M., Berkes, J.L. & Long, J.H. (2001). Recognition of facial affect by children and adolescents diagnosed with social phobia. Child Psychiatry and Human Development, 32 (2), 137–145.
Smári, J., Pétursdóttir, G. & Porsteinsdóttir, V. (2001). Social anxiety and depression in adolescents in relation to perceived competence and situational appraisal. Journal of Adolescence, 24 (2), 199–207.
Smeijers, D., Benbouriche, M. & Garofalo, C. (20200323). The association between emotion, social information processing, and aggressive behavior: A systematic review. European Psychologist, 25(2), 81.
Smetana, J.G., Campione-Barr, N. & Metzger, A. (2006). Adolescent development in interpersonal and societal contexts. Annual Review of Psychology, 57, 255–284.
Smith, M., Hubbard, J.A. & Laurenceau, J.P. (2011). Profiles of anger control in second-grade children: Examination of self-report, observational, and physiological components. Journal of Experimental Child Psychology, 110 (2), 213–226.
Snyder, J.J. & Patterson, G.R. (1995). Individual differences in social aggression: A test of a reinforcement model of socialization in the natural environment. Behavior Therapy, 26 (2), 371–391.
Smith, S.D., Stephens, H.F., Repper, K. & Kistner, J.A. (2016). The Relationship between Anger Rumination and Aggression in Typically Developing Children and High-Risk Adolescents. Journal of Psychopathology and Behavioral Assessment, 38(4), 515–527.
Snyder, J., Horsch, E. & Childs, J. (1997). Peer relationships of young children: Affiliative choices and the shaping of aggressive behavior. Journal of Clinical Child Psychology, 26 (2), 145–156.
Sonuga-Barke, E.J. (2005). Causal models of attention-deficit / hyperactivity disorder: From common simple deficits to multiple developmental pathways. Biological Psychiatry, 57 (11), 1231–1238.
Spence, S.H., Donovan, C. & Brechman-Toussaint, M. (1999). Social skills, social outcomes, and cognitive features of childhood social phobia. Journal of Abnormal Psychology, 108 (2), 211–221.
Stan, S.M. (2013). Social and emotional competence-predictors of school adjustment. Procedia – Social and Behavioral Sciences, 76, 29–33.
Stellwagen, K.K. & Kerig, P.K. (2018). Theory of Mind Deficits and Reactive Aggression in Child Psychiatric Inpatients: Indirect Effects Through Emotion Dysregulation. Journal of Child and Family Studies, 27(10), 3385–3394.
Stifter, C. & Augustine, M. (2019). Emotion Regulation. In V. LoBue, K. Pérez-Edgar, &

K. A. Buss (Hrsg.), Handbook of Emotional Development (S. 405–430). Springer International Publishing.

Stipek, D., Recchia, S., McClintic, S. & Lewis, M. (1992). Self-Evaluation in Young Children. Monographs of the Society for Research in Child Development, 57(1), 1–95.

Stump, K.N., Ratliff, J.M., Wu, Y.P. & Hawley, P.H. (2009). Theories of social competence from the top-down to the bottom-up: A case for considering foundational human needs. In J. L. Matson (Ed.), Social behavior and skills in children (pp. 23–37). New York: Springer.

Sutton, J., Smith, P.K. & Swettenham, J. (1999). Bullying and »theory of mind«: A critique of the »social skills deficit« view of anti-social behaviour. Social Development, 8 (1), 117–127.

Sukhodolsky, D.G., Golub, A., Stone, E.C. & Orban, L. (2005). Dismantling anger control training for children: A randomized pilot study of social problem-solving versus social skills training components. Behavior Therapy, 36 (1), 15–23.

Suveg, C. & Zeman, J. (2004). Emotion regulation in children with anxiety disorders. Journal of Clinical Child and Adolescent Psychology, 33 (4), 750–759.

Székely, E., Tiemeier, H., Jaddoe, V.W.V., Hofman, A., Verhulst, F.C. & Herba, C.M. (2014). Associations of Internalizing and Externalizing Problems with Facial Expression Recognition in Preschoolers: The Generation R Study. Social Development, 23(3), 611–630.

Tamnes, C.K., Overbye, K., Ferschmann, L., Fjell, A.M., Walhovd, K.B., Blakemore, S.-J. & Dumontheil, I. (20180730). Social perspective taking is associated with self-reported prosocial behavior and regional cortical thickness across adolescence. Developmental Psychology, 54(9), 1745.

Thayer, S.M., Updegraff, K.A. & Delgado, M.Y. (2008). Conflict Resolution in Mexican American Adolescents' Friendships: Links with Culture, Gender and Friendship Quality. Journal of Youth and Adolescence, 37(7), 783–797.

Tisdelle, D.A. & Lawrence, J.S.S. (1988). Adolescent interpersonal problem-solving skill training: Social validation and generalization. Behavior Therapy, 19 (2), 171–182.

Topalli, P.-Z., Junttila, N., Acquah, E.O., Veermans, K. & Niemi, P.M. (2020). Perceptual Discrepancy Profiles of Social Competence and Their Interrelations With Depressive Symptoms Among Early Adolescents. Journal of Research on Adolescence, 30(1), 109–125.

Trentacosta, C.J. & Shaw, D.S. (2009). Emotional Self-Regulation, Peer Rejection, and Antisocial Behavior: Developmental Associations from Early Childhood to Early Adolescence. Journal of applied developmental psychology, 30(3), 356–365.

Trentacosta, C.J. & Fine, S.E. (2010). Emotion Knowledge, Social Competence, and Behavior Problems in Childhood and Adolescence: A Meta-analytic Review. Social Development, 19(1), 1–29.

Troop-Gordon, W. & Asher, S.R. (2005). Modifications in children's goals when encountering obstacles to conflict resolution. Child Development, 76 (3), 568–582.

Tuschen-Caffier, B., Kühl, S. & Bender, C. (2009). Soziale Ängste und soziale Angststörung im Kindes- und Jugendalter. Ein Therapiemanual. Göttingen: Hogrefe.

Tuschen-Caffier, B., Kühl, S. & Bender, C. (2011). Cognitive-evaluative features of childhood social anxiety in a performance task. Journal of Behavior Therapy and Experimental Psychiatry, 42 (2), 233–239.

Ullrich de Muynck, R. & Ullrich, R. (1977). Der Unsicherheitsfragebogen. München: Pfeiffer

Ungerer, J.A., Dolby, R., Waters, B., Barnett, B., Kelk, N. & Lewin, V. (1990). The early development of empathy: Self-regulation and individual differences in the first year. Motivation and Emotion, 14 (2), 93–106.

Van den Bergh, Y.H.M., Lansu, T.A.M. & Cillessen, A.H.N. (2015). Measuring Social Status and Social Behavior with Peer and Teacher Nomination Methods. Social Development, 24(4), 815–832.

Van der Graaff, J., Branje, S., De Wied, M., Hawk, S., Van Lier, P. & Meeus, W. (2014). Perspective taking and empathic concern in adolescence: Gender differences in develop-

mental changes. Developmental Psychology, 50(3), 881.
Van der Wilt, F., van der Veen, C., van Kruistum, C. & van Oers, B. (2019). Why Do Children Become Rejected by Their Peers? A Review of Studies into the Relationship Between Oral Communicative Competence and Sociometric Status in Childhood. Educational Psychology Review, 31(3), 699–724.
Van Hoorn, J., van Dijk, E., Meuwese, R., Rieffe, C. & Crone, E.A. (2016). Peer Influence on Prosocial Behavior in Adolescence. Journal of Research on Adolescence, 26(1), 90–100.
Von Marèes, N. & Petermann, F. (2009). Förderung sozial-emotionaler Kompetenzen im Grundschulalter. Kindheit und Entwicklung. 18 (4), 244–253.
Van Oostrum, N. & Horvath, P. (1997). The Effects of Hostile Attribution on Adolescents' Aggressive Responses to Social Situations. Canadian Journal of School Psychology, 13(1), 48–59.
Van Langen, A.M., Wissink, B., van Vugt, S., Van der Stouwe, T. & Stams, G. (2014). The relation between empathy and offending: A meta-analysis. Aggression and Violent Behavior, 19 (2), 179–189.
Van Zalk, N., van Zalk, M., Kerr, M. & Stattin, H. (2011). Social Anxiety as a Basis for Friendship Selection and Socialization in Adolescents' Social Networks. Journal of Personality, 79(3), 499–526.
Vaughn, B.E. & Waters,E. (1981). Attention structure, sociometric status, and dominance: Interrelations, behavioral correlates, and relationships to social competence. Developmental Psychology, 17 (3), 275–288.
Vitaro, F., Brendgen, M. & Barker, D. (2006). Subtypes of aggressive behaviors: A developmental perspective. International Journal of Behavioral Development, 30 (1), 12–19.
Vloet, T.D., Herpertz, S. & Herpertz-Dahlmann, B. (2006). Ätiologie und Verlauf kindlichen dissozialen Verhaltens. Risikofaktoren für die Entwicklung einer antisozialen Persönlichkeitsstörung. Zeitschrift für Kinder und Jugendpsychiatrie und Psychotherapie, 34 (2), 101–116.
Volz-Sidiropoulou, E., Boecker, M. & Gauggel, S. (2016). The Positive Illusory Bias in Children and Adolescents With ADHD: Further Evidence. Journal of Attention Disorders, 20(2), 178–186.
Von Marées, N. & Petermann, F. (2010). Effektivität des »Verhaltenstrainings in der Grundschule« zur Förderung sozialer Kompetenz und Reduktion von Verhaltensproblemen. Praxis der Kinderpsychologie und Kinderpsychiatrie, 59, 224–241.
Von Salisch, M. (2000). Wenn Kinder sich ärgern ... Emotionsregulierung in der Entwicklung. Göttingen: Hogrefe.
Von Salisch, M. & Vogelgesang, J. (2005). Anger regulation among friends: Assessment and development from childhood to adolescence. Journal of Social and Personal Relationships, 22 (6), 837–855.
Von Salisch, M., Zeman, J., Luepschen, N. & Kanevski, R. (2014). Prospective Relations Between Adolescents' Social-emotional Competencies and Their Friendships. Social Development, 23(4), 684–701.

Waddington, F., Hartman, C., de Bruijn, Y., Lappenschaar, M., Oerlemans, A., Buitelaar, J., Franke, B. & Rommelse, N. (2018). Visual and auditory emotion recognition problems as familial cross-disorder phenomenon in ASD and ADHD. European Neuropsychopharmacology, 28(9), 994–1005.
Wagner, J.W. (1977). Fragebogen zum Selbstkonzept. Weinheim: Beltz.
Warden, D. & Mackinnon, S. (2003). Prosocial children, bullies and victims: An investigation of their sociometric status, empathy and social problem-solving strategies. British Journal of Developmental Psychology, 21(3), 367–385.
Waters, E. & Sroufe, L.A. (1983). Social competence as a developmental construct. Developmental Review, 3 (1), 79–97.
Waters, A.M., Mogg, K., Bradley, B.P. & Pine, D.S. (2011). Attention Bias for Angry Faces in Children with Social Phobia. Journal of Experimental Psychopathology, 2(4), 475–489.
Webster-Stratton, C. & Lindsay, D.W. (1999). Social competence and conduct problems in young children: Issues in assessment. Journal of Clinical Child Psychology, 28 (1), 25–43.
Weeks, M., Coplan, R.J. & Kingsbury, A. (2009). The correlates and consequences of early ap-

pearing social anxiety in young children. Journal of anxiety disorders, 23(7), 965–972.
Wehmeier, P.M., Schacht, A. & Barkley, R.A. (2010). Social and emotional impairment in children and adolescents with ADHD and the impact on quality of life. The Journal of Adolescent Health: Official Publication of the Society for Adolescent Medicine, 46 (3), 209–217.
Weil, L.G., Fleming, S.M., Dumontheil, I., Kilford, E.J., Weil, R.S., Rees, G., Dolan, R.J. & Blakemore, S.-J. (2013). The development of metacognitive ability in adolescence. Consciousness and Cognition, 22(1), 264–271.
Weimer, A.A., Parault Dowds, S.J., Fabricius, W.V., Schwanenflugel, P.J. & Suh, G.W. (2017). Development of Constructivist Theory of Mind from Middle Childhood to Early Adulthood and Its Relation to Social Cognition and Behavior. Journal of experimental child psychology, 154, 28–45.
Wekenmann, S.B. & Schlottke, P.F. (2011). Soziale Situationen meistern. Ein störungsübergreifendes Gruppentraining für Kinder (SGK). Göttingen: Hogrefe.
Wellman, H.M. & Bartsch, K. (1988). Young children's reasoning about beliefs. Cognition, 30, 239–277.
Wellman, H.M. & Woolley, J.D. (1990). From simple desires to ordinary beliefs: The early development of everyday psychology. Cognition, 35 (3), 245–275.
Wellman, H.M., Phillips, A.T. & Rodriguez, T. (2000). Young children's understanding of perception, desire, and emotion. Child Development, 71 (4), 895–912.
Wellman, H.M., Cross, D. & Watson, J. (2001). Meta-analysis of theory-of-mind development: The truth about false belief. Child Development, 72 (3), 655–684.
Wellman, H.M., Fang, F. & Peterson, C.C. (2011). Sequential progressions in a theory-of-mind scale: Longitudinal perspectives. Child Development, 82(3), 780–792.
Wells, E.L., Day, T.N., Harmon, S.L., Groves, N.B. & Kofler, M.J. (2019). Are emotion recognition abilities intact in pediatric ADHD? Emotion, 19(7), 1192–1205.
Wells, A.E., Hunnikin, L.M., Ash, D.P. & van Goozen, S.H.M. (2020). Children with Behavioural Problems Misinterpret the Emotions and Intentions of Others. Journal of Abnormal Child Psychology, 48(2), 213–221.
Welsh, M., Parke, R.D., Widaman, K. & O'Neil, R. (2001). Linkages between children's social and academic competence: A longitudinal analysis. Journal of School Psychology, 59 (6), 463–481.
Werner, N.E. & Hill, L.G. (2010). Individual and peer group normative beliefs about relational aggression. Child Development, 81 (3), 826–836.
Werner, N.E. & Nixon, C.L. (2005). Normative beliefs and relational aggression: An investigation of the cognitive bases of adolescent aggressive behavior. Journal of Youth and Adolescence, 34 (3), 229–243.
Wettach, R. & Aebi, M. (2016). Pilotstudie zur Wirksamkeit einer multimodalen Gruppenbehandlung für Kinder mit einer Störung des Sozialverhaltens mit oppositionellem, aufsässigem Verhalten in der klinischen Grundversorgung. Zeitschrift für Kinder- und Jugendpsychiatrie und Psychotherapie, 44(3), 220–230.
Whalen, C.K., Jamner, L.D., Henker, B., Delfino, R.J. & Lozano, J.M. (2002). The ADHD spectrum and everyday life: Experience sampling of adolescent moods, activities, smoking, and drinking. Child Development, 73 (1), 209–227.
White, B.A. & Kistner, J.A. (2011). Biased Self-Perceptions, Peer Rejection, and Aggression in Children. Journal of Abnormal Child Psychology, 39(5), 645–656.
Wichmann, C., Coplan, R.J. & Daniels, T. (2004). The social cognitions of socially withdrawn children. Social Development, 13 (3), 377–392.
Wieckowski, A.T., Coffman, M.C., Kim-Spoon, J., White, S.W., Richey, J.A. & Ollendick, T.H. (2016). Impaired Fear Recognition and Social Anxiety Symptoms in Adolescence. Journal of Child and Family Studies, 25(11), 3381–3386.
Wieczerkowski, W., Nickel, H., Janowski, A., Fittkau, B. & Rauer, W. (1981). Angstfragebogen für Schüler (AFS). Heidelberg: Springer.
Wied, M. de, Branje, S.J.T. & Meeus, W.H.J. (2007). Empathy and conflict resolution in

friendship relations among adolescents. Aggressive Behavior, 33(1), 48–55.
Widdel, H. & Ingenkamp, K. (1977). Attribuierungsfragebogen für Erfolg und Misserfolg in der Schule. Weinheim: Beltz.
Wight, M. & Chapparo, C. (2008). Social competence and learning difficulties: Teacher perceptions. Australian Occupational Therapy Journal, 55 (4), 256–265.
Wilkowski, B.M. & Robinson, M.D. (2008). The Cognitive Basis of Trait Anger and Reactive Aggression: An Integrative Analysis. Personality and Social Psychology Review, 12(1), 3–21.
Winsler, A., De Len, J.R., Wallace, B.A., Carlton, M.P. & Willson-Quayle, A. (2003). Private speech in preschool children: Developmental stability and change, across-task consistency, and relations with classroom behaviour. J. Child Lang., 30(3), 583–608.
Winsler, A., Manfra, L. & Diaz, R.M. (2007). «Should I let them talk?": Private speech and task performance among preschool children with and without behavior problems. Early Childhood Research Quarterly, 22(2), 215–231.
Wright, J.C., Zakriski, A.L. & Fisher, P. (1996). Age differences in the correlates of perceived dominance. Social Development, 5 (1), 24–40.
Winsler, A., Fernyhough, C. & Montero, I. (Hrsg.). (2009). Private Speech, Executive Functioning, and the Development of Verbal Self-Regulation. Cambridge University Press.
Woods, S., Wolke, D., Nowicki, S. & Hall, L. (2009). Emotion recognition abilities and empathy of victims of bullying. Child Abuse & Neglect, 33(5), 307–311.

Xie, H., Swift, D.J., Cairns, B.D. & Cairns, R.B. (2002). Aggressive behaviors in social interaction and developmental adaptation: A narrative analysis of interpersonal conflicts during early adolescence. Social Development, 11 (2), 205–224.

Yang, Y. & Wang, Q. (2019). Culture in Emotional Development. In V. LoBue, K. Pérez-Edgar & K.A. Buss (Hrsg.), Handbook of Emotional Development (S. 569–593). Springer International Publishing.
Yaros, A., Lochman, J.E., Rosenbaum, J. & Jimenez-Camargo, L.A. (2014). Real-time hostile attribution measurement and aggression in children. Aggressive Behavior, 40(5), 409–420.
Yoon, J.S., Hughes, J.N., Gaur, A. & Thompson, B. (1999). Social cognition in aggressive children: A metaanalytic review. Cognitive and Behavioral Practice, 6 (4), 320–331.
Yoon, J.S., Hughes, J.N., Cavell, T.A. & Thompson, B. (2000). Social cognitive differences between aggressive–rejected and aggressive–nonrejected children. Journal of School Psychology, 38 (6), 551–570.
Yuill, N. & Lyon, J. (2007). Selective difficulty in recognising facial expressions of emotion in boys with ADHD. General performance impairments or specific problems in social cognition? European Child and Adolescent Psychiatry, 16 (6), 398–404.

Zhao, S., Chen, X., Ellis, W. & Zarbatany, L. (2016). Affiliation with Socially Withdrawn Groups and Children's Social and Psychological Adjustment. Journal of Abnormal Child Psychology, 44(7), 1279–1290.
Zimmer-Gembeck, M.J., Lees, D. & Skinner, E.A. (2011). Children's emotions and coping with interpersonal stress as correlates of social competence. Australian Journal of Psychology, 63(3), 131–141.
Ziv, Y. (2013). Social information processing patterns, social skills, and school readiness in preschool children. Journal of Experimental Child Psychology, 114 (2), 306–320.
Zolkoski, S.M. & Bullock, L.M. (2012). Resilience in children and youth: A review. Children and Youth Services Review, 34 (12), 2295–2303.

Sachwortverzeichnis